Kliniktaschenbücher

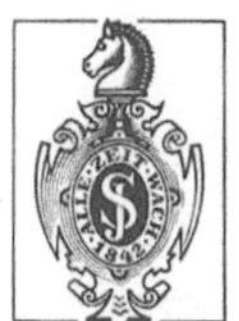

Problem Halswirbelsäule

Aktuelle Diagnostik und Therapie

Herausgegeben von
B. Kügelgen und A. Hillemacher

Mit Beiträgen von
R. Benecke, J. Dvořák, D. Grob, T. Grobe,
G. Hennen, J. Herdmann, A. Hillemacher, J. Jörg,
J. Krämer, B. Kügelgen, K.-H. Mauritz, B.-U. Meyer,
U. Oppel, H.-S. Reichel, F. Schröter, M. Stöhr,
R. Theiler

Mit 145 Abbildungen und 20 Tabellen

Springer-Verlag
Berlin Heidelberg New York
London Paris Tokyo Hong Kong

Dr. med. Bernhard Kügelgen
Dr. med. August Hillemacher
Neurologische Klinik, Nervenkrankenhaus Bayreuth,
Cottenbacher Straße 23, D-8580 Bayreuth

ISBN 978-3-540-51451-0   ISBN 978-3-642-74948-3 (eBook)
DOI 10.1007/978-3-642-74948-3

Die Wiedergabe von Gebrauchsnamen, Handelsnamen, Warenbezeichnungen usw. in diesem Werk berechtigt auch ohne besondere Kennzeichnung nicht zu der Annahme, daß solche Namen im Sinne der Warenzeichen- und Markenschutz-Gesetzgebung als frei zu betrachten wären und daher von jedermann benutzt werden dürften.

Produkthaftung: Für Angaben über Dosierungsanweisungen und Applikationsformen kann vom Verlag keine Gewähr übernommen werden. Derartige Angaben müssen vom jeweiligen Anwender im Einzelfall anhand anderer Literaturstellen auf ihre Richtigkeit überprüft werden.

Gesamtherstellung: Appl, Wemding
2122/3130-543210 – Gedruckt auf säurefreiem Papier

Vorwort

Die Halswirbelsäule ist ein klassisches neuroorthopädisches Problem. In drei von vier Bänden der Neuroorthopädie-Reihe werden Halswirbelsäulen-Probleme abgehandelt. Nirgendwo sonst sind derartig viele Fächer angesprochen, nirgendwo sonst prallen die Meinungen derart aufeinander. Orthopäden, Neurologen, Radiologen, Manualtherapeuten, Psychiater, Internisten, HNO-Ärzte, Neurochirurgen und Physiotherapeuten sind zum interdisziplinären Gespräch aufgefordert. Die Zahl der Differentialdiagnosen ist nicht nur groß, sondern völlig verschiedenartig. Auch die vom einzelnen Arzt erwarteten Untersuchungstechniken stellen einen sehr breiten Fächer dar, sie reichen vom orthopädischen, dem manualmedizinischen, dem radiologischen und neurologischen Befund bis hin zur psychiatrischen Exploration; wer beherrscht diese Untersuchungstechniken schon alle gleich gut? Die fast notwendige Folge daraus ist, daß es Schwierigkeiten in der angemessenen Bewertung der erhobenen Befunde hinsichtlich ihrer pathogenetischen Bedeutung gibt. Jede Fachrichtung neigt dazu, die selbst erhobenen Befunde hoch einzustufen. So plazieren Radiologen Störungen öfter in die untere, Manualmediziner öfter in die obere Halswirbelsäule, der Psychiater schuldigt die Depression als Quelle aller Störungen an, andere verdächtigen die A. vertebralis, und das alles beim gleichen Patienten. Viele Behandlungen werden schon deshalb als kausal wirksam eingestuft und damit beweisend für die Pathogenese, weil sie erfolgreich sind. Offensichtlich können nur wenige Therapeuten der Versuchung widerstehen, eingetretene

Erfolge sich selbst zuzuschreiben und nicht erst den Vergleich zum Spontanverlauf zu suchen und den Plazebo-Quotienten abzuziehen.

Das vorliegende Taschenbuch enthält überarbeitet die Referate eines Symposions in Bayreuth. Wir haben erfahrene, kompetente und prominente Autoren mit großem didaktischen Geschick gewinnen können, aktuelle und praxisrelevante Fragen zum Problem Halswirbelsäule in Diagnostik und Therapie kritisch zu bewerten, Fragen zu Schwierigkeiten, die wir bei der Betreuung unserer Kranken häufig selbst erfahren mußten. Es ist gelungen, aktuelle Übersichten und eine ganze Reihe von neuen Ergebnissen zusammenzustellen.

Unser herzlicher Dank gilt zu allererst den Autoren für ihre vorzügliche Arbeit. Auch Frau Legner vom Springer-Verlag sei wiederum für die ausgezeichnete Arbeit gedankt, Frau D. Lauterbach hat unermüdlich die vielen Schreibarbeiten erledigt.

Der Firma Midy sind wir für die großzügige Unterstützung des Buches zu Dank verpflichtet.

Besonders danken wir vor allem dem Direktor des Nervenkrankenhauses, Herrn Prof. Dr. med. F. Böcker, für sein Engagement und seine stete Förderung.

Bayreuth   B. Kügelgen
                                            A. Hillemacher

VI

Inhaltsverzeichnis

Mitarbeiterverzeichnis

Prof. Dr. med. R. Benecke
Neurologische Klinik der Universität
Moorenstraße 5
D-4000 Düsseldorf 1

Dr. med. J. Dvořák, FMH
Neurologische Abteilung der Wilhelm-Schulthess-Klinik
Neumünsterallee 3
CH-8008 Zürich

Dr. med. D. Grob
Orthopädische Abteilung der Wilhelm-Schulthess-Klinik
Neumünsterallee 3
CH-8008 Zürich

Prof. Dr. med. T. Grobe
Weidenkellerstraße 8
D-8500 Nürnberg 70

Dr. med. G. Hennen
Klinikum Barmen, Neurologische Klinik
Heusnerstraße 40
D-5600 Wuppertal 2

Dr. med. J. Herdmann
Neurochirurgische Klinik der Universität
Moorenstraße 5
D-4000 Düsseldorf 1

Dr. med. A. Hillemacher
Neurologische Klinik, Nervenkrankenhaus Bayreuth
Cottenbacher Straße 23
D-8580 Bayreuth

Prof. Dr. med. J. Jörg
Klinikum Barmen, Neurologische Klinik
Heusnerstraße 40
D-5600 Wuppertal 2

Prof. Dr. med. J. Krämer
Orthopädische Universitätsklinik im St. Josef-Hospital
Gudrunstraße 56
D-4630 Bochum 1

Dr. med. B. Kügelgen
Neurologische Klinik, Nervenkrankenhaus Bayreuth
Cottenbacher Straße 23
D-8580 Bayreuth

Prof. Dr. med. K.-H. Mauritz
Klinik Berlin
Kladower Damm 223
D-1000 Berlin 22

Dr. med. B.-U. Meyer
Neurologische Klinik der Universität
Moorenstraße 5
D-4000 Düsseldorf 1

Dr. med. U. Oppel
Orthopädische Universitätsklinik im St. Josef-Hospital
Gudrunstraße 56
D-4630 Bochum 1

Frau H.-S. Reichel
Krankengymnastin
Belgradstraße 5 a
D-8000 München 40

Dr. med. F. Schröter
Arzt für Orthopädie im Institut
für Medizinische Begutachtung
Landgraf-Karl-Straße 21
D-3500 Kassel

Prof. Dr. med. M. Stöhr
Neurologische Klinik
mit klinischer Neurophysiologie des Zentralklinikums
Stenglinstraße
D-8900 Augsburg

Dr. med. R. Theiler
Neurologische Abteilung der Wilhelm-Schulthess-Klinik
Neumünsterallee 3
CH-8008 Zürich

Funktionelle Anatomie der Halswirbelsäule

B. KÜGELGEN und A. HILLEMACHER

Allgemeines

Es ist streng genommen nicht korrekt, die Halswirbelsäule (HWS) unter funktionellen Gesichtspunkten für sich alleine zu betrachten. Funktionell reagiert die Wirbelsäule mit Muskeln und Bändern immer als Ganzes (Abb. 1).

Die Wirbelsäule mit ihrer Vertauung hat als Achsenorgan zwei Funktionen zu erfüllen, nämlich starr wie ein Schiffsmast zu sein und damit eine Haltefunktion zu erfüllen, andererseits aber beug- und biegsam zu sein und damit ein möglichst hohes Maß an Beweglichkeit zu gewährleisten. Dies gelingt durch den Aufbau der Wirbelsäule aus vielen einzelnen Elementen. Unsere Wirbel*säule* ist eigentlich eine Wirbel*kette*, die in ihrer Form sehr veränderbar ist. Erst durch ihr Zusammenwirken als Ganzes mit Bändern und Muskeln bekommt sie ihre Stabilität.

Im Rahmen des Alterungsvorgangs verliert die Wirbelsäule ihre Beweglichkeit. Sie wird tatsächlich zu einer „Columna vertebralis", einer Wirbel*säule*. Mit diesem Verlust an Funktion geht häufig eine Minderung von Beschwerden einher. Dies ist kein Verschleiß, sondern eine schließlich gelungene Anpassung im Sinne einer Selbstheilung („wohltuende Versteifung der Wirbelsäule im Alter").

Ein Wirbel als kleinstes knöchernes Einzelement der Wirbelsäule besteht aus einem zylindrischen Wirbelkörper und einem hufeisenförmigen Wirbelbogen, der durch die Gelenkfortsätze in einen wirbelkörpernahen Pedunculus und eine dorsale Lamina unterteilt wird, diese trägt den Processus spinosus. Vom Wirbelbogen entspringen in Höhe der Gelenkfortsätze seitlich Querfortsätze (Abb. 2).

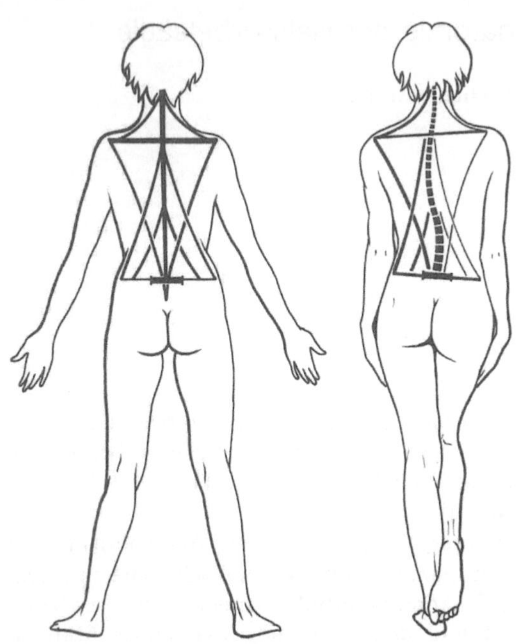

Abb. 1. Funktionell ist die Wirbelsäule eine Einheit: zusammen mit Bändern und Muskeln gewährt sie Stabilität, ihr Aufbau als vielgliedrige Kette ermöglicht hohe Beweglichkeit. (Aus KAPANDJI 1985)

Die einzelnen Elemente bilden drei Säulen: Eine vordere unpaare aus den Wirbelkörpern, zwei hintere jeweils seitlich inform der Gelenkfortsätze. Der vordere Pfeiler hat vorwiegend statische, die beiden hinteren haben überwiegend dynamische Funktionen (BRÜGGER 1979).

Nach SCHMORL u. JUNGHANNS (1968) wird ein passives und ein bewegendes Segment unterschieden; dieses besteht aus dem Discus intervertebralis, dem Foramen intervertebrale, den Wirbelgelenken sowie dem Ligamentum flavum und dem Ligamentum interspinale. Hinzu kommt an der HWS noch das Uncovertebralgelenk (Abb. 3).

Wenn axialer Druck auf die Wirbelsäule ausgeübt wird, kann ein solcher Druck direkt und passiv durch Wirbelkörper und Disci auf-

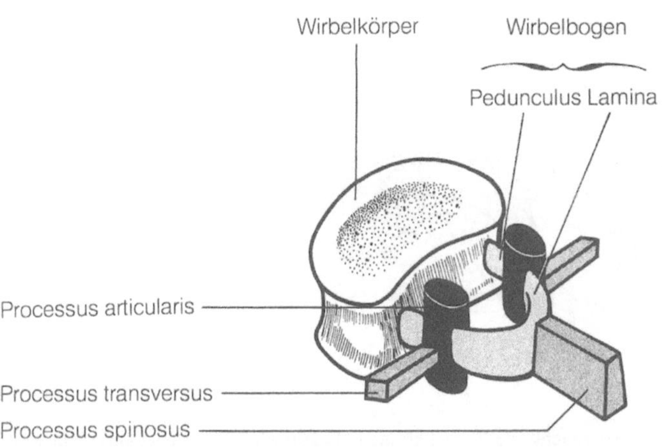

Abb. 2. Grundbauplan eines Wirbels: Wirbelkörper und Wirbelbogen, von diesem entspringen Processus tranversi, articulares und spinosus. (Aus KAPANDJI 1985)

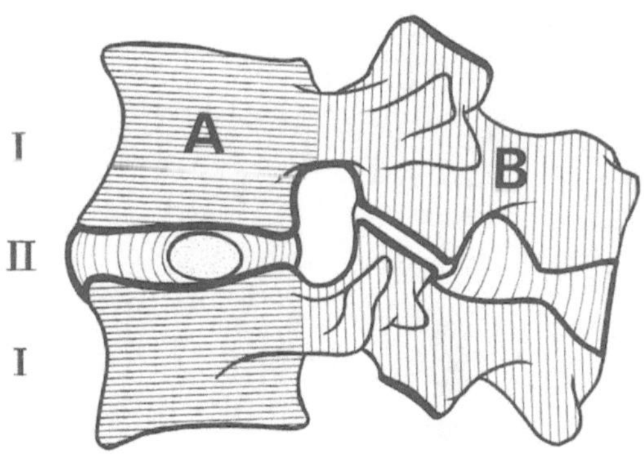

Abb. 3. Passives Segment *(I),* Bewegungssegment *(II):* Dieses besteht aus: Discus intervertebralis, Foramen intervertebrale, Wirbelgelenke, Lig. flavum, Lig. interspinale, Uncovertebralgelenke. *A* vordere (statische) Säule, *B* 2 hintere (dynamische) Säulen. (Aus KAPANDJI 1985)

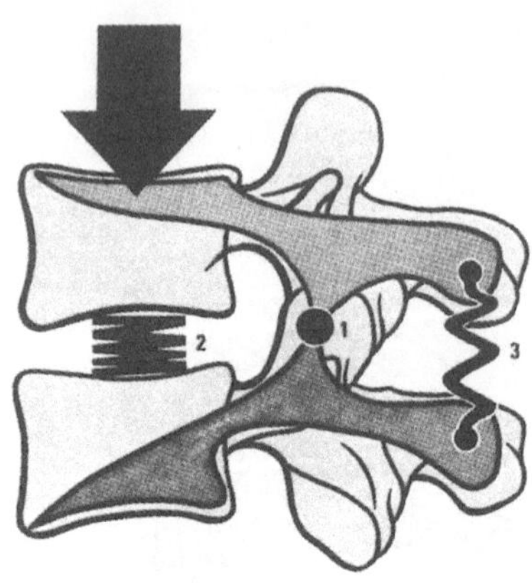

Abb. 4. Zwei benachbarte Wirbel können als doppelarmige Hebel aufgefaßt werden: Drehpunkt ist das Wirbelgelenk *(1)*, passive Druckaufnahme bei axialer Belastung ventral durch Wirbelkörper und Disci *(2)*, aktive Druckaufnahme dorsal durch die autochthone Rückenmuskulatur *(3)*. (Aus KAPANDJI 1985)

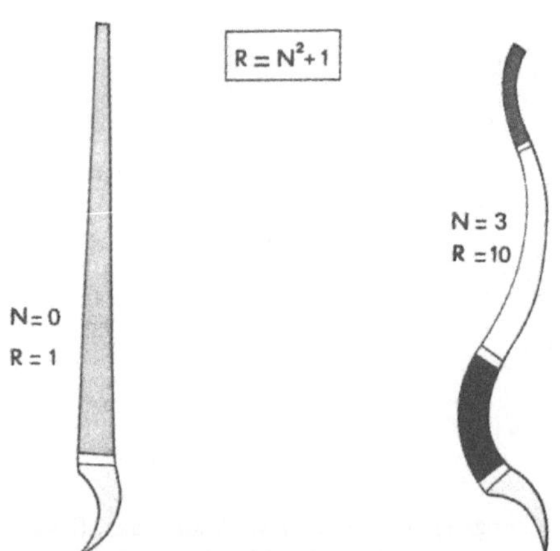

Abb. 5. Die dreifach gebogene Wirbelsäule ist axial 10mal höher belastbar als eine gerade Wirbelsäule nach der Formel $R = N^2 + 1$ (*R* Belastbarkeit, *N* Zahl der Krümmungen). (Aus KAPANDJI 1985)

genommen werden. Versteht man aber die Wirbel als doppelarmige Hebel mit einem Drehpunkt in den Wirbelgelenken, so kann ein solcher Druck auch indirekt und aktiv durch die Kontraktion der autochthonen Rückenmuskulatur aufgenommen und abgefangen werden (Abb. 4).

Die dreifach gekrümmte Wirbelsäule mit Hals- und Lendenlordose sowie Brustkyphose gestattet eine zehnfach höhere Belastbarkeit gegenüber axial einwirkenden Kräften im Vergleich zu einer nicht gekrümmten Wirbelsäule (KAPANDJI 1985) (Abb. 5).

Die Halswirbelsäule

Entwicklung. Die Entwicklungsgeschichte des zervikookzipitalen Übergangs weist einige Besonderheiten auf. Ihre Kenntnis ist für das Verständnis der in dieser Region gehäuft zu beobachtenden Fehlbildungen erforderlich (z. B. Os odontoideum). Der zervikookzipitale Übergang enthält morphogenetisch wichtiges Anlagematerial auch für das Urogenitalsystem und das Herz. Fehlbildungen in diesem Bereich können daher mit Entwicklungsstörungen des Herzens und der Niere kombiniert sein (Übersicht bei CHRIST et al. 1988).

Klinisch wie auch anatomisch-deskriptiv können wir die HWS gegliedert betrachten. Wir unterteilen sie in eine obere und untere HWS. Allerdings zeigt der 7. Halswirbelkörper (HWK) bereits morphologisch und funktionell Anzeichen eines Übergangswirbels zur Brustwirbelsäule (BWS) (Abb. 6).

Die obere Halswirbelsäule. Der erste HWK, der Atlas, bildet diskusfreie Gelenke mit den Kondylen des Hinterhauptes („oberes Kopfgelenk") und mit dem 2. HWK, dem Axis („unteres Kopfgelenk").

Der Atlas ist ringähnlich, besitzt keinen Discus intervertebralis, keinen Dornfortsatz. Seine mächtigen Massae laterales artikulieren mit den Kondylen des Hinterhauptes. Die Querfortsätze enthalten ein Foramen processus transversi, durch das die A. vertebralis rechts und links aufsteigt, die einen weiten Bogen macht und dann in einer Rinne der Massa lateralis verläuft. Der vordere Atlasbogen

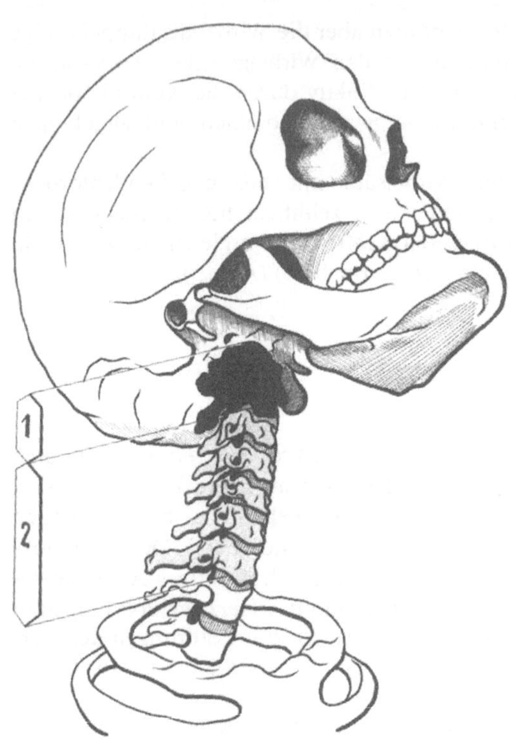

Abb. 6. Obere (1.+2. Halswirbel) und untere (3.–7. Halswirbel) HWS; der 7. Halswirbel erscheint allerdings schon als Übergangswirbel zur BWS. (Aus KAPANDJI 1985)

artikuliert rückseitig mit dem Dens axis, der entwicklungsgeschichtlich wohl primär als Teil des Atlas anzusehen ist. Hierauf weist jedenfalls eine vorübergehend nachweisbare Bandscheibe zwischen Dens axis und Axis hin.

Der zweite HWK besitzt einen Wirbelkörper und einen Dens, der das Zentrum der Bewegung zwischen 1. und 2. HWK darstellt.

Atlas und Axis sind durch drei funktionell eine Einheit bildende Gelenke miteinander verbunden: Paarig sind die beiden Artikulationes atlanto-axiales laterales, median liegt das zentrale Gelenk des Axis mit der Rückseite des vorderen Atlasbogens.

Im oberen Kopfgelenk zwische Okziput und Atlas kann der Kopf nach vorne und hinten geneigt werden mit geringem Bewegungsausschlag (Inklination und Reklination), die größeren Bewegungsausschläge um diese Achse ermöglicht die untere HWS (Flexion, Extension). Im unteren Kopfgelenk (Atlas-Axis) finden besonders Drehbewegungen statt.

Die obere HWS mit oberem und unterem Kopfgelenk zeigt vorwiegend funktionelle Störungen des Bewegungsapparates - eine Domäne der manuellen Medizin -, Traumafolgen, Veränderungen infolge rheumatischer Erkrankungen, Mißbildungen, aber kaum sog. degenerative Veränderungen.

Die untere Halswirbelsäule. Ab dem 3. HWK findet sich die typische Halswirbelform, zwischen 2. und 3. HWK ist der oberste Discus intervertebralis. Der Wirbel zeigt einen dünnen Bogen mit dorsalem Processus spinosus, der gespalten ist und den Muskeln als Ansatz dient. Die Gelenkflächen stehen bei HWK 3 und 4 nahezu noch in der Horizontalen. Die Stellung flacht nach kaudal zu immer mehr ab, die Gelenkflächen stehen dann in der Lendenwirbelsäule (LWS) senkrecht (Abb. 7). Damit einher geht eine veränderte Aufgabe: An der HWS nehmen die Wirbelgelenke wesentlich an der Kraftaufnahme der axialen Belastung teil, an der LWS haben sie nur noch kinematische Funktion, dienen also der Bewegungssteuerung. Dem entspricht ein sehr unterschiedlicher Quotient aus den Querschnitten Wirbelkörper/Gelenkflächen: an der HWS haben wir relativ schmächtige Wirbelkörper mit großen Gelenkflächen, während nach kaudal zu dieser Quotient beträchtlich anwächst: an der LWS haben wir mächtige Wirbelkörper mit kleinen Gelenkflächen.

Der HWK trägt beiderseits einen Processus transversus, der gespalten ist. Das Tuberculum posterius entspricht dem eigentlichen Processus transversus, das Tuberculum anterius dem eigentlichen Rippenrudiment (Abb. 8). Dazwischen liegt das Foramen transversarium, in dem die A. vertebralis beiderseits aufsteigt. Im Sulcus spinosus verläßt der Spinalnerv den Wirbelkanal. Im HWS-Bereich bilden die Rami ventrales der Spinalnerven den Plexus cervicalis und den Plexus brachialis. Von den Wurzeln C5-D1 wird die obere Extremität motorisch und sensibel versorgt. Die Kenntnis der sog. Kennmuskeln, die nach Möglichkeit von *einem* Segment versorgt

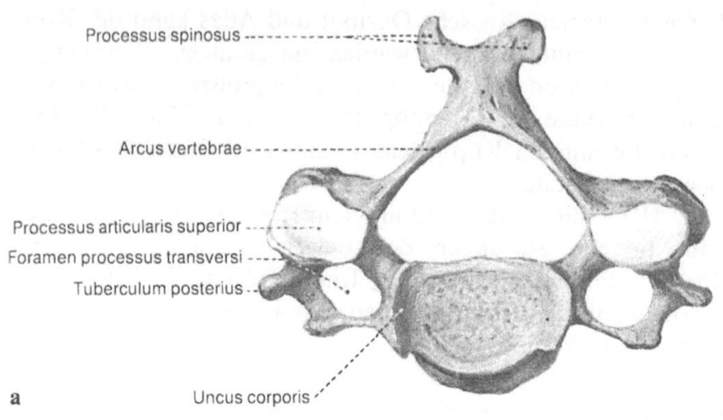

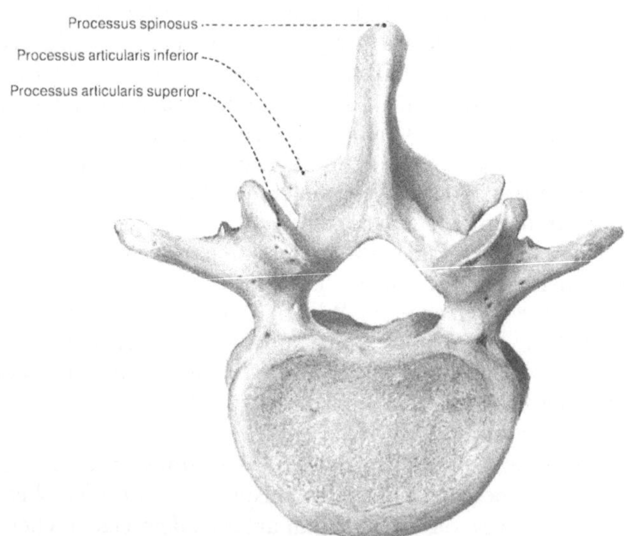

Abb. 7. a Typischer Halswirbel von kranial: große, nahezu horizontale Gelenkflächen, kleiner Quotient von Querschnitt Wirbelkörper/Querschnitt Gelenkflächen **b** Typischer Lendenwirbel von kranial: kleine, nahezu vertikale Gelenkflächen, großer Quotient von Querschnitt Wirbelkörper/Querschnitt Gelenkflächen. (Aus RAUBER u. KOPSCH 1987)

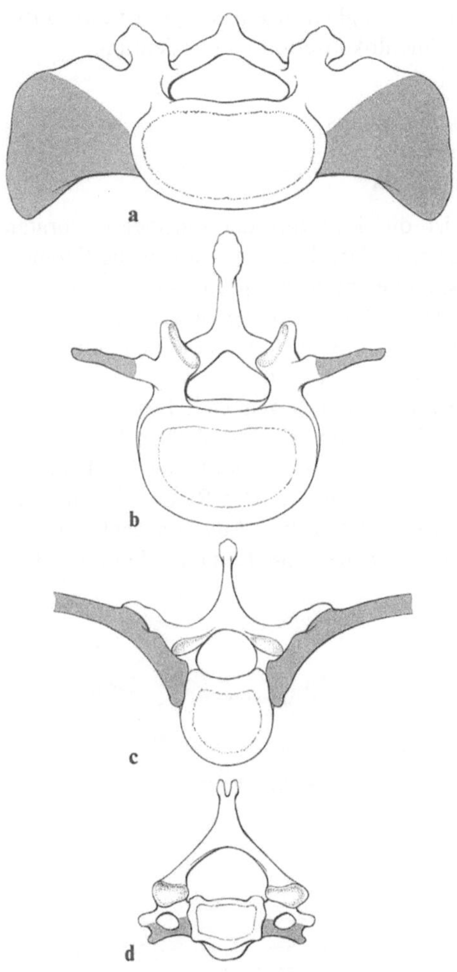

Abb. 8. Rippen und Rippenrudimente **a** Kreuzbein, **b** Lendenwirbel, **c** Brustwirbel, **d** Halswirbel. (Aus RAUBER u. KOPSCH 1987)

werden und soweit distal wie möglich liegen sollten, ist zur Differentialdiagnose und zur Höhenlokalisation von Bedeutung:

C5 = M. deltoideus
C6 = am ehesten M. brachioradialis
C7 = Daumenballenmuskeln
C8 = Kleinfingerballenmuskeln

Noch bedeutungsvoller ist die Kenntnis der sensibel versorgten Areale. Bei einer (häufigeren) Wurzel*reizung* strahlen die Schmerzen radikulär in das sensibel versorgte Areal aus, sie wachsen von proximal nach distal; bei einer Wurzel*schädigung* kann es zu distal betonten Beeinträchtigungen der Sensibilität kommen, die dann von distal nach proximal wachsen (Abb. 9).
Die Rami dorsales der Spinalnerven zeigen zwei Besonderheiten: Der Ramus dorsalis des 1. Zervikalnerves wird als N. suboccipitalis bezeichnet, er ist der motorische Nerv für die tiefen Nackenmuskeln und enthält keine sensiblen Anteile. Der Ramus dorsalis des 2. Zervikalnerves ist überwiegend sensibel. Aus ihm geht der sog. N. occipitalis major hervor, der weite Teile der Haut über dem Hin-

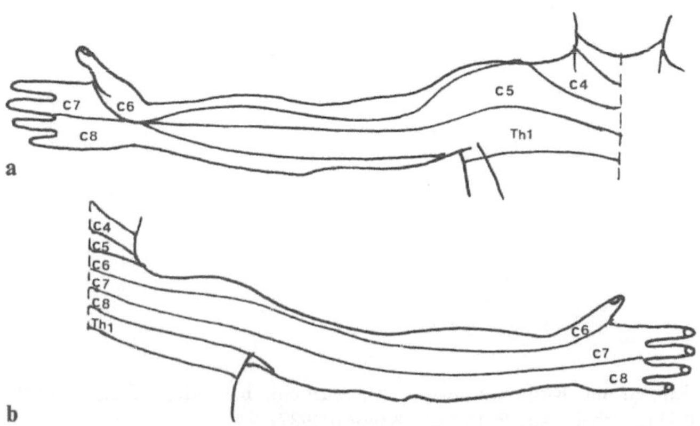

Abb. 9 a,b. Sensibel versorgte Areale des oberen Thorax, der Schulter und des Armes: **a** von ventral, **b** von dorsal. Bei einer Wurzel*reizung* folgt die radikuläre Schmerzausstrahlung den Dermatomen, der Schmerz wächst von proximal nach distal; bei einer Wurzel*schädigung* beginnen die sensibilitätsstörungen distal und wachsen nach proximal. (Aus WINKEL et al. 1985)

10

terhaupt bis zum Scheitel sensibel versorgt. Auch der Ramus dorsalis des 3. Zervikalnerves kann eine sensible Versorgung bis in den Hinterhauptbereich übernehmen, er wird dann als N. occipitalis tertius bezeichnet.

Mit den motorischen Nervenwurzeln verlassen auch vegetative Fasern den Wirbelkanal. Ein Ramus communicans albus zweigt sich zum Grenzstrang ab, von dem sich ein Ramus communicans griseus dann dem Spinalnerv anschließt. Durch den Grenzstrang ist ein ausgedehntes Anastomosensystem gewährleistet. Das hat zur Folge, daß bei Wurzelschädigungen in dem entsprechend versorgten Hautbereich keine vegetativen Störungen registriert werden können. Dagegen ist bei Schädigungen, die weiter distal liegen (Plexus, Sulcus ulnaris, Karpaltunnel), die Haut im entsprechenden Bereich trocken und glatt (Abb. 10).

Die A. vertebralis wird begleitet von einem sog. N. vertebralis, der sie vasomotorisch versorgt. Nicht erklärliche klinische Erscheinungen mit vielfältigen Beeinträchtigungen der Befindlichkeit wurden früher auf mechanische Irritationen dieses Nerves und dadurch

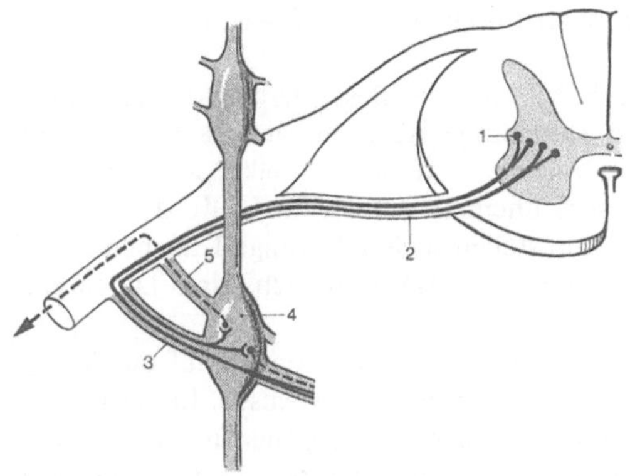

Abb. 10. Sympathische Versorgung des Armes: Ramus communicans albus zum Grenzstrang, hier umfangreiches Anastomosensystem, von dort Ramus communicans griseus zum Spinalnerv. Daher: bei Wurzelschädigung *keine* vegetativen Ausfälle. *(1)* sympathische Nervenzellen im Seitenhorn des Rückenmarkes, *(2)* Vorderwurzel, *(3)* Ramus communicans albus zum Grenzstrang, *(4)* Grenzstrangganglion, *(5)* Ramus communicans griseus zum Spinalnerv. (Aus KAHLE et al. 1979)

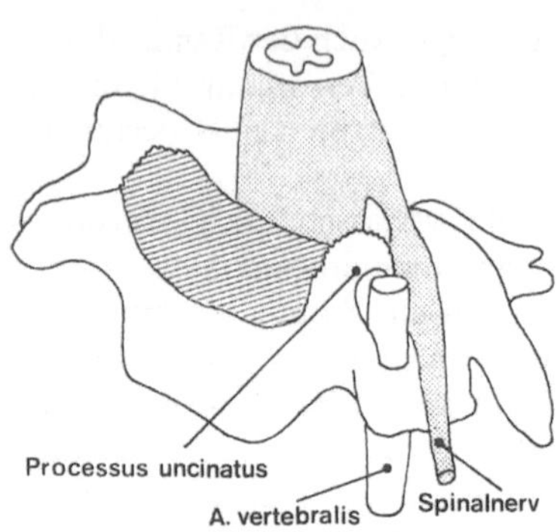

Abb. 11. Processus uncinati als schaufelförmige Knochenwülste, die den HWS-Bandscheiben seitlich eine knöcherne Begrenzung bieten und auf die Arteria vertebralis und die Foramina intervertebralia zuwachsen. (Aus KRÄMER 1986)

bedingte Versorgungsstörungen des Hirnstammes zurückgeführt; dies hat sich nicht aufrecht halten lassen.

Bei Beschädigung der sympatischen Rückenmarksbahnen bis zum Centrum cilio-spinale oder bei Schädigung der Nervenwurzeln C8–D2 mit Befall der sympathischen Nervenfasern kann ein Horner-Syndrom auftreten.

Am Wirbelkörper der HWS sind als Besonderheit die Processus uncinati zu betrachten, sattelartige Ausziehungen nach oben und dann auch nach hinten, von der Seite der Wirbelkörper ausgehend (Abb. 11). Diese Processus uncinati werden im Laufe des Lebens größer, richten sich auf und stellen schaufelförmige Knochenwülste dar, die den Bandscheiben der HWS seitlich eine knöcherne Begrenzung bieten.

Osteophyten von diesen Processus uncinati können auf die A. vertebralis und das Foramen intervertebrale zuwachsen. In der Umgebung des spinalen Nerves und der A. vertebralis findet sich sehr viel lockeres Bindegewebe und Venengeflechte, so daß sowohl für den Spinalnerv wie für die A. vertebralis reichlich Ausweichmöglichkeiten bestehen. Selbst große morphologisch erkennbare Prozesse brauchen daher nicht zwingend zu klinischen Erscheinungen zu führen. Dies gilt es bei der Bewertung der bildgebenden Zusatzuntersuchungen zu beachten (Röntgen, HWS, insbesondere Schrägaufnahmen, CT, Myelo-CT, NMR, Vertebralisangiographie). Die

Wertigkeit dieser Befunde steht und fällt mit der exakten klinischen Untersuchung. „Depression, Asthenie, Sinistrose" sind als „typische klinische Symptome für ein zervikoenzephales Syndrom infolge Kompression der A. vertebralis" (LANG u. KEHR 1983) unzureichend. Auch die Kompression eines Spinalnerves im Foramen intervertebrale läßt sich selbst durch eine noch so eindrucksvolle knöcherne Einengung in den Schrägaufnahmen nicht belegen. Viele sehr enge Foramina sind symptomlos, während bei Patienten mit typischen klinischen Zeichen nur ein mäßiger Röntgenbefund gefunden werden kann. Wesentlicher als die knöcherne Kompression ist wohl eine Schwellung der zahlreichen benachbarten Weichteile. Daher ist ein solches Kompressionssyndrom in einem zu engen Foramen intervertebrale auch nicht zwangsläufig irreversibel und progredient.

Eine weitere Besonderheit an der HWS sind die Horizontalspalten, die zuerst von LUSCHKA (1858) beschrieben worden sind und die sich regelmäßig in den Bandscheiben im Kindesalter von außen nach medial ausbilden. Sie liegen den Processus uncinati gegenüber und ermöglichen zwar eine höhere Beweglichkeit, stellen aber auch einen Schwachpunkt dar und fördern schließlich sicherlich die Entwicklung auch der HWS in Richtung auf die „wohltuende Versteifung der Wirbelsäule im Alter".

Bedeutsam ist noch das Verhältnis der Höhe von Diskus zur Höhe des Wirbelkörpers, sagt es doch etwas aus über die Beweglichkeit des jeweiligen Wirbelsäulenabschnittes.

Im Bereich der HWS ist dieses Verhältnis zwei zu fünf (=40%), in der BWS eins zu fünf (=20%), in der LWS eins zu drei (=33%) (Abb. 12). Tatsächlich ist die Beweglichkeit der Wirbelsäule in der HWS am größten, gefolgt von der LWS, in der BWS findet sich die geringste Beweglichkeit.

Biomechanik. Der Kopf liegt im labilen Gleichgewicht auf der HWS. Auflagepunkte sind die beiden Massae laterales des Atlas, die mit den Kondylen des Okziput artikulieren. Der Schwerpunkt des Kopfes liegt um die Sella turcica. Daß der Kopf nicht nach vorne kippt, verhindert die Nackenmuskulatur.

Die HWS ist nach einem umgekehrten Bogen-Sehnen-Prinzip konstruiert. Den Bogen bildet die HWS, die Bänder und die autochthone Muskulatur die Sehne. Die Krümmung der HWS läßt sich

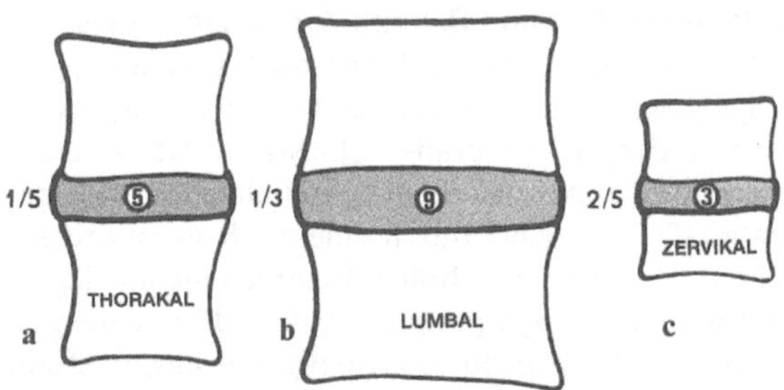

Abb. 12a–c. Absolute Höhe des normalen Discus: **a** thorakal 5 mm, **b** lumbal 9 mm, **c** zervikal 3 mm. Relative Höhe (= Quotient aus Höhe des Diskus/Höhe des Wirbelkörpers): **a** ⅕ thorakal, **b** ⅓ lumbal, **c** ⅖ zervikal. (Aus KAPANDJI 1985)

bestimmen durch die Rechengröße C (= Bogensehne) und P (= Scheitelhöhe) (Abb. 13). Normalerweise weist die HWS eine Lordose auf. Steht sie in Steilstellung und fehlt ihre Krümmung, ist C (= Bogensehne) gleich der Länge der HWS und P (= Scheitelhöhe) $= 0$. Bei einer HWS-Kyphose wird P negativ. Eine Zugverspannung wirkt der Last des Kopfes entgegen: neben den Bändern sind dies in der Tiefe der mediale Trakt des transversospinalen Systems, also die Mm. multifidi, der M. semispinalis, der laterale Trakt des M. longissimus, die alle zusammen funktionell eine Einheit bilden.

Interessant sind die Versuche von PANJABI et al. (1975), die Biegeversuche an HWS-Präparaten durchführten und dabei sukzessiv von ventral nach dorsal und von dorsal nach ventral die Bandstrukturen durchtrennten. Ein wichtiges Ergebnis: Bandstrukturen sollen für die „klinische Stabilität" der HWS wichtiger sein als Muskeln. Dem hält KUMMER (1981) entgegen, daß gerade unter physiologischen Bedingungen die Muskeln als weit regulierbare Gegenkraft den Kopf über der HWS im labilen Gleichgewicht ausbalancieren. (Das impliziert, daß unter unphysiologischen Extrembelastungen – z. B. Trauma – die Muskeln ihre Funktion weniger wahrnehmen und damit vor allem ligamentäre Strukturen zunehmend belastet werden.) Gerade im Gleichgewicht der Kräfte stehen Gelenke wenigstens annähernd in der Mittelstellung, die Bänder sind dann kaum angespannt. Sie können die Muskulatur erst wirksam entla-

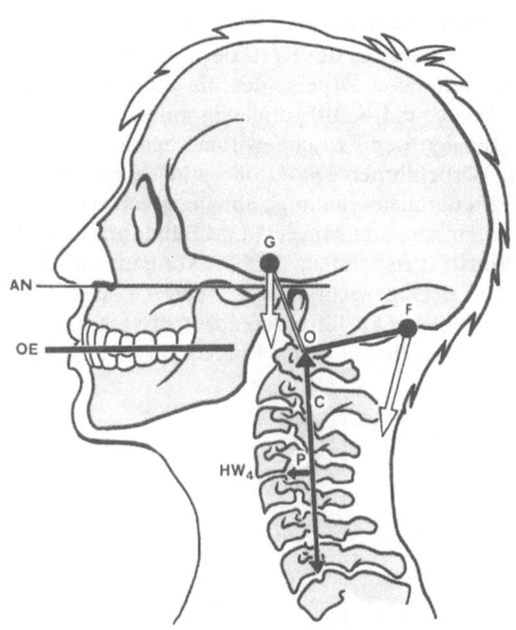

Abb. 13. Der Schwerpunkt *G* des Kopfes fällt vor die HWS, die nach einem umgekehrten Bogen-Sehnen-Prinzip konstruiert ist. Die Krümmung der HWS (= dem Bogen) wird durch die Rechengröße *C* (= Bogensehne) und *P* (= Scheitelhöhe) bestimmt. *AN* aurikulonasale Ebene, *OE* Okklusionsebene, *G* Kopfgewicht durch den Schwerpunkt des Kopfes, *O* Auflagepunkt, *F* Kraft der Nackenmuskulatur, *C* Bogensehne von den Hinterhauptskondylen zur hinteren Begrenzung der Deckplatte von HWK 7, *P* Scheitelhöhe. (Aus KAPANDJI 1985)

sten, wenn die Elemente eines Bewegungssegmentes annähernd ihre Endstellung erreichen. Das gilt auch für alltägliche Belastungen: langsame („quasi-statische") Bewegungen werden vorwiegend durch die Muskulatur geführt, nur sehr schnelle und extreme Bewegungen (Sport) erfordern und belasten den Bandapparat.

Belastung der Halswirbelsäule. Auf jedes Bewegungssegment treffen zwei im Gleichgewicht stehende Drehmomente, bestehend einmal aus Gewicht des Kopfes und Abstand vom Lot und zum anderen aus der Wirkung der Halsmuskulatur und der Bänder. Ein Bewegungssegment wird also belastet aus der Kraft der Zugverspannung und dem belastenden Teil des Körpers, der als Körpergewicht Druck ausübt. Es ergibt sich ein Kräfteparallelogramm, der Drehpunkt liegt nicht im Bereich der Zwischenwirbelscheibe, sondern im darunterliegenden Wirbelkörper. Die Größe und Richtung der Resultierenden im Kräfteparallelogramm ist abhängig von der Stellung der Wirbelsäule, dann von den Muskeln und Bändern, die dieses Bogen-Sehnen-Prinzip verspannen. Kräfte können an den Gelenken nur dann im Gleichgewicht stehen, wenn sie senkrecht auf die Gelenkflächen fallen. Die Resultierende trifft schräg auf und kann somit in eine senkrecht auf den Wirbelkörper und Diskus

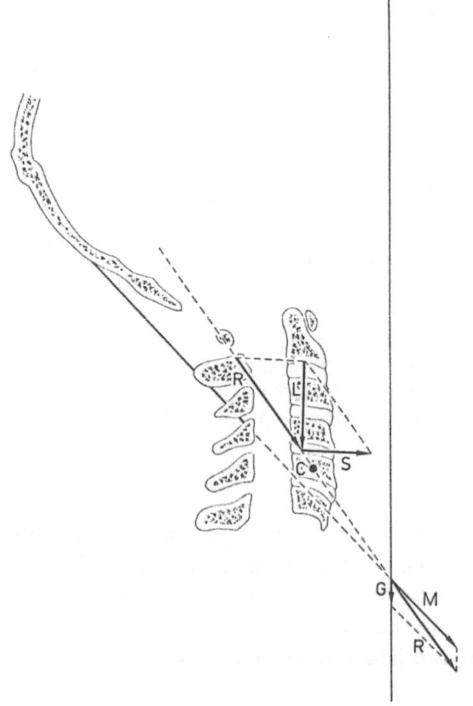

Abb. 14. Beanspruchung der Wirbelsäule: Kopfgewicht *G* und Muskelkraft *M* stehen im Gleichgewicht. Die Resultierende *R* muß in eine senkrecht auftreffende Kraft *L* und eine Schubkraft *S* zerlegt werden. (Aus KUMMER 1981)

16

auftreffende Kraft L und eine Schubkraft S zerlegt werden, die das Bewegungssegment eigentlich nach vorne wegzudrücken sucht (Abb. 14). Dieser Ventralschub wird aufgefangen durch die Wirbelgelenke, außerdem wirken Muskeln und Bänder dieser Schubkraft entgegen. Die Stellung und Größe der Gelenkfacetten der Wirbelgelenke haben hier eine besondere Bedeutung. Die Gelenkflächen können ihre Tragefunktion dann am besten ausüben, wenn sie zusammen eine große Fläche besitzen und flach gestellt sind. Dies ist im oberen Teil der HWS in idealer Weise der Fall. Einer kinematischen Funktion und der Aufnahme von Schubkräften entspricht die viel steilere Stellung der Gelenkfacetten im Bereich der unteren HWS. Hier können die Gelenkfacetten weniger Tragefunktion übernehmen, sind aber zur Aufnahme der Schubkräfte wesentlich besser geeignet.

Pathologische Anatomie

Ausgehend von den Veränderungen an der Bandscheibe mit einem Höhenverlust des Bewegungssegmentes kommt es über die ligamentäre Insuffizienz zu einer zunehmenden Gefügelockerung. Die Folgen sind eine Wirbelgelenksarthrose, eine Arthrose im Bereich der Processus uncinati, kräftige Randzacken am vorderen und hinteren Längsband: das Bewegungssegment büßt zunehmend seine Beweglichkeit ein bis hin zur „wohltuenden Versteifung im Alter". Die damit verbundenen Knochenwülste können die benachbarten Strukturen incl. Rückenmark bedrängen.

Nomenklatur

Wer nicht regelmäßig mit HWS-Patienten befaßt ist, vergißt gelegentlich, daß es 7 Halswirbel, aber 8 Zervikalwurzeln gibt. Ein Wurzelsyndrom C7 kann durch ein enges Foramen intervertebrale bei HW 6/7 entstehen, durch einen (seltenen) ganz lateral gelegenen Bandscheibenvorfall HW 6/7 oder durch einen mediolateralen Bandscheibenvorfall HW 5/6. Weil diese Verhältnisse bisweilen ein kurzes Nachdenken erfordern, ist es besonders unglücklich, Wirbel und Nervenwurzel *mit dem gleichen Kürzel* zu belegen (z. B. C5). Dies muß zu Mißverständnissen und Verwechslungen führen. Es ist dringend zu empfehlen, für den Wirbel HW oder HWK zu verwenden. Noch unglücklicher ist die zusätzliche Verwendung des gleichen Kürzels für Irritationszonen (s. manualmedizinische Literatur). Auch das Kürzel C0 ist unsinnig. Es handelt sich nicht um die HWS, sondern um das Okziput; außerdem beginnt eine Zählung mit 1 und nicht mit 0. Auf die ebenfalls problematischen Begriffe „Migraine cervicale", „Okzipitalisneuralgie", „zervikobrachiales Syndrom" und „zervikoenzephales Syndrom" sowie „Schleudertrauma" wird im folgenden Kapitel eingegangen.

Literatur

Brügger A (1979) Die Erkrankungen des Bewegungsapparates und seines Nervensystems. Fischer, Stuttgart

Christ B, Jacob HJ, Seifert R (1988) Über die Entwicklung der zervikookzipitalen Übergangsregion. In: Hohmann D, Kügelgen B, Liebig K (Hrsg) Neuroorthopädie 4. Springer, Berlin Heidelberg New York Tokyo

Kahle W, Leonhardt H, Platzer W (1979) Taschenatlas der Anatomie. 3. Aufl. Thieme, Stuttgart

Kapandji IA (1985) Funktionelle Anatomie der Gelenke. Enke, Stuttgart

Krämer J (1986) Bandscheibenbedingte Erkrankungen. 2. Aufl. Thieme, Stuttgart

Kummer B (1981) Morphologie und Biomechanik der Halswirbelsäule. Z Orthop 119: 554–558

Lang G, Kehr P (1983) Vertebragene Insuffizienz der arteria vertebralis. In: Hohmann D, Kügelgen B, Liebig K, Schirmer M (Hrsg) Neuroorthopädie 1. Springer, Berlin Heidelberg New York Tokyo

Luschka H von (1858) Die Halbgelenke des menschlichen Körpers. Reimer, Berlin

Panjabi MM, White AA III, Johnson RM (1975) Cervical spine mechanics as a function of transection of components. J Biomech 8:327–336

Rauber A, Kopsch F (1987) Lehrbuch und Atlas der Anatomie des Menschen in 4 Bdn. Leonhardt H, Tillmann B, Töndury G, Zilles K (Hrsg) Bd. I Bewegungsapparat. Thieme, Stuttgart

Schmorl G, Junghanns H (1968) Die gesunde und die kranke Wirbelsäule in Röntgenbild und Klink. 5. Aufl. Thieme, Stuttgart

Tillmann B (1988) Funktionelle Anatomie der Halswirbelsäule. Vortrag gehalten auf dem Symposion „Erkrankungen der HWS" am 30. 4. 1988 in Bayreuth

Winkel D, Vleeming A, Fisher S, Meijer OG, Vroege C (1985) Nichtoperative Orthopädie der Weichteile des Bewegungsapparates. Fischer, Stuttgart

Klinik, Diagnose, Differentialdiagnose und Therapie zervikaler Bandscheibenerkrankungen

B. KÜGELGEN

Einleitung

Veränderungen an der Bandscheibe sind der Ausgangspunkt für umfassende Umbauprozesse an der Wirbelsäule, die jeden Menschen befallen. Sie betreffen an der Halswirbelsäule (HWS) besonders den Bereich vom 4. bis zum 7. Halswirbel, wo auch die größten Bewegungsausschläge in der Flexion-Extension-Richtung möglich sind. Durch die Alterung des Anulus fibrosus kommt es immer wieder zur sog. intradiskalen Massenverschiebung mit Verlagerung des Nucleus pulposus in die äußeren Bereiche der Bandscheibe. Insgesamt verliert die Bandscheibe zunehmend an Höhe, dieses Phänomen kann in der Röntgenaufnahme indirekt als Verschmälerung des Zwischenwirbelraumes beobachtet werden. Das bedeutet eine ligamentäre Insuffizienz, im unteren Bereich der HWS auch eine Fehl- und Überbelastung der Wirbelgelenke. Diese Gefügelockerung bewirkt eine erhebliche Mehrbelastung des gesamten Bewegungssegmentes, insbesondere der Bandscheiben. Die Folgen sind bekannt: Es kommt zu einer Arthrose der Wirbelgelenke und im Bereich der Processus uncinati, zu Randzacken an den vorderen und hinteren Längsbändern und zu Knochenwülsten, die durchaus die benachbarten Strukturen und auch das Rückenmark bedrängen können. Diese Veränderungen ergeben über Jahrzehnte einen zunehmenden Bewegungsverlust der betroffenen Bewegungssegmente.

Ursache für diese Veränderungen ist letztlich der aufrechte Gang. Die Wirbelsäule ist eindeutig für den Vierfüßlergang konstruiert. Aufrechter Gang bedingt eine Fehl- und Überbelastung der gesamten Wirbelsäule, besonders der Bandscheiben, die zudem noch ihre Gefäßversorgung verlieren. Entscheidend ist, daß diese Veränderungen jeden Menschen betreffen und keineswegs immer Krankheitswert besitzen. Dies ist sogar das schwierigste diagnostische Problem: Die beschriebenen Veränderungen betreffen die Struktur, sind besonders mit den modernen bildgebenden Verfahren sehr gut erfaßbar, bedeuten aber keinesfalls zwangsläufig Krankheit. Die Klinik zeigt, daß Wirbelsäulenbeschwerden in aller Regel eben nicht chronisch progredient sind und im Alter nicht ihr Maximum erreichen. Gerade der Verlust der Beweglichkeit im Alter geht häufig mit einer Minderung der Beschwerden einher („wohltuende Versteifung der Wirbelsäule im Alter").

Es ist daher auch nicht gerechtfertigt, von „Verschleißerscheinungen" oder „degenerativen Veränderungen" zu sprechen. Es handelt sich vielmehr um einen über Jahrzehnte hinweg ablaufenden Anpassungsvorgang der Wirbelsäule an die veränderten Bedingungen des aufrechten Ganges, eine Anpassung im Sinne einer Selbstheilung, aber nicht einen Verschleiß. Viele therapeutische Maßnahmen (Verblockungsoperation, körpereigenes Muskelkorsett, externe Fixierungen) antizipieren geradezu diesen Spontanverlauf.

Dieser sprachliche Fehler ist aber nicht nur sachlich falsch, sondern auch psychologisch verhängnisvoll: Unter „Therapie" haben wir uns mit Motivation und Compliance zu befassen. Ein Patient, dem wir ein Röntgenbild mit angeblich hochgradigen Verschleißerscheinungen demonstriert haben, ist überfordert, wenn er wenige Wochen später für regelmäßige isometrische Muskelübungen und Rückenschule gewonnen werden soll.

Der Kranke versteht von dem Röntgenbild nichts, er ist Laie. Er ist ganz auf die Erklärung des Arztes angewiesen. Hier ist eine entscheidende Stelle zu einer iatrogenen Fixierung, die man später nur schwer korrigieren kann.

Der Nervenarzt sieht solche Patienten in der Regel erst relativ spät. Dies hat den Vorteil, daß man sich die „Karriere" dieser Patienten schildern lassen kann: Nicht nur die Fülle der Therapeuten, die konsultiert worden sind, ist beeindruckend, sondern auch die Vielzahl der völlig unterschiedlichen Diagnosen und erst recht der Behandlungsvorschläge.

Einteilung der Bandscheibenerkrankung

Wie können wir nun die Bandscheibenerkrankungen einteilen? Nach pathologisch-anatomischen und klinischen Gesichtspunkten ergibt sich folgende Gliederung:

Tabelle 1. Einteilen der Bandscheibenerkrankung

vertebrales Syndrom (bandscheibenbedingt)
radikuläres Syndrom
medulläres Syndrom

Vertebrales Syndrom (bandscheibenbedingt)

Vertebrales Syndrom, HWS-Syndrom, Zervikalsyndrom sind Begriffe, die strenggenommen nur eine geringfügige Dolmetscherleistung beeinhalten, aber keine Diagnosen sind. Sie sind daher als Einstieg in die Diagnostik brauchbar, jedoch als Diagnosen insuffizient. Mindestens ist die Präzisierung zu fordern, ob es sich um eine Bandscheibenerkrankung oder eine Störung des übrigen Bewegungsapparates oder eine andere Ursache handelt. Pathologisch-anatomisch handelt es sich im typischen Falle um eine Verlagerung von Nucleus pulposus-Anteilen in den Anulus fibrosus, eine sog. intradiskale Massenverschiebung. Diese erfolgt wegen der exzentrischen Lage der Wirbelsäule oft nach dorsal oder nach dorsolateral. Genau in diesem Bereich bekommt die ansonsten schmerzfaserfreie Bandscheibe eine entsprechende Versorgung vom hinteren Längsband, so daß folgende Symptomatik resultiert:

Tabelle 2. Symptome der intradiskalen Massenverschiebung

1. Akute lokale heftige Schmerzen
2. Fixierung des erkrankten Bewegungssegmentes
3. Fixierung in schmerzentlastender Fehlstellung
4. Fixierung durch Dauerkontraktion der paravertebralen Muskulatur
   (= 2. Schmerzquelle)

Die Spontanprognose eines solchen häufigen bandscheibenbedingten Tortikollis ist in der Regel günstig, dies dürfte der Grund sein, warum sich eine solch große Vielfalt verschiedener Behandlungsmethoden etablieren kann. Dem Fehlschluß, wegen eines zeitlichen Zusammenhangs einen ursächlichen Zusammenhang zwischen Genese und therapeutischem Aktionismus anzunehmen, können offenbar nicht viele Therapeuten widerstehen.

Die *Differentialdiagnose* eines solchen Tortikollis umfaßt insbesondere andere Störungen von Seiten der Wirbelsäule:

Durch den Höhenverlust der Bandscheibe kommt es zur ligamentären Insuffizienz, zur Gefügelockerung, damit insbesondere zur Überbelastung im Bereich der Wirbelgelenke. Auch das führt zu Beschwerden: sowohl von seiten der Gelenke und Gelenkkapseln, immer reagieren Muskeln und Bänder mit. Es findet sich eine muskuläre Dysbalance, die Beschwerden sind häufig chronisch und langwierig, die exakte manual-medizinische Untersuchung des Bewegungsapparates sichert die Diagnose, die Manualtherapie erbringt häufig Linderung (s. S. 133 ff. u. 190 ff.).

Ein schmerzhafter Tortikollis kann auch andere Ursachen haben: Eine dystone Bewegungsstörung, also ein extrapyramidales Syndrom, führt zu unwillkürlichen und schmerzhaften langsamen Hyperkinesen insbesondere der Halsmuskulatur. Er kommt spontan vor, aber auch nach einmaliger wie langjähriger Gabe von hochpotenten Neuroleptika. Der Name „Torticollis spasticus" ist weit verbreitet, jedoch falsch, es handelt sich eben nicht um eine Schädigung der Pyramidenbahn, sondern um eine extrapyramidale Läsion.

Auch die Subarachnoidalblutung kann bei oberflächlicher klinischer Untersuchung mit einer akuten HWS-Erkrankung verwechselt werden. Viele derartige Patienten werden erst nach Tagen als „therapieresistentes Zervikalsyndrom" stationär eingewiesen. Schlagartig auftretende, heftige Kopfschmerzen müssen den Verdacht auf dieses lebensbedrohliche Krankheitsbild erwecken, umgehende kraniale Computertomographie und – falls negativ – Liquor sind obligat, anderenfalls ist ein möglicher Operationstermin rechtzeitig vor der Phase der Spasmen nicht zu erreichen.

Ausgesprochen häufig findet sich der Begriff der Spannungskopfschmerzen, vielfältige Erkrankungen werden hierunter subsumiert. In der überwiegenden Zahl der Fälle dürfte es sich tatsächlich auch um eine muskuläre Dysbalance insbesondere der am Hinterkopf ansetzenden Muskeln handeln. Berufliche Überbelastung bei ungeschulter Muskulatur (insuffizient und verkürzt) sind oft anzutreffen, viele der Patienten sind auch psychisch betroffen. Dies kann einmal durch die Erkrankung und die damit einhergehende Beeinträchtigung des Wohlbefindens erklärt werden, aber auch depressive Patienten zeigen eine veränderte Körperhaltung und können durchaus dadurch eine solche Fehl- und Überbelastung dieser Region entwickeln (PFAFFENRATH et al. 1988). „Okzipitalneuralgie" meint akute Schmerzen im Hinterhauptbereich, in der Regel einseitig. „Neuralgie" bezeichnet ein Schmerzsyndrom heftigen Ausmaßes im sensiblen Versorgungsbereich eines Nerves. Bei genauer Analyse der Beschwerden dieser Patienten findet sich aber eben in der Regel keine Beschränkung auf den Bereich des N. occipitalis major oder N. occipitalis tertius. Auch ist eine Kompression dieses Nerves sehr unwahrscheinlich, da sich die hierfür zu fordernden Veränderungen an der Wirbelsäule gerade in diesem Bereich nicht abspielen, sondern erst ab dem 4. HWK anzutreffen sind. Viel wahrscheinlicher – und deswegen auch der Manualtherapie zugänglich – sind auch hier Störungen des Bewegungsapparates, überwiegend der Muskeln und Bänder, gelegentlich auch der Wirbelgelenke. „Migraine cervicale" wurde von BÄRTSCHI-ROCHAIX 1949 als Begriff für solche Nackenkopfschmerzen eingeführt. Derartige Beschwerden haben aber ganz sicher nichts mit einer Migräne zu tun, selbst wenn sie einseitig auftreten. Die Pathophysiologie der Migräne ist weitgehend geklärt. Die Kritik an diesem Begriff ist nicht nur rein akademisch begründet: Sie führt vielmehr in der Praxis dazu, daß vielen Patienten ergotaminhaltige Präparate gegeben werden, die keine spezifische Wirkung entfalten können.

Radikuläres Syndrom

Beim radikulären Syndrom kommt es zu einer Beteiligung des Nervensystems. Die den Wirbelkanal verlassende Nervenwurzel kann *gereizt* oder *geschädigt* werden. Bei der Wurzel*reizung* haben wir ausschließlich ein Schmerzsyndrom, der Schmerz strahlt in den Arm aus, meist entsprechend dem sensibel versorgten Dermatom der erkrankten Wurzel (s. Abb. 1). Hierbei scheint der Schmerz von

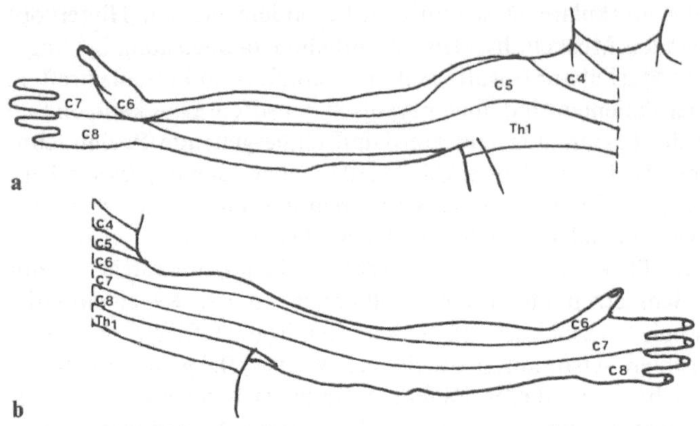

Abb. 1a, b. Sensibel versorgte Areale des oberen Thorax, der Schulter und des Armes: **a** von ventral, **b** von dorsal. Bei einer Wurzel*reizung* folgt die radikuläre Schmerzausstrahlung den Dermatomen, der Schmerz wächst von proximal nach distal; bei einer Wurzel*schädigung* beginnen die Sensibilitätsstörungen distal und wachsen nach proximal. (Aus WINKEL et al. 1985)

proximal nach distal zu wachsen, je nach Stärke und Ausmaß der Wurzelreizung. Oft, aber nicht obligat, ist ein solches radikuläres Syndrom kombiniert mit einem vertebralen Syndrom.

Bei der Wurzel*schädigung* kann es zur Reflexabschwächung, Sensibilitätsminderung und zu Lähmungen kommen.

Tabelle 3

BSR	: vorwiegend über C5
RPR	: vorwiegend über C6
TSR	: vorwiegend über C7

Tabelle 4. Kennmuskeln

C5	: M. deltoideus
C6	: am ehesten M. brachioradialis
C7	: Daumenballenmuskulatur
C8	: Kleinfingerballenmuskulatur

Die Ausfälle beginnen im Gegensatz zum Schmerz distal, bei stärkerer Wurzelschädigung ergreifen sie auch proximalere Hautareale bzw. Muskeln.

Grundsätzlich gibt es an der Halswirbelsäule zwei verschiedene Möglichkeiten, wie eine Nervenwurzel komprimiert werden kann. Einmal kann eine Bandscheibenveränderung wie eine Raumforderung wirken (Protrusion, Prolaps, Sequester), zum anderen besteht aber auch die Möglichkeit der Kompression im Foramen intervertebrale, dies an der Halswirbelsäule sicher wesentlich häufiger als an der Lendenwirbelsäule. Das hat Bedeutung für die Höhenlokalisation: eine Bandscheibenerkrankung HWK 5/6 macht in aller Regel eine C7-Syndrom, nur bei ganz lateralem Bandscheibenvorfall kann es zu einen C6-Syndrom kommen. Wird aber infolge von Umbauvorgängen das Foramen zwischen HWK 5 und 6 eng, so entsteht immer ein C6-Syndrom. Es sind wohl nur ausnahmsweise knöcherne Einengungen, die die Nervenwurzel komprimieren, in der überwiegenden Zahl der Fälle handelt es sich um Schwellungen der Weichteile. Daher ist die Röntgenschrägaufnahme kein besonders zuverlässiger Indikator, auch der Verlauf ist nicht zwangsweise chronisch progredient, oft vielmehr undulierend.

Differentialdiagnose. Die Differentialdiagnose eines solchen radikulären Syndroms ist vielfältig und mitunter schwierig. Die bildgebenden apparativen Untersuchungsverfahren sind unzuverlässig; selbst ein nachgewiesener Bandscheibenvorfall beweist nicht, daß es sich im vorliegenden Fall um eine Bandscheibenerkrankung handelt. Zuverlässiger, aber wesentlich schwieriger und aufwendiger sind die elektrophysiologischen Untersuchungen (s. S. 45 ff. u. 63 ff.). Gerade in leichteren Fällen können sämtliche derartige Untersuchungsverfahren einen Normalbefund erbringen. Dann ist die Diagnose „Bandscheibenerkrankung" eine Ausschlußdiagnose. Die Differentialdiagnose umfaßt eine Vielzahl von Krankheiten. Zervikale Bandscheibenerkrankungen sind nicht die häufigste Ursache von HWS- und Schulter-Arm-Beschwerden. Einige wichtige Differentialdiagnosen sind:

Sogenannte pseudoradikuläre Syndrome infolge Erkrankungen anderer Teile des Bewegungsapparates. Durch den Höhenverlust und die Gefügelockerung kommt es zu einer Überbelastung der Wirbelgelenke, dies führt zu Schmerzen von Seiten der Gelenke selber, der

Gelenkkapseln, immer reagieren Bänder und Muskeln mit. Auch hier können scheinbar ausstrahlende Schmerzen resultieren, die jedoch entlang der überbeanspruchten Strukturen, meist der Muskeln und Bänder, wandern und springen. Der exakte manualtherapeutische Befund beweist die Diagnose.

Solche Veränderungen treten nicht nur an der Wirbelsäule, sondern auch an der Schulter und am Ellbogen auf. Die manualmedizinische Untersuchung der einzelnen Teile des Schulter- und Ellbogengelenkes, der Bänder und Muskeln mit aktiver und passiver Bewegungsprüfung gehört daher obligat zur Beurteilung bei der Frage von HWS-Erkrankungen.

Periphere Nervenkompressionssyndrome. Im Bereich der HWS und der oberen Extremität gibt es eine ganze Fülle von Möglichkeiten, wie es zu Schädigungen von einzelnen Nerven kommen kann. Schmerzen, die die Patienten viel eher beklagen als Funktionsminderungen, entstehen entweder durch das auslösende Ereignis (Trauma) oder infolge der veränderten Biomechanik, zumal im Zusammenspiel von HWS und Schultergürtel. Häufig, praktisch wichtig und immer mit der Differentialdiagnose HWS-Erkrankung behaftet sind Plexus-Läsionen. Schmerzausstrahlung und neurologischer Befund können durchaus einem Wurzelsyndrom ähneln, ausgenommen sind die Störungen des vegetativen Nervensystems. Beim Wurzelsyndrom bleibt die sympathische Versorgung erhalten infolge der Anastomosen über den Grenzstrang, bei einer weiter peripher gelegenen Nervenschädigung wird die sympathische Bahn mitbefallen, die Haut ist glatt und trocken im betroffenen Areal (s. S. 11). Die beste Differenzierung gelingt durch die elektrophysiologische Untersuchung, hier zählt aber nur der pathologische Befund. Gerade in leichteren Fällen ist es möglich, daß der elektrophysiologische Befund (noch) normal ist. Besonders in die Differentialdiagnose C8-Syndrom oder N. ulnaris-Syndrom muß immer auch die untere Plexus-Schädigung mit einbezogen werden, evtl. infolge eines Pancoast-Tumors.

Häufig ist eine Schädigung des N. ulnaris im Sulcus ulnaris, die von einem C8-Syndrom abzugrenzen ist. Dies gelingt in der Regel gut durch den elektrophysiologischen Befund.

Gleiches gilt für das ebenfalls häufige Karpaltunnelsyndrom. Typisch, aber nicht obligat sind die nächtlich betonten Schmerzen, in einem großen Teil der Fälle beidseits. Wegen des hohen Anteils von vegetativen Fasern am N. medianus treten Schmerzen nicht nur in dem sensibel versorgten Handareal auf, sondern können retrograd bis in die Schulter und sogar in die HWS aufsteigen. Die für den N. medianus als charakteristisch beschriebene Schwurhand ist beim Karpaltunnelsyndrom natürlich nicht zu beobachten, die Beuger für die ersten drei Finger werden nur bei der hohen Medianuslähmung geschädigt. Beweisend ist auch hier der elektrophysiologische Befund (s. S. 45 ff. u. 63 ff.).

Eine weitere Differentialdiagnose von HWS-Syndromen sind Prozesse im rechten Oberbauch bzw. des Herzens; infolge des als referred pain beschriebenen Phänomens der Schmerzübertragung können sie ein C5-Syndrom rechts bzw. ein C8-Syndrom links vortäuschen.

In den Fällen, in denen der elektrophysiologische Befund normal ist und damit nicht weiterhilft, sind die Bandscheibenerkrankungen eine nicht positiv zu belegende klinische Verdachtsdiagnose. Der radiologische Befund kann diese klinische Verdachtsdiagnose erhärten, wegen der Vielzahl der Auffälligkeiten ohne klinische Relevanz ist jedoch der radiologische Befund zur Differentialdiagnose sehr wenig hilfreich. Dies ist ein in der Praxis sehr häufig vorkommender Fehler. Die Verdachtsdiagnose „zervikale Bandscheibenerkrankung" stützen wir auf 5 Kriterien:

Tabelle 5

Typisches Alter
Typische Beschwerden
Typischer Befund
Typischer Verlauf
Häufige Höhe

Die Bandscheibenerkrankung ist eine Erkrankung des mittleren Lebensalters. Bandscheibenerkrankungen kommen im Extremfall auch in der Jugend und im hohen Alter vor, müssen jedoch dann wegen ihrer Seltenheit sehr sorgfältig differentialdiagnostisch abgeklärt werden. Typische Beschwerden und typischer Befund sollen besonders andere Erkrankungen des Bewegungsapparates und des

Nervensystems ausschließen. Typischer Verlauf heißt in der Regel akuter bis subakuter Beginn und bei adäquater Behandlung eine bald erkennbare Besserungstendenz. Therapieresistenz oder gar Progredienz von Beschwerden und Befund schließen die Diagnose Bandscheibenerkrankung zwar nicht grundsätzlich aus, sind jedoch etwas ungewöhnlich. Bei solch einem Verlauf reicht es nicht, alle möglichen Formen der physikalischen und chemischen Therapie auszuprobieren, sondern nach etwa 4 Wochen ist die Diagnose „Bandscheibenerkrankung" in Frage zu stellen und die Differentialdiagnose neu zu bedenken. Häufige Höhe: in der Regel sind die Segmente HWK 4 bis HWK 7 befallen, Bandscheibenerkrankungen in den darüber gelegenen Abschnitten der Halswirbelsäule sind eine Rarität.

Medulläre Syndrome

„Zervikale Myelopathie" ist kein Krankheitsbild, sondern ein Syndrom, nämlich eine Rückenmarksbeeinträchtigung im Halsbereich. Ihr können vielfältige Ursachen zugrunde liegen; Beispiele sind die spinale Form einer Encephalomyelitis disseminata, ein Neoplasma im Zervikalbereich, eine Strahlenmyelopathie, ein sog. Schleudertrauma und natürlich auch ein medialer Bandscheibenvorfall. Auch können die Umbauprozesse an der Halswirbelsäule durchaus raumfordernd wirken und die benachbarten Strukturen, also auch das Rückenmark, bedrängen.
Am übersichtlichsten ist der akute mediane Bandscheibenvorfall. Die Anamnese ist kurz, aber nicht notwendigerweise schlagartig, befallen sind überwiegend jüngere Patienten. Es können sowohl die abgehenden Nervenwurzeln wie das Rückenmark selber befallen sein, in typischer Weise werden von den Patienten ab den Füßen aufsteigende Gefühlsstörungen beklagt. Selbst funktionell relevante Lähmungen geben die Kranken von sich aus meist nicht an, hiernach muß bei der Untersuchung gefahndet werden. Gleiches gilt für die Störungen der vegetativen Funktionen, die gezielt erfragt werden müssen. Der Reflexbefund ist bei akutem Verlauf zunächst noch normal, so daß sich durchaus die Differentialdiagnose zur akuten Polyneuritis stellt. Auch ein akuter Schub einer Encephalomyelitis disseminata kann zunächst dieses Erscheinungsbild machen.

Die Differentialdiagnose ist mit klinischen Mitteln schwierig, wenn kein akutes vertebrales Syndrom zusätzlich besteht.

Mediane zervikale Bandscheibenvorfälle können nicht nur ohne akutes vertebrales Syndrom auftreten, sondern sogar einen langsam chronischen progredienten Verlauf nehmen (HAMEL et al. 1980). Es besteht dann sogar die Differentialdiagnose zu einem Neoplasma.

Von den medianen zervikalen Bandscheibenvorfällen zu trennen ist der konstitutionelle oder erworbene zervikale Engpaß (spinale Stenose). Hierbei soll es zu einer Kompression des Rückenmarkes kommen. In der Literatur werden als untere Grenzen in der Regel 11 bzw. 12 mm des sagittalen Durchmessers angegeben. Dies ist nicht ganz verständlich, da bei einer solchen Messung im absoluten Weitenmaß der konstitutionelle Faktor völlig unberücksichtigt bleibt. Sinnvoller erscheint daher zumindest die Messung des Quotienten von Wirbelkanaltiefe zur Tiefe des Wirbelkörpers, der mindestens 1,0 betragen soll. Eigene Untersuchungen (HILLEMACHER u. KÜGELGEN 1978) zeigen, daß selbst ein Quotient von 0,8 nur eine vage Beziehung zu einer zervikalen Myelopathie aufweist. Tatsächlich sind solche radiologisch nachgewiesenen Stenosen viel häufiger als klinische Erscheinungen. Wenn die Diagnose sich durch elektrophysiologische Methoden nicht belegen läßt, weil dieser Befund noch normal ist, handelt es sich um eine Ausschlußdiagnose. Patienten mit einer operativen Dekompression, die tatsächlich aber an einer Encephalomyelitis disseminata, einer amyotrophen Lateralsklerose, an einem spinalen Tumor gelitten haben, belegen die fehlerhafte Überbewertung des radiologischen Befundes.

Eine zervikale Myelopathie infolge spinaler Stenose ist keineswegs ein chronisches progredientes Krankheitsbild. Die überwiegende Zahl der Patienten, die wegen geringfügigem neurologischen Defizit nicht operiert wurden oder die Operation verweigerten, zeigen auch nach jahrelangen (bis zu 14 Jahren) Verlaufsbeobachtungen keine Verschlechterung von Beschwerden und Befund.

Therapie

Grundsätzlich sind 5 verschiedene therapeutische Verfahren bei der Behandlung zervikaler Bandscheibenerkrankungen verbreitet:

- Operation
- manuelle Therapie
- physikalische Therapie
- medikamentöse Therapie
- Psychotherapie

Eine lange Liste von Außenseitermethoden könnte noch angefügt werden, ihre Überlegenheit gegenüber der Plazeboquote ist aber nicht statistisch überprüfbar nachgewiesen.

Indikation

Bevor die einzelnen Methoden besprochen werden, ist noch das Problem der Indikation aufzugreifen. Dies kann durchaus zu interdisziplinären Kontroversen führen: Bisweilen werden Vertreter nicht operativer Fächer bei der Diskussion einer Operationsindikation geradezu disqualifiziert.

Unter Indikation verstehen wir den gegebenen Anlaß, eine medizinische Maßnahme nach Würdigung aller Krankheitsumstände durchzuführen. Zweifelsfrei bestimmen nicht nur medizinische, sondern auch juristische, wirtschaftliche, organisatorische (Ausbildung) Gesichtspunkte die Indikation. Betrachten wir hier nur den medizinischen Aspekt. Wann können wir eine Behandlung als indiziert ansehen? Reicht es, wenn eine Methode erfolgsträchtig ist? Dies ist ein weit verbreiteter Irrtum. Zwei Beispiele sollen das verdeutlichen:

1. Ein Patient erleidet einen akuten bandscheibenbedingten Tortikollis, im CT findet sich ein kleiner Prolaps. Eine Operation ist wahrscheinlich hilfreich. Ist sie deswegen bereits indiziert?
2. Ein Patient leidet unter einem radikulären C5-Syndrom mit heftigen Schmerzen. Nachdem die Schmerzen abgeklungen sind, fällt eine deutliche Lähmung des M. deltoideus auf. Die HWS ist wieder völlig frei beweglich. Im CT findet sich ein großer, zur Klinik passender Bandscheibenvorfall. Ist die Operation noch indiziert?

Grundsätzlich ergeben sich beim Vergleich zweier Methoden (also z. B. Operation versus Spontanverlauf) 4 Möglichkeiten:

Möglichkeit	1	2	3	4
Methode A (Operation)	+	+	-	-
Methode B (Spontanverlauf)	-	+	+	-

+ = Besserung; - = keine Besserung

Methode A (= Operation) ist in 3 Fällen (1, 2, 4) besser oder gleich erfolgreich (bzw. in Fall 4 gleich erfolglos) wie Methode B, in 2 Fällen (1 und 2) erfolgreich, aber nur in Fall 1 indiziert. Nur in diesem Fall ist sie Methode B überlegen; da Methode B die Patienten aber weniger beeinträchtigt, ist sie in den Fällen 2, 3 und 4 vorzuziehen. „Beeinträchtigung" umfaßt Komplikationen, Nebenwirkungen sowie Dauer und Ausmaß der Irritation durch die jeweilige medizinische Maßnahme.

Operation

Es gibt nur wenige Untersuchungen, die bei den verschiedenen Erscheinungsformen der zervikalen Bandscheibenerkrankung unterschiedliche Behandlungsmethoden statistisch gesichert zu vergleichen versuchen. Im klinischen Alltag ergibt sich im Einzelfall ein beträchtlicher Entscheidungsspielraum. Vieles stützt sich auf Meinungen, wenig auf Erkenntnisse. Forensische Aspekte haben zunehmend Bedeutung.
Unstrittig ist die Operation beim akuten medianen Bandscheibenvorfall mit funktionell relevantem neurologischen Defizit im Sinne des Querschnittsyndroms. Beim lateralen Bandscheibenvorfall mit radikulärer Symptomatik ohne Rückenmarkbeteiligung wird ebenfalls überwiegend die Operation dann für indiziert gehalten, wenn ein akutes vertebrales Syndrom mit Schmerzen, ein funktionell relevantes neurologisches Defizit sowie ein operationswürdiger CT-Befund bestehen. Ein Schmerzsyndrom alleine bei Bandscheibenerkrankung ohne Ausfälle rechtfertigt wohl zunächst nicht die Operation, sondern erst bei Therapieresistenz. Therapieresistenz heißt aber nicht frustrane vierwöchige Polypragmasie. Vergleichbar

dem Vorgehen bei lumbaler Bandscheibenkrankheit mit Schmerzsyndrom halten wir die konsequente Fixierung und Entlastung der
Halswirbelsäule für unerläßlich, d. h. eine straff die HWS in
schmerzarmer Stellung fixierende Zervikalstüze und strenge Bettruhe, unterstützt durch Muskelrelaxanzien und (in den ersten
Tagen) Analgetika. Hinzu kommen isometrische Spannungsübungen im Bett. Erst wenn eine solche konsequente Behandlung über
3 Wochen fehlschlägt, ist von Therapieresistenz zu sprechen und
die Operation zu erwägen.

Unter „neurologischem Defizit" werden als funktionell relevante
Läsionen zumeist Lähmungen verstanden. Gerade bei der domi-
nanten Hand können aber auch Gefühlsminderungen eine erhebliche Gebrauchsminderung bedeuten. Ohne Schmerzen und ohne
Fixierung der HWS wird man aber Patienten mit neurologischem
Defizit selbst bei nachgewiesenem Bandscheibenvorfall nicht zur
Operation drängen. Die Zeichen des anhaltenden Wurzelkontaktes
fehlen, damit ist eine weitergehende und anhaltende Schädigung
der Wurzel unwahrscheinlich; die Erholung der Nervenwurzel läuft
von alleine ab. Dem Bandscheibenvorfall kommt die Bedeutung
einer Narbe zu.

Noch zurückhaltender ist die Indikation zur Operation bei der zervikalen Myelopathie infolge spinaler Stenose zu stellen. Einmal
handelt es sich nicht um ein zwangsläufig chronisches progredientes Krankheitsbild, zum anderen zeigen unsere Nachuntersuchun-
gen über viele Jahre hinweg bei den operierten Patienten, daß sich
das neurologische Defizit nicht beheben läßt. Angeblich augenfäl-
lige Besserungen erwiesen sich ausnahmslos als Folge der periope-
rativen Maximaltherapie (Krankengymnastik, Antispastika), wie sie
die Patienten ambulant weder vor noch nach der Operation durch-
hielten. Patienten mit einer zervikalen Myelopathie infolge spinaler
Stenose raten wir heute zu engmaschingen Kontrolluntersuchun-
gen, nur im Falle der Verschlechterung empfehlen wir unverzüglich
die Operation.

Immerhin, es gibt einen beträchtlichen Ermessungsspielraum. Dies
zeigt sich auch in den kontroversen Beurteilungen von Einzelfällen
in interdisziplinären Beratungen. Gerade deswegen muß jeder Patient über seine Krankheit und die möglichen Behandlungen aus-
führlich informiert werden. Er muß wissen, daß sich viele Beurteilungen auf (Lehr-) Meinungen und nicht auf wissenschaftlich

gesicherte Erkenntnisse stützen, gerade deswegen muß er auch in die Entscheidungen eingebunden werden. Ein solcher Konsensus zwischen Arzt und Patient ist der wirksamste Schutz vor überraschenden forensischen Attacken unzufriedener Patienten. Die Beobachtung des Krankheitsverlaufes bei Patienten, die die Operation verweigerten, erzeugt immer wieder Überraschen und Erstaunen, welche neurologische Defizite (submaximale Lähmungen, Spastik) infolge Bandscheibenerkrankungen sich von selbst zurückbilden und völlig ausheilen können. Es wäre eine überaus lohnende und verdienstvolle Aufgabe, nach Prädiktoren des jeweiligen Krankheitsverlaufes zu fahnden. Art (Protrusion, Prolaps, Sequester) und Ausmaß des CT-Befundes sind allerdings sicher *nicht* geeignet, Rückschlüsse auf den weiteren Verlauf der Bandscheibenerkrankung mit hinreichender Sicherheit zu ziehen, obwohl das täglich in radiologischen Befunden zu lesen ist. („Bei diesem CT-Befund wird man wohl an einer Operation nicht vorbeikommen.") Die Indikation zur Operation bei einer Bandscheibenerkrankung richtet sich nach klinischen Kriterien, bei gegebener Operationsindikation beurteilt das CT die Operationswürdigkeit und -fähigkeit des Befundes.

Manuelle Medizin

Die manuelle Medizin ist lange Zeit ganz sicher in ihrer Bedeutung verkannt worden. Das lag nicht nur an den Vertretern der anderen Fachrichtungen, sondern auch die Manualtherapeuten selbst bezogen aus ihrer Außenseiterposition nicht nur Nachteile. Hinzu kamen einige, vornehmlich neurophysiologische Erklärungsversuche von mitunter bestaunenswerter Kühnheit. Die moderne manuelle Medizin tritt beidem entgegen: sie bekennt sich zur Empirie, sucht mit exakten neurophysiologischen und neuroradiologischen Untersuchungen ihre Erfahrungen zu belegen und bemüht sich vor allem um die Integration in andere klinische Fächer, besonders die Orthopädie, die Rheumatologie und die Neurologie. Der exakte manualmedizinische Befund gehört m. E. zur Untersuchung jedes Bandscheibenpatienten.
Die manualmedizinische Behandlung ist keineswegs harmlos. Sie kann sehr erfolgreich sein, aber auch Schaden anrichten. Gute

Kenntnisse der Methoden, der Indikationen und Kontraindikationen sind unerläßlich. Der Physiotherapeut braucht nicht die Indikation des Arztes zu überprüfen. Ausgesprochen riskant ist eine eigenmächtige manualmedizinische Behandlung durch Physiotherapeuten ohne ärztliche Verordnung und – was die Regel ist – ohne angemessene Aufklärung. Es ist eine Frage der Zeit, wann die Prozeßflut im Gesundheitswesen auch diesen Bereich erfaßt.

Physikalische Therapie

Es gibt eine große Anzahl von völlig verschiedenen Behandlungen. Die wenig personalintensiven Methoden erfreuen sich besonderer Beliebtheit. Das ist bei einem Krankheitsbild mit guter Spontanprognose (Tortikollis) verständlich.

Es ist zu unterscheiden zwischen hilfreichen, nutzlosen und riskanten Verfahren. Bei der akuten Bandscheibenerkrankung mit radikulärer Symptomatik sind Fixierung und Entlastung der HWS wichtig, auch Wärme oder Kälte und Elektrotherapie, solange ihre Applikation die Fixierung und Entlastung nicht stört. Massagen in diesem Krankheitsstadium sind schmerzhaft und können die Bandscheibenerkrankung nicht beheben. Die Extension der HWS beim radikulären Syndrom ist riskant. Das Verfahren ist entbehrlich. Seine positiven Wirkungen lassen sich auch anders erreichen, ohne daß das Risiko einer Verschlechterung besteht.

Nach Abklingen der akuten Symptomatik obliegt der physikalischen Therapie auch die Prophylaxe: Rückenschule, d. h. rückengerechtes Bewegen, und Muskeltraining. Rumpf- und Extremitätenmuskeln sind durch ein gezieltes isometrisches Trainingsprogramm zu kräftigen bis hin zu einem „körpereigenen Muskelkorsett", das die Wirbelsäule stützt und entlastet. Diese Übungen muß der Patient – wie das Zähneputzen – zweimal täglich 5 Minuten lang selbst zuhause durchführen. Viele Muskeln sind verkürzt und müssen daher zunächst gedehnt werden. Im Tagesablauf sind für kurze Zeit immer wieder Entlastungshaltungen einzunehmen. Es wird immer die gesamte Wirbelsäule mit Muskulatur behandelt, nicht nur die HWS oder die LWS. Es gehört durchaus zu den Aufgaben des Arztes, dem Patienten dieses Programm nahezulegen und ihn hierfür zu gewinnen. Das fällt immer dann schwer, wenn der Patient seine Wirbelsäule für völlig verschlissen hält. Die unterschiedliche Motivationslage ist nach unseren Erfahrungen eine der wesentlichen Gründe für die bekanntermaßen völlig verschiedenen Krankheitsverläufe von Bandscheibenerkrankungen bei Selbständigen und Nichtselbständigen.

Unser Lern- und Motivationsprogramm „Rückenschule für Jedermann" (zu beziehen über die Firma MIDY Arzneimittel GmbH, München) soll helfen, dieses Problem zu lösen.

Medikamentöse Therapie

Bei den akuten Bandscheibenerkrankungen sind Antirheumatika und Antiphlogistika verbreitet, beliebt, wirksam, aber m. E. entbehrlich. Ihre Wirkungen lassen sich auch anders erreichen, ohne daß die häufigen Nebenwirkungen und gelegentlichen Komplikationen in Kauf genommen werden müssen. Pharmakologisch begründbare Vorteile der beliebten i. m. Injektion gibt es nicht. Bei der akuten Bandscheibenerkrankung reichen in den ersten Tagen einfache Analgetika (Monosubstanzen), hinzu kommen Muskelrelaxanzien, die nicht nur eine der Schmerzquellen (Muskulatur) dämpfen, sondern auch eine wichtige Wirkung als Psychopharmaka entfalten. Diese Patienten sind oft agitiert, dysphorisch, zu Bettruhe und Zervikalstütze gar nicht bereit, alle haben Schlafstörungen. Hochpotente Neuroleptika scheinen uns für diese Indikation wenig geeignet. Bei den zu bevorzugenden Benzodiazepin-Derivaten ist das Suchtrisiko bei dieser Indikation denkbar gering, wenn die Kontraindikation – bekannte Abhängigkeit in der Anamnese – beachtet wird.

Bei der akuten Bandscheibenerkrankung ist die medikamentöse Therapie immer symptomatisch und sollte die Fixierung und Entlasung der HWS begleiten. Viele Patienten lehnen das aber ab und wünschen ausschließlich eine medikamentöse Therapie. Tatsächlich klingen die Beschwerden in einem großen Teil der Fälle *von selbst* ab. Der Patient muß aber wissen, daß er selbst die Verantwortung für eine zwar seltene, aber mögliche Verschlechterung trägt und daß bei Beschwerdekonstanz keine Therapieresistenz vorliegt, sondern lediglich die Selbstheilung ausgeblieben ist.

Beim medianen Bandscheibenvorfall kann es zur Spastik kommen: Antispastika können den Befund wesentlich verbessern. Muskelrelaxanzien unterstützen auch die Wirkung dieser Antispastika.

Bei der akuten Bandscheibenerkrankung werden psychotherapeutische Verfahren zwar eingesetzt, ihnen kann aber nur der Stellenwert einer symptomatischen Behandlung zukommen. Hierin sind sie allerdings vielen anderen Behandlungen gleichzusetzen. Bei muskulären Verspannungen, zumal in Form des Spannungskopfschmerzes, bei depressiven Verstimmungen mit Änderung der Körperhaltung und damit verbundener Überbelastung von Muskeln, Bändern und Gelenken dagegen erscheinen psychotherapeutische Verfahren – vornehmlich Entspannungsübungen – sinnvoll. Die These, Bandscheibenerkrankungen könnten auch Ausdruck einer gestörten Konfliktverarbeitung im Sinne der Konversionsneurose sein und beträfen daher bevorzugt bestimmte Persönlichkeitstypen, die einer ausgedehnten psychoanalytischen Therapie zuzuführen seien, halten wir nicht für belegt (KÜGELGEN 1985). Es fällt auf, daß in der großen Literaturfülle von psychodynamisch orientierten Autoren umfangreichste biographische Angaben, vornehmlich in Kasuistiken, dargelegt werden, während Beschreibungen des psychischen, erst recht des neurologischen und manualmedizinischen Befundes, regelmäßig fehlen. Eine Überprüfung dieser Ausführungen ist damit unmöglich.

Die vertebrobasiläre Insuffizienz

Die Mangelversorgung im Verteilungsbereich der A. basilaris infolge der intermittierenden Kompression einer A. vertebralis durch Strukturen der Halswirbelsäule ist eine in der Praxis häufig gestellte Diagnose. In den meisten Fällen ist sie gebaut auf die beiden Pfeiler „Schwindel" und „degenerative Veränderungen der HWS". Bei der Untersuchung dieser Patienten fällt folgendes auf: die weitüberwiegende Anzahl dieser Patienten hat keinen systematisierten Schwindel, spricht vielmehr von einem plötzlichen, kurzandauernden Unsicherheitsgefühl, das nicht nur bei der Kopfwendung nach hinten oben, sondern generell bei raschen Kopfbewegungen sich manchmal provozieren läßt.
Zunächst sprechen diese Patienten häufig auch gar nicht von Schwindel, sondern von „komischem Gefühl", „Schummerigwer-

den". Die Röntgenaufnahme der Halswirbelsäule ist nichtssagend und keine Entscheidungshilfe, wenn der Befund altersüblich ist.

In vielen Fällen ist eine A. vertebralis ohnehin hypoplastisch, die Kompression einer A. vertebralis führt nicht zwingend zu klinischen Erscheinungen. Bei der Untersuchung der passiven Beweglichkeit der HWS werden Bewegungsausschläge erreicht, die der Patient bei den normalen Bewegungen nicht durchführt. Hierbei soll in den Extrembereichen jeweils eine A. vertrebralis mindestens deutlich gedrosselt werden. Ein mechanisch bedingtes Kompressionssyndrom müßte sich so reproduzieren lassen. Die meisten Patienten geben aber noch nicht einmal Beschwerden an, erst recht ist kein Befund erkennbar, der auf den Hirnstamm hinweist, wenn man diese Bewegungen nicht abrupt, sondern vorsichtig bis zum passiv erreichbaren Anschlag durchführt.

Versorgungsstörungen im Bereich der A. basilaris sind dem Neurologen bestens bekannt. Eine ganze Generation von Neurologen hat mit größter Akribie verschiedene klinische Symptomenkombinationen je nach Lokalisation beschrieben, am bekanntesten ist das Wallenberg-Syndrom. Es ist nicht ganz verständlich, warum es bei der mechanisch bedingten Kompression der A. vertebralis immer nur zu geringfügigen Funktionsstörungen des Hirnstammes kommen soll mit einer verwaschenen Beschwerdesymptomatik, in den meisten Fällen aber nicht zu Kombinationen der bekannten neurologischen Hirnstammsymptome kommt. Meiner Meinung nach wird diese vertebragene vertebrobasiläre Insuffizienz viel zu häufig diagnostiziert, die sich darauf gründende Versorgung mit Nootropika und/oder Zervikalstürzen kann keine dauerhafte Besserung erbringen.

Die Sachlage ändert sich nicht entscheidend, wenn statt einer unmittelbaren mechanischen Kompression der Arterie angenommen wird, daß es sich um mechanisch induzierte Spasmen der A. vertebralis handelt.

Das zervikoenzephale Syndrom

Dieser von KUHLENDAHL 1953 eingeführte Begriff (zit. nach KRÄMER 1986) soll auf eine Hirnbeteiligung („Enkephalon") infolge Halswirbelsäulenerkrankung hinweisen. Es gibt eine Vielzahl von

Publikationen, in den meisten werden folgende Symptome als charakteristisch aufgeführt:

- Kopfschmerzen
- Schwindel
- Reizbarkeit
- Konzentrationsstörung
- Ermüdbarkeit
- Schlafstörung
- Nervosität
- Vergeßlichkeit
- Libido- bzw. Potenzverlust
- Ängstlichkeit

Auf jeder orthopädischen Tagung über die Halswirbelsäule wird das zervikoenzephale Syndrom besprochen. Dennoch hat dieses Syndrom in nunmehr 35 Jahren nicht den Eingang in die verbreitete neurologisch-psychiatrische Literatur gefunden. Dies muß verwundern und stutzig machen. Prüft man die einzelnen Symptome etwas genauer, so fällt auf, daß kein einziges hartes Kriterium enthalten ist, das eindeutig eine Hirnbeteiligung nachweist. Vielmehr handelt es sich um eine Liste von Befindlichkeitsstörungen, wie wir sie bei vielen anderen lästigen und mit Schmerzen verbundenen Erkrankungen ab einer bestimmten Krankheitsdauer antreffen können. Es ist keinesfalls erstaunlich, daß bis heute keine Einigkeit über die Pathogenese erzielt werden kann. Früher wurde auch hierfür eine mechanisch bedingte Mangelversorgung im Verteilungsgebiet der A. basilaris angesehen, sei es unmittelbar mechanisch oder reflektorisch über Spasmen. Heute wird besonders von manualmedizinischer Seite eine Störung im Bereich der Kopfgelenke als Ursache herausgestellt.

Bereits 1926 hat BARRE eine reflektorische Beeinträchtigung bestimmter Hirnstrukturen infolge Halswirbelsäulenstörungen postuliert. Diese Annahme hat sich bis heute gehalten, ohne daß sie hinreichend belegt worden ist.

Ob es ein zervikoenzephales Syndrom gibt oder nicht, kann meiner Meinung nach dem jetzigen Wissensstand nicht entschieden werden. Folgendes möchte ich zu bedenken geben:

1. Die Diagnose einer zusätzlichen Hirnbeteiligung ist schwerwiegend und sollte wirklich nur dann erfolgen, wenn sie sich mit

hinreichender Wahrscheinlichkeit belegen läßt. Die leichtfertige Attestierung einer solchen Komplikation im Gutachtenverfahren hat verheerende Folgen.

2. Erkrankungen des Hirnstammes sind dem Nervenarzt bestens bekannt. Die beim zervikoenzephalen Syndrom beschriebene Symptomenkombination paßt zu keinem anderen, dem Nervenarzt vertrauten Krankheitsbild mit Beeinträchtigung des Hirnstammes.

3. Daß der Begriff bis heute nicht von den zuständigen Vertretern des entsprechenden Fachgebietes (Neurologen, Psychiater) übernommen worden ist, muß Nachdenklichkeit erzeugen.

4. Es findet sich kein einziges hartes Kriterium, das eine Hirnbeteiligung beweist.

5. Die Versuche, wenigstens den Schwindel als eindeutiges Symptom herauszuarbeiten, sind nicht ohne Widerspruch geblieben (Übersicht in Neuroorthopädie 4).

6. Wie bei der sog. zervikogenen vertebro-basilären Insuffizienz erhebt sich auch beim zervikoenzephalen Syndrom die Frage, warum immer nur vage Beschwerden auftreten und nie das Bild einer Hirnstammläsion mit den typischen Symptomenkombinationen auftritt, wie sie dem Neurologen bestens vertraut sind.

7. Wenn von manualtherapeutischer Seite (WOLFF 1983) behauptet wird, daß eine zervikoenzephales Syndrom infolge Kopfgelenksstörungen durch eine Manualtherapie schlagartig behoben werden kann, so ist dies der Beleg dafür, daß es sich eben nicht um eine Gehirnerkrankung handelt. Diese pflegt nämlich eine eigene Dynamik zu entwickeln und nach Beseitigung der Läsion niemals sofort abzuklingen.

Schleudertrauma

Das Schleudertrauma oder (besser) neuerdings Beschleunigungstrauma ist eine traumatisch bedingte Halswirbelsäulenverletzung. Der Begriff wurde 1953 von GAY u. ABBOTT eingeführt (whiplash injury). Gemeint ist die peitschenschlagähnliche Rückwärtsbewegung des Kopfes, wenn auf das eigene Fahrzeug ein anderes Fahrzeug auffährt und der Rumpf eine starke Beschleunigung nach

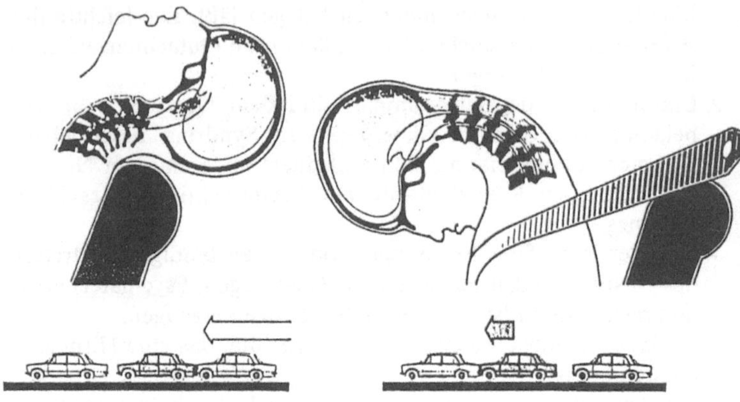

Abb. 2. Links typischer Unfallmechanismus, der zum Schleudertrauma führen kann. Rechts Unfallmechanismus, der zur Abknickverletzung führen kann. (Aus WIESNER u. MUMENTHALER 1975)

vorne erfährt. Fehlt eine Kopfstütze, kann der Kopf tatsächlich weit nach hinten überstreckt werden, die muskuläre Sicherung der Halswirbelsäulenbewegung ist diesen Belastungen nicht mehr gewachsen (s. Abb. 2).
Die Begutachtung solcher Verletzten ist ein weitverbreitetes Problem. Das Ausmaß des Schleudertraumas läßt sich nach KRÄMER (1986) in vier Schweregrade einteilen (s. Tabelle 6).
Einigkeit herrscht darüber, daß Verletzungen von Grad 3 in der Diagnose kein Problem darstellen, bei Verletzungen von Grad 3 können tatsächlich auch langwierige Folgeerscheinungen zurückbleiben. Problematisch sind die leichteren Verletzungen, also Schweregrad 1 und 2, von denen eigentlich eine Ausheilung zu erwarten ist.

Folgende Fehler sind häufig: Bei der Diagnose „Schleudertrauma" werden völlig andere Unfallmechanismen akzeptiert. Oft werden sie mit der Abknickverletzung verwechselt, bei der der Patient selber aufgefahren ist und eine Beschleunigung des Kopfes nach vorne stattgefunden hat. Dies ist ein völlig anderer Mechanismus, der vom Schleudertrauma abzugrenzen ist.
Vom erstuntersuchenden Arzt wird die Halswirbelsäule immer noch in Anamnese und Untersuchung zu wenig beachtet, zumal

Tabelle 6. Einteilung des Schleudertraumas nach Schweregraden. (Aus KRÄMER 1986)

Schweregrad	morphologischer Befund	klinischer Befund	Röntgen	Neurologischer Befund	Beschwerdefreies Intervall
I Leicht verletzt	leichte Distorsion der HWS	Nacken-Hinterkopf-Schmerz, geringe Bewegungseinschränkung der HWS	o. B.	o. B.	über 1 Stunde
II Nicht gefährlich verletzt	Gelenkkapselbänderrisse ohne Bandscheibenruptur, Muskelzerrungen, retropharyngeales Hämatom	starke Beschwerden, Nackensteife, Schluckbeschwerden	Steilstellung der HWS, evtl. kyphotischer Knick	o. B.	unter 1 Stunde
III Gefährlich verletzt	isolierter Bandscheibenriß, Rupturen im dorsalen Bandapparat, Frakturen, Luxationen	Zwangshaltung der HWS, Kopf- und Armschmerzen	abnorme Aufklappbarkeit (Funktionsaufnahmen), Fehlstellung, Frakturzeichen	Wurzel- und Rückenmarksymptome	sofort einsetzende starke Beschwerden
IV Tödlich verletzt					

wenn andere Verletzungen bestehen. Auch werden die gewonnenen Informationen nicht immer gut dokumentiert.

In der Behandlung eines Schleudertraumas von Schweregrad 1 und 2 sind frühzeitige manualmedizinische Behandlungsversuche ungünstig und können den Krankheitsverlauf verzögern. Auch eine viel zu lange externe Fixierung (bis zu 18 Monaten!) führt nur zu einer muskulären Insuffizienz, die dann ihrerseits den Patienten tatsächlich weitere Beschwerden macht, und zu einer psychogenen Fixierung.

Patienten mit unerwartet anhaltenden Beschwerden müssen spätestens nach 8 Wochen einer umfangreichen Diagnostik nochmals zugeführt werden mit passiv gehaltenen Funktionsaufnahmen der HWS, aber auch psychiatrischem Konsil. Eine vorzeitige Abstempelung als psychogen („Rentenneurotiker") ist genauso wenig hilfreich wie eine Verkennung der psychiatrisch-psychologischen Problematik. Diese kann beim Schleudertrauma vielfältig sein. Alleine der Begriff Schleudertrauma, selbst noch in seiner milderen Form als Beschleunigungstrauma, induziert eine beträchtliche Verletzung, wie es in den meisten Fällen den tatsächlichen Gegebenheiten gar nicht entspricht. Praktisch immer liegt ein Fremdverschulden vor. Daß solche Unfälle anders verarbeitet werden als selbst verschuldete, ist seit langem bekannt und banal. Dies gilt um so mehr, wenn es sich noch um einen Berufsunfall handelt. Besonders ungünstig wirkt sich das soziale Umfeld aus: jeder Rechtsanwalt kennt den Begriff des Schleudertraumas, auch ist er erfahren in der Symptomatik und den veränderten Ansprüchen infolge der nunmehr anzunehmenden Hirnbeteiligung.

Die äußerst sachkundigen Patientenanweisungen in dem Buch „Wege zu Wissen und Wohlstand" sind von höchstem Informationswert für jeden, der sich gutachterlich mit solchen Patienten auseinandersetzen muß. Eine psychogene Fehlverarbeitung mit einem allmählichen Gesinnungswandel, daß finanzielle Ansprüche doch legitim sind, ist unter diesen Umständen nicht überraschend. Wenn eine solche Entwicklung von psychiatrischer Seite überhaupt noch korrigiert werden soll, so muß dies frühzeitig geschehen. Ein Behandlungsversuch dieses Fehlverhaltens mitten im Rechtsstreit ist völlig aussichtslos. In jedem Falle sollte eine solche Entwicklung von ärztlicher Seite aus nicht noch gefördert werden. Die unbedachte Verwendung des Begriffes „zervikoenzephales Syndrom", aber auch die Scheu vor einer psychiatrischen Diagnose („Der bildet sich das sicher nicht ein") helfen nicht, das Problem zu lösen. Die Nervenärzte bekommen später umfangreiche Akten von den Sozialgerichten, in denen der erfahrene Richter gar nicht mehr die Frage nach einer Wirbelsäulenerkrankung oder zusätzlichen Hirnbeteiligung stellt, sondern einzig und allein mit der Fragestellung, ob sich das erwiesenermaßen unangemessene Begehren des Klägers auf eine bewußte Simulation im Sinne eines Täuschungsversuches stützt oder ein für sich krankhaftes Fehlverhalten im Sinne einer Neurose darstellt.

Schlußwort

Die Halswirbelsäule bietet noch viele Probleme. Die Bandscheibenerkrankungen stellen nur einen Teil davon dar. In der Praxis ist es das wohl größte Problem, die Vielfalt der Befunde von Orthopädie, Radiologie, Manualmedizin, Neurologie und Psychiatrie zu erheben und ihren Krankheitswert zu beurteilen. Die phantastische Entwicklung der bildgebenden Verfahren könnte zu einer wesentlichen Verbesserung der klinischen Methode führen, tatsächlich droht sie aber klinische Methoden zu ersetzen oder mindestens abzukürzen. Dies erscheint mir ein Irrweg, der die Probleme der Erkrankungen der Halswirbelsäule eher noch anwachsen läßt als sie lösen hilft.
Die Probleme der Halswirbelsäule können nach meiner Überzeugung nur durch eine noch intensivere interdisziplinäre Zusammenarbeit gelöst werden. Erst wenn die Nervenärzte die Manualmedizin und die Manualmediziner die Nervenheilkunde, selbstverständlich jeweils unter dem Einschluß der Orthopädie, beherrschen, wird die klinische Diagnostik perfekt sein. Bis dahin kann man nur versuchen, durch regelmäßiges Gespräch und Erfahrungsaustausch Verbesserungen zu schaffen.

Literatur

Bärtschi-Rochaix W (1949) Migraine cervicale. Huber, Bern
Barre JA (1926) Sur un syndrome sympathique cervical postèrieur et sa cause frequente: l'arthrite cervicale. Rev neurol 33: 1246

Gay JR, Abbott KH (1953) Common whiplash injuries of the neck. J. Amer. med. Assoc. 152: 1698

Hamel E, Frowein RA, Karimi-Nejad A (1980) Classification and prognosis of cervical myelopathy. In: Grote W et al. (eds) Surgery of cervical myelopathy. Springer, Berlin Heidelberg Tokyo New York

Hillemacher A, Kügelgen B (1978) Zum Wert der seitlichen HWS-Aufnahme bei der Diagnose der chronischen zervikalen Myelopathie. Forstschr Röntgenstr 129(1): 44–46

Hohmann D, Kügelgen B, Liebig K Schirmer M (Hrsg) (1983) Neuroorthopädie 1: Halswirbelsäulenerkrankungen mit Beteiligung des Nervensystems. Springer, Berlin Heidelberg New York Tokyo

Hohmann D, Kügelgen B, Liebig K (Hrsg) (1986) Neuroorthopädie 3: Brustwirbelsäulenerkrankungen, Engpaßsyndrome, Chemonukleolyse, evozierte Potentiale. Springer, Berlin Heidelberg New York Tokyo

Hohmann D, Kügelgen B, Liebig K (Hrsg) (1988) Neuroorthopädie 4: Erkrankungen des zervikookzipitalen Übergangs, Spondylolisthesis, Wirbelsäule in Arbeit und Beruf. Springer, Berlin Heidelberg New York Tokyo

Kehr P (1985) Die Chrirurgie der Arteria vertebralis bei unkarthrotischen und posttraumatischen Zervikalsyndromen. In: Gutmann G (Hrsg) Arteria vertebralis. Springer, Berlin Heidelberg New York Tokyo

Krämer J (1986) Bandscheibenbedingte Erkrankungen. 2. Aufl. Thieme, Stuttgart

Kügelgen B (1983) Die zervikale Myelopathie. In: Hohmann D, Kügelgen B, Liebig K, Schirmer M (Hrsg) Neuroorthopädie 1. Springer, Berlin Heidelberg New York Tokyo, S 238–247

Kügelgen B (1984) Wirbelsäule und Psyche. In: Hohmann D, Kügelgen B, Liebig K, Schirmer M (Hrsg) Neuroorthopädie 2. Springer, Berlin Heidelberg New York Tokyo, S 331–342

Kügelgen B (1985) Psychologisch-psychiatrische Aspekte der lumbalen Bandscheibenerkrankung. In: Kügelgen B, Hillemacher A (Hrsg) Die lumbale Bandscheibenerkrankung in der ärztlichen Sprechstunde. Springer, Berlin Heidelberg New York Tokyo, S 79–97

Kuhlendahl H (1953) Monoradikuläre Kompression und osteogene Konstriktion cervikaler Nervenwurzeln. Langenbecks Arch klin Chir 276: 146

Pfaffenrath V, Wermuth A, Pöllmann W (1988) Der Spannungskopfschmerz – eine Übersicht. Fortschr Neurol Psychiat 56: 403–418

Rückenschule für Jedermann – ein Lern- und Motivationsprogramm (1988). Kügelgen B et al. (Hrsg) Midy Arzneimittel GmbH, München

Soyka D (1984) Kopfschmerz. Edition Medizin, Weinheim

Wiesner H, Mumenthaler M (1975) Schleuderverletzungen der Halswirbelsäule. Eine katamnestische Studie. Arch orthop UnfallChir 81: 13–36

Winkel D, Fisher S, Vroege C (1985) Nichtoperative Orthopädie der Weichteile des Bewegungsapparates. Fischer, Stuttgart New York

Wolff D (1983) Manual-medizinische Erfahrungen bei Weichteilverletzungen der Halswirbelsäule. In: Hohmann D, Kügelgen B, Liebig K; Schirmer M (Hrsg) Neuroorthopädie 1. Springer, Berlin Heidelberg New York Tokyo, S 284–291

Möglichkeiten und Grenzen
der neurophysiologischen Diagnostik
radikulärer Syndrome

J. Jörg und G. Hennen

Bildgebende Verfahren wie Röntgenaufnahmen der Wirbelsäule, Myelographie, Computertomographie oder Kernspinotomographie lassen keinen sicheren Rückschluß auf Art und Grad einer radikulären Läsion zu. Die einzelnen *elektrodiagnostischen Methoden* erlauben dagegen den *Nachweis direkter Läsionszeichen im motorischen oder sensiblen System* (Tabelle 1). Mit Hilfe der Elektrodiagnostik kann bei radikulären Syndromen der Schädigungsort eingegrenzt werden. Ihr Einsatz hat aber nicht nur den Sinn, auf diesem Weg zur Diagnosefindung beizutragen oder den Weg zur weiteren Diagnostik zu ebnen, sondern darüber hinaus auch die Schwere der Läsion abzuschätzen. Die Indikation kann man leichten Herzens stellen, da der Aufwand der einzelnen Untersuchungsmaßnahmen zeitlich je nach Fragestellung leicht abgrenzbar ist und risikolos auch ambulant durchgeführt werden kann.

Tabelle 1. Diagnostik zervikaler Wurzelsyndrome

Indirekte Läsionszeichen	Direkte Läsionszeichen
1. Röntgenaufnahmen der HWS, ggf. Tomographie	1. EMG
2. Computertomographie	2. Stimulations-EMG
3. Liquor und Queckenstedt	3. Neurographie
4. Myelographie	– motorische NLG
5. Diskographie	– sensible NLG
6. Kernspintomographie	4. SEP
	– Nervenstamm in Etagen
	– Dermatom-SEP
	5. F-Welle
	6. Magnetstimulation (?)

Die *Indikation zur Elektrophysiologie* radikulärer Syndrome ist bei folgenden Fragestellungen gegeben:

1. *Ausmaß einer Wurzelschädigung* mit Abgrenzung einer Wurzelausfallsymptomatik von einem Wurzelreizsyndrom. Dabei dienen das *EMG* zur Erfassung axonaler Läsionszeichen am motorischen Schenkel, die *NLG- und SEP-Diagnostik* auch zum Nachweis von Myelinläsionen im afferenten System und die *F-Wellen-Diagnostik* zur Beurteilung des proximalen motorischen Schenkels.
2. *Lokalisation des Schädigungsortes,* z. B. durch ein *EMG der Kennmuskeln* oder durch die Untersuchung der *F-Welle* und der *Dermatom-SEP* bzw. *Nervenstamm-SEP* im Rahmen der Etagen-Diagnostik.
3. *Beurteilung des Alters einer Wurzelschädigung,* wobei sowohl akute als auch chronische Kompressionen oder gar Rezidive mit Hilfe *unterschiedlicher EMG-Muster* differenziert werden können.
4. *Differentialdiagnostische Abgrenzung,* insbesondere gegen andere Affektionen des peripheren Neurons, z. B. eine Plexusläsion, eine Schwerpunktpolyneuropathie oder eine N.-ulnaris-Druckschädigung, im Einzelfall aber auch gegen die zentrale Genese eines Syndroms oder gar eine Konversionssymptomatik.

Die Aussagefähigkeit der einzelnen elektrophysiologischen Untersuchungsmethoden ist sehr unterschiedlich, am wertvollsten ist der Einsatz der Elektromyographie.

Elektromyographie

Akute Wurzelausfallsyndrome mit Schädigung der motorischen Spinalnervenanteile zeigen in den ersten 8–10 Tagen in den betroffenen Kennmuskeln noch keine pathologische Spontanaktivität, wohl aber kommt es je nach der Schwere der Parese zu einem gelichteten Muster bei Maximalinnervation. Die einzelnen Aktionspotentiale sind aber noch nicht pathologisch verändert (Tabelle 2). *Die Stimulationselektromyographie* kann nach 8–10 Tagen bei einer elektrischen Stimulation des Nerven distal der Schädigungsstelle eine quantitative Aussage über den Grad der Schädigung bringen, da mit dem Grad der Degeneration der motorischen Axone auch das

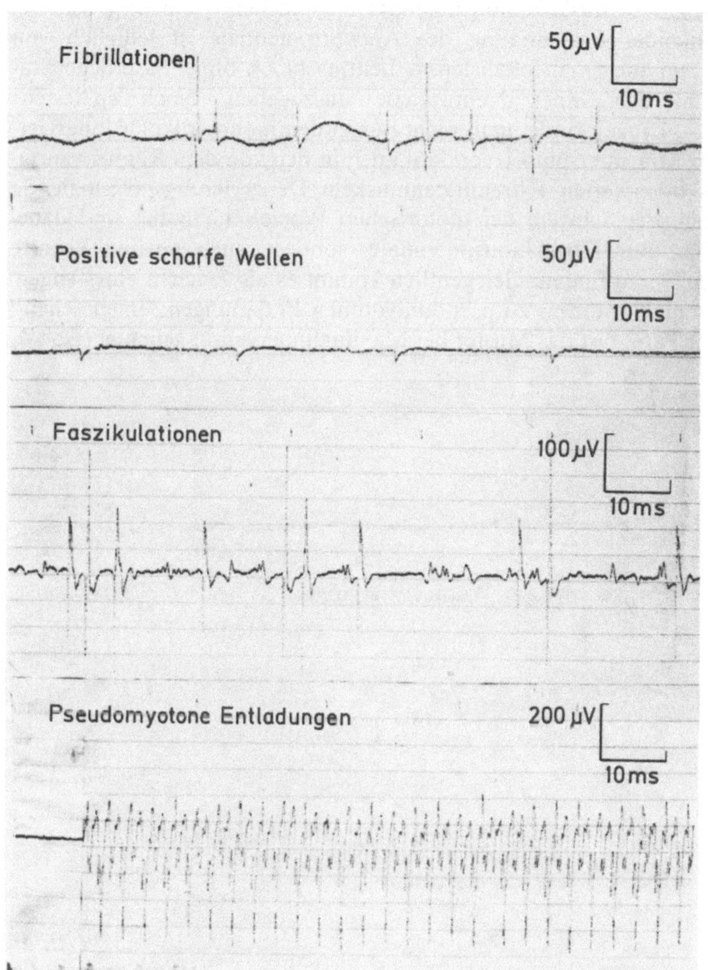

Abb. 1. Pathologische Spontanaktivität im Elektromyogramm. Ruheableitung. (Aus JÖRG u. SCHARAFINSKI 1985)

47

evozierte Muskelaktionspotential entsprechend erniedrigt ist. Bei
fehlender Erniedrigung des Antwortpotentials ist lediglich von
einem proximal lokalisierten Leitungsblock ohne Faserdegenera-
tion, d.h. einer Neurapraxie auszugehen. Nach spätestens
10–14 Tagen findet man nicht nur in den monoradikulär innervierten Mm. interspinosi, sondern auch in den von dem Ramus ventralis innervierten Extremitätenmuskeln Denervierungspotentiale. Je
nach der Schwere der motorischen Wurzelschädigung sind dabei
nicht nur Fibrillationspotentiale, sondern auch positive scharfe
Wellen zu finden. Gelegentlich kommt es als Zeichen eines sogen.
Engpaßsyndroms zu pseudomyotonen Entladungen; entsprechend
der Parese ist das Muster bei Maximalinnervation gelichtet (Abb. 1,

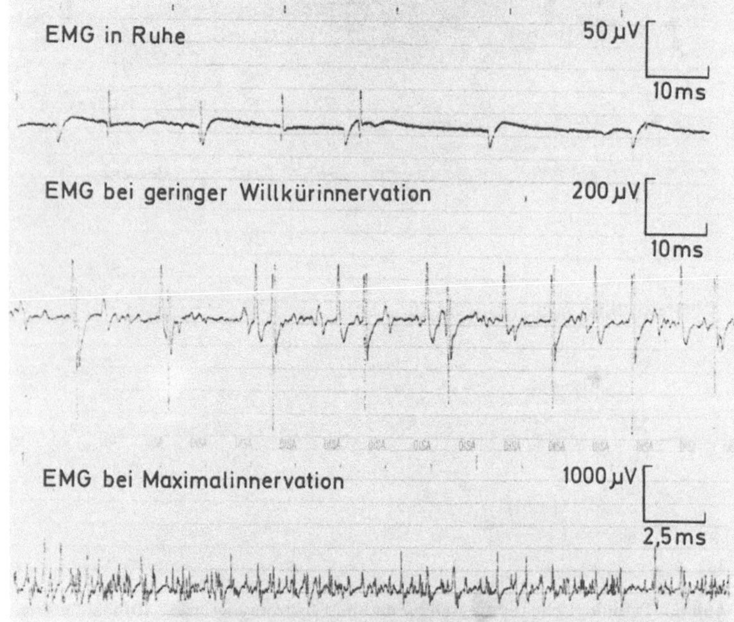

Abb. 2. Typischer EMG-Befund bei einer 2 Wochen alten Wurzelschädigung: In
Ruhe pathologische Spontanaktivität in Form von Fibrillationen und positiven
scharfen Wellen; bei mäßiger Willkürinnervation Einzelentladungsmuster; bei
Maximalinnervation Einzelentladungs- bis Übergangsmuster. (Aus JÖRG u.
SCHARAFINSKI 1985)

2). Die Verteilung der EMG-Veränderungen in den verschiedenen Kennmuskeln gestattet die Zuordnung zu der bzw. den betroffenen Wurzeln. Da aber die Kennmuskeln nicht nur von einer Wurzel innerviert werden, gibt es Muskelareale mit ungestörter Innervation und andere mit schwerer Denervierung.

Als *Kennmuskeln* für die Wurzel C6 wählen wir den M. biceps brachii und den M. brachioradialis, wobei in Fällen einer ausgeprägten Schädigung auch der M. deltoideus und der M. extensor carpi radialis betroffen sein können. Kennmuskel der Wurzel C7 ist der M. triceps brachii, fakultativ sind auch im M. pronator teres, M. extensor digitorum, M. pectoralis major und im M. abductor pollicis brevis elektromyographische Veränderungen faßbar. Zum Nachweis einer selteneren C5-Schädigung empfiehlt sich die Untersuchung des M. deltoideus, wobei mitunter auch der M. biceps einen pathologischen EMG-Befund bietet. Als Kennmuskel der ebenfalls seltener betroffenen Wurzel C8 bietet sich die Kleinfingerballenmuskulatur an, fakultativ finden sich auch Veränderungen in den übrigen kleinen Handmuskeln und den Fingerbeugern.

Besteht das *Wurzelausfallsyndrom über mehrere Monate,* so kommt es zu einem neurogenen Umbau mit vermehrter Polyphasie und Zunahme von Amplitude und Potentialdauer (Abb. 3). Ist die radikuläre Schädigung nur gering, so finden sich meist nur Denervierungspotentiale. Ihr Nachweis sowohl aus den Mm. interspinosi als auch aus den Extremitätenmuskeln ist zur Abgrenzung gegenüber einer Plexus- oder Nervenstammschädigung beweisend, das Fehlen von Denervierungsaktivität schließt aber eine Wurzelreizsymptomatik nicht aus.

Der positive EMG-Befund gelingt auch bei fehlenden Paresen, da eine Parese erst faßbar wird und der entsprechende Muskeleigenreflex verschwindet, wenn etwa ein Drittel der Muskelfasern eines größeren Extremitätenmuskels denerviert ist.

Besteht ein *chronisches Wurzelkompressionssyndrom* und ist die Prognose klinisch nicht sicher zu beurteilen, so kann von einer guten Prognose ausgegangen werden, wenn man im EMG eine Abnahme der Fibrillationen und monophasischen Wellen sieht, die Reinnervationspotentiale in Form von zunächst niedergespannten und verlängerten Muskelaktionspotentialen zunehmen und als Zeichen einer kollateralen Reinnervierung auch eine vermehrte Polyphasie mit Amplitudenerhöhung und verlängerter Dauer zu beobachten

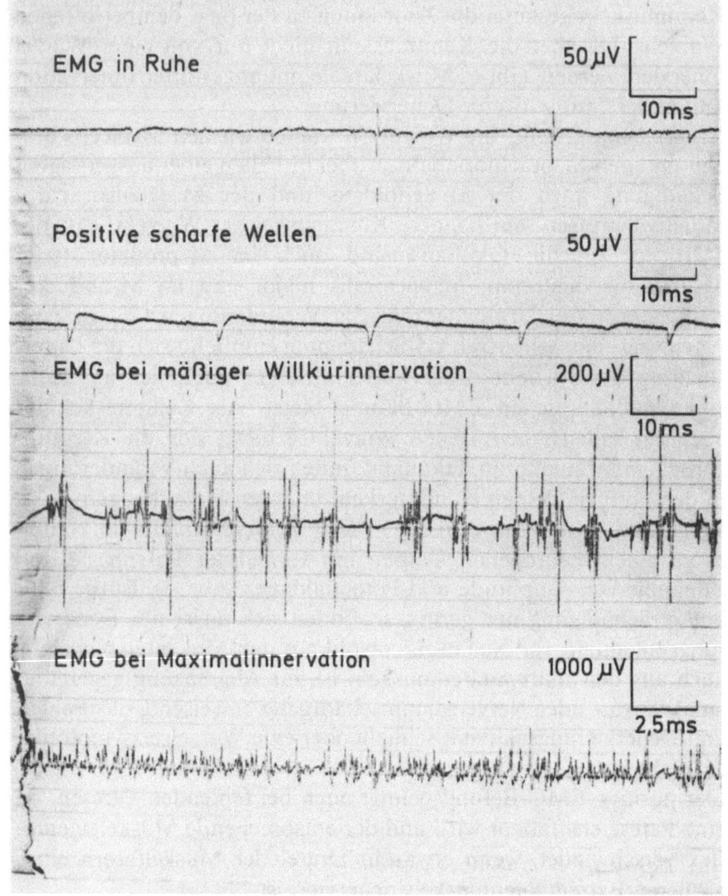

Abb. 3. Typischer EMG-Befund bei einer 6 Monate alten Wurzelschädigung: In Ruhe pathologische Spontanaktivität in Form von Fibrillationspotentialen und positiven scharfen Wellen; bei mäßiger Willkürinnervation Polyphasien als Zeichen eines neurogenen Umbaues; bei Maximalinnervation gelichtetes Muster als Folge des Ausfalls motorischer Einheiten. (Aus Jörg u. Scharafinski 1985)

ist. Liegt eine chronisch progrediente Kompression der Nervenwurzel vor, so nimmt im Vergleich mehrerer Untersuchungen das Ausmaß der Denervierungsaktivität zu, insbesondere die Zahl der positiven scharfen Wellen, seltener auch die der Faszikulationen und pseudomyotonen Entladungen. So kann aus der Anzahl und der Art der registrierten pathologischen Spontanaktivität auf die Schwere der eingetretenen neurogenen Schädigung geschlossen werden.

Alte Wurzelkompressionssyndrome weisen demgegenüber im EMG bis auf allenfalls vereinzelte Fibrillationen keinerlei pathologische Spontanaktivität mehr auf, und es zeigt sich je nach Reinnervierung ein mehr oder weniger typisches neurogenes Muster mit vermehrter Polyphasie und vergrößerten und verlängerten Aktionspotentialen. Es findet sich ein typisches Aktivitätsmuster eines alten teildenervierten Muskels, welches durch 1. Ausfall einzelner Muskelfasern oder ganzer motorischer Einheiten, 2. vermehrt polyphasische

Tabelle 2. EMG-Befund im Verlauf einer Wurzelschädigung. (Mod. nach JÖRG u. SCHARAFINSKI 1985)

Klinik	Ruhe-EMG	mittlere Aktivität	maximale Innervation
Akutes zervikales Wurzelsyndrom 10 Tage	–	biphasisch	gelichtet
Akutes zervikales Wurzelsyndrom 14 Tage	FI, MO (FA) (Pseudo)	biphasisch	gelichtet
Chronisches zervikales Wurzelsyndrom	FI, MO	neurogener Umbau	gelichtet
Zervikales Wurzelsyndrom in Rückbildung	FI (+)	neurogener Umbau Reinnervationspotentiale	gering gelichtet
Altes zervikales Wurzelsyndrom	–	neurogener Umbau	dicht bis gelichtet

(FI = Fibrillationen, FA = Faszikulationen, MO = monophasische Wellen, Pseudo = pseudomyotone Entladungen).

Aktionspotentiale und 3. eine erhöhte Entladungsfrequenz der noch intakten Motoneurone gekennzeichnet ist.

Die Frage der *Reinnervierung* läßt sich gleichfalls mit EMG-Verlaufsuntersuchungen beantworten, da hierbei anhand der Konfiguration der Aktionspotentiale zwischen einer echten Reinnervation und einer distalen kollateralen Reinnervation differenziert werden kann.

Ein *Rezidiv* der zervikalen Bandscheibenerkrankung muß angenommen werden, wenn entgegen von EMG-Vorbefunden jetzt wieder in den entsprechenden Kennmuskeln eine Zunahme der pathologischen Spontanaktivität und ein stärker gelichtetes Muster bei Maximalinnervation zu beobachten ist.

Neurographie

Bei Wurzelkompressionssyndromen ist die *motorische Nervenleitgeschwindigkeit* ebenso wie die distale Latenz normal, das Muskelsummenpotential ist aber beim Betroffensein einer größeren Zahl von Axonen erniedrigt. Dagegen ist die *sensible Nervenleitgeschwindigkeit* für die Strecke bis hin zum Erbschen Punkt ebenso normal wie die Amplitude des Nervenaktionspotentials, da die Läsion proximal des Neurons, d. h. supraganglionär lokalisiert ist und somit keine Wallersche Degeneration eintritt. Daher ist der Einsatz der sensiblen Neurographie wichtig bei der *Abgrenzung supraganglionärer von infraganglionären Läsionen,* da bei Plexus-Affektionen auch distal verzögerte sensible NLG-Werte in angemessenem Abstand zum Läsionszeitpunkt gefunden werden, wie dies bei Wurzelaffektionen im gesamten Verlauf nicht der Fall ist.

F-Welle

Bei der Stimulation eines peripheren Nerven entsteht eine antidrome Impulswelle bis zur Vorderhornzelle, wo gelegentlich eine rückläufige Erregung von Alpha-Motoneuronen ausgelöst wird. Diese wird nach distal weitergeleitet und kann als F-Welle über der erfaßten Muskelgruppe abgeleitet werden. Man erhält sie durch supramaximale Stimulation der Nervenstämme in Höhe des Handgelenks mit proximal liegender Kathode. In den distal von den jeweiligen Nerven innervierten Muskelgruppen wird die *minimale F-Wellen-Latenz* bestimmt. Wenn man von diesem Wert die distale Latenz abzieht, spricht man auch von der *F-Latenz*. Die minimale F-Wellen-Latenz liegt für den N. medianus und N. ulnaris bei ca. 28 ms. Diagnostisch relevant ist die minimale F-Wellen-Latenz von mindestens 10 aufeinanderfolgenden Antworten, wenn alters- und körpergrößenkorreliert ausgewertet und die F-Wellen-Leitgeschwindigkeit errechnet wird. Die Untersuchung muß immer im Seitenvergleich erfolgen (Abb. 4).

Die F-Wellen-Diagnostik ist bei normalen NLG-Werten zur Abklärung proximal lokalisierter Affektionen wie Plexus- und Wurzelläsionen indiziert. Monoradikuläre Ausfallsyndrome weisen insbesondere im Seitenvergleich nicht selten pathologische Befunde auf, d. h. im betroffenen Myotom ist die F-Wellen-Latenz verzögert.

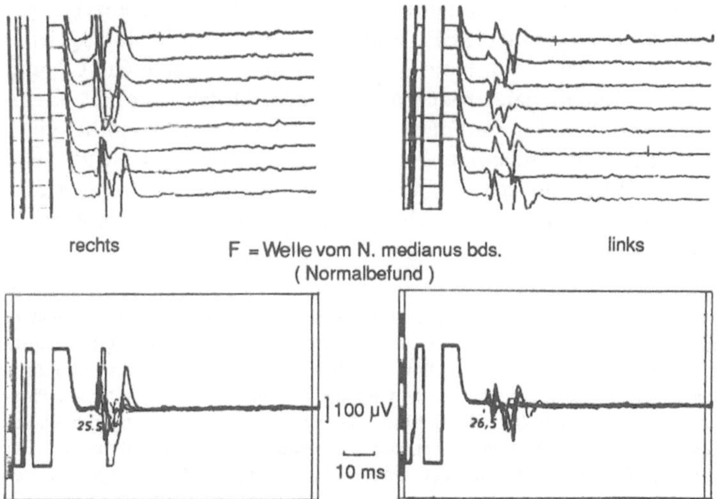

Abb. 4. F-Welle. Normalbefund bei beidseitiger Reizung des N. medianus am Handgelenk und Ableitung mit Oberflächenelektroden vom M. abd. poll. brevis. (Aus HUFFMANN 1986)

Eine Seitendifferenz von mehr als 2 ms ist als pathologisch zu werten. Mitunter ist lediglich eine erhöhte Streubreite anzutreffen.
Zumindest bei monoradikulären Syndromen sind im Normbereich gelegene F-Wellen-Latenzen ohne Seitendifferenz nach unserer Erfahrung aber keine Seltenheit, so daß nur aus dem pathologischen Befund ein klinischer Schluß gezogen werden darf, Normalbefunde aber nicht gegen eine Wurzelschädigung sprechen (Abb. 6). Über das Alter der Läsionen ist keine Aussage möglich.

SEP-Diagnostik

Bei der SEP-Diagnostik unterscheidet man die Dermatom- und die Nervenstammstimulation.

Dermatom-SEP

Ausgeprägte Wurzelausfallsyndrome weisen pathologische Dermatom-SEP mit Amplitudenreduktionen bei geringen Latenzverzögerungen oder gar einen SEP-Verlust auf, wenn vom Skalp abgeleitet wird. Die Stimulation kann im Bereich der Segmente C6, C7 und C8 auch mit Ringelektroden am Daumen, Mittelfinger und Kleinfinger erfolgen. Ein pathologisches Dermatom-SEP kann bei einer frischen Wurzelschädigung diagnostisch richtungweisend sein, wenn bei der klinischen Untersuchung Sensibilitätsstörungen fehlen und elektromyographisch noch keine Denervierungspotentiale faßbar sind.

Ein 56-jähriger Mann erkrankte plötzlich unter heftigen Schmerzen, die sich vom linken Schulterblatt über die Oberarmaußenseite bis zum Ellbogen erstreckten, mit einer Lähmung der linken Hand. Der Ehefrau war ein linksseitig hängendes Lid aufgefallen. Bei der Aufnahme berichtete der Patient über ein seit Jahren bestehendes Nachziehen des rechten Beines. Neben einer rechts betonten Paraspastik war der neurologische Befund gekennzeichnet von linksseitigen hochgradigen Paresen der Mm. interossei, der Daumenopposition und -abduktion, der radialen Fingerstrecker und der ulnaren Fingerbeuger. Mittelgradige Paresen fanden sich für die Handbeuger und -strecker. Der linke TSR war gegenüber rechts leicht abgeschwächt. Eindeutige Sensibilitätsstörungen waren nicht auszumachen. Es imponierte eine linksseitige Horner-Symptomatik. Syndromal ergaben sich somit eine rechts betonte Paraspastik, ein komplettes motorisches C8-

und ein inkomplettes motorisches C7-Syndrom links sowie ein linksseitiges Horner-Syndrom. Die topische Zuordnung der Läsion war insbesondere wegen des für eine Schädigung der Wurzeln C8 (und C7) höchst ungewöhnlichen Horner-Syndroms zunächst schwierig. Die bei Stimulation des N. ulnaris ermittelten F-Wellen-Latenzen lagen bds. im Normbereich. HWS-CT und Kernspintomogramm erbrachten keinen eindeutigen diagnostischen Hinweis. Die Prüfung der Dermatom-SEP C6–Th1 bds. ergab ein pathologisches Dermatom-SEP C8 links in Form einer Amplitudenreduktion. Durch das CT der HWS nach lumbaler Myelographie konnte schließlich die eindeutige Zuordnung zu einem links medio-lateralen Bandscheibenvorfall in Höhe HKW 7/BWK 1 getroffen werden (Abb. 5–9). Bei der Operation wurde in dieser Höhe ein weicher Bandscheibenvorfall mit subligamentären Sequestern entfernt.

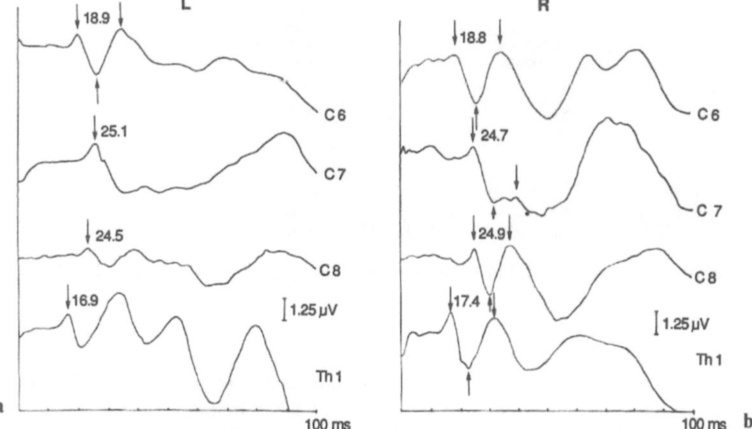

Abb. 5a, b. Dermatom-SEP C6–Th1 beidseits. Pathologisches Dermatom-SEP C8 links in Form einer Amplitudenreduktion bei normalen Latenzzeiten. Übrige Dermatom-SEP bds. normal

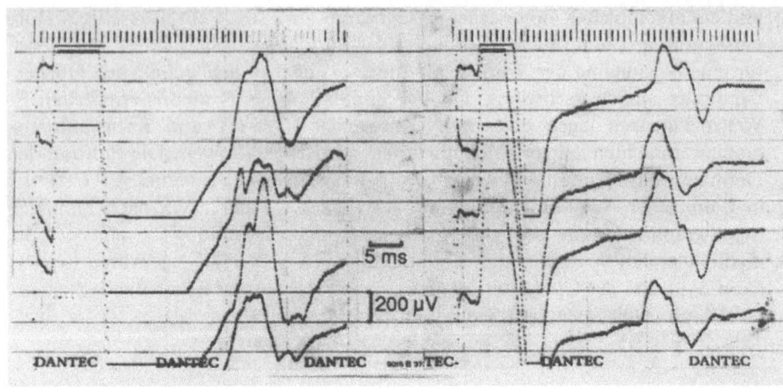

Abb. 6. Normale Latenzzeiten der F-Wellen bds. bei Reizung des N. ulnaris am Handgelenk und Ableitung vom M. abductor digiti quinti

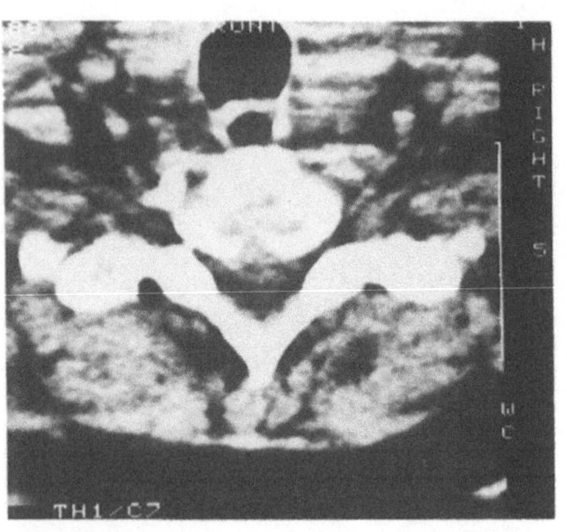

Abb. 7. CT der HWS. Verdacht auf medialen Bandscheibenvorfall in Höhe HWK 7/BWK 1

Abb. 5-9. Dermatom-SEP, F-Welle, HWS-CT, Kernspintomogramm und HWS-CT nach lumbaler Kontrastmittelgabe bei einem Patienten mit inkomplettem motorischen C7- und komplettem motorischen C8-Syndrom links sowie Horner-Syndrom links. Bei seitengleichen F-Wellen-Latenzen stützte das pathologische Dermatom-SEP C8 links den nach HWS-CT und Kernspintomogramm fraglichen Verdacht auf einen Bandscheibenvorfall in Höhe HWK 7/BWK 1; das HWS-CT nach lumbaler Kontrastmittelgabe bestätigte die Diagnose

56

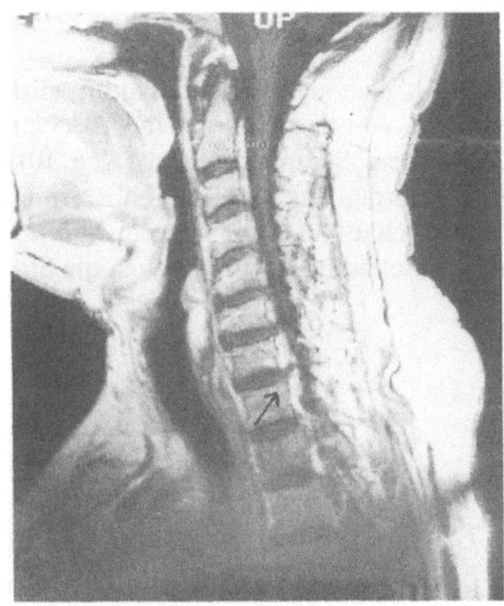

Abb. 8. Kernspintomogramm der HWS. Verdacht auf Bandscheibenvorfall HWK 7/BWK 1 *(Pfeil)*

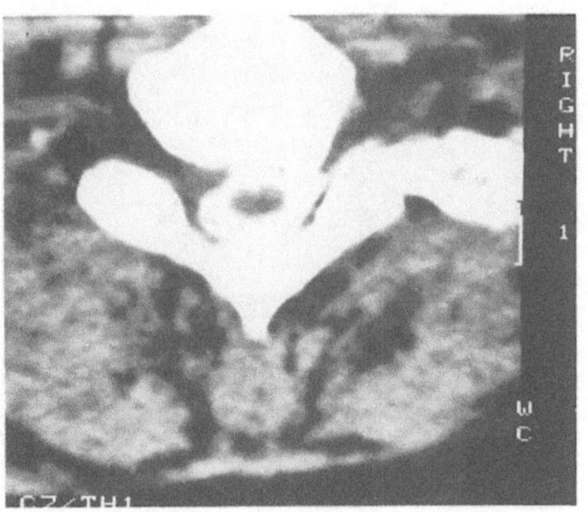

Abb. 9. CT der HWS nach lumbaler Kontrastmittelgabe. Links medio-lateraler Bandscheibenvorfall in Höhe HWK 7/BWK 1

Bei der SEP-Etagendiagnostik nach Nervenstammstimulation wird im Bereich der oberen Extremitäten von der Axilla, dem Erbschen Punkt, bei HWK 6, HWK 2 und dem Skalp abgeleitet (Abb. 10). Läsionen der Wurzeln C6 und C7 werden am besten durch Reizung des N. medianus erfaßt, bei einer Schädigung der Wurzel C8 wird der N. ulnaris gereizt. Bei einer C7-Schädigung kommt auch die Stimulation des N. radialis infrage.

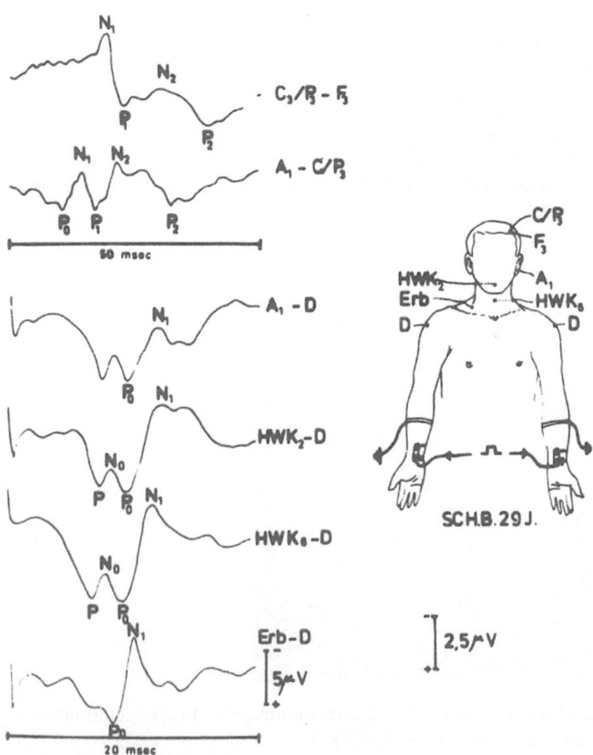

Abb. 10. Normale SEP vom Erb-Punkt, HWK 6, HWK 2. Mastoid und Skalp nach rechtsseitiger N. medianus-Stimulation. (Aus JÖRG u. HIELSCHER 1984)

Amplitudenreduktionen oder der Ausfall ab einer bestimmten SEP-Komponente weisen auf eine kaudaler gelegene partielle Leitungs-unterbrechung hin, pathologische Latenzintervalle zwischen den 2 relevanten negativen Potentialgipfeln (N 1) zweier nahegelegener Ableiteorte sprechen für eine dazwischen lokalisierte umschriebene Leitungsstörung. So läßt sich zwischen einer Plexus-brachialis-Schädigung und einer radikulären, d. h. supraganglionären Läsion dadurch unterscheiden, daß bei Plexusschädigungen oft das Erb-SEP pathologisch ist (Abb. 11), wohingegen Wurzelaffektionen lediglich HWK-SEP-Veränderungen (Abb. 12) und ggf. auch Skalp-SEP-Veränderungen verursachen, das Erb-SEP aber ebenso normal bleibt wie die sensible Neurographie.

Insgesamt ist die Nervenstamm-SEP-Diagnostik zum Nachweis von Wurzelläsionen aber nur von beschränktem Wert. Dies gilt ins-besondere für monoradikuläre Syndrome, da ebenso wie bei der F-

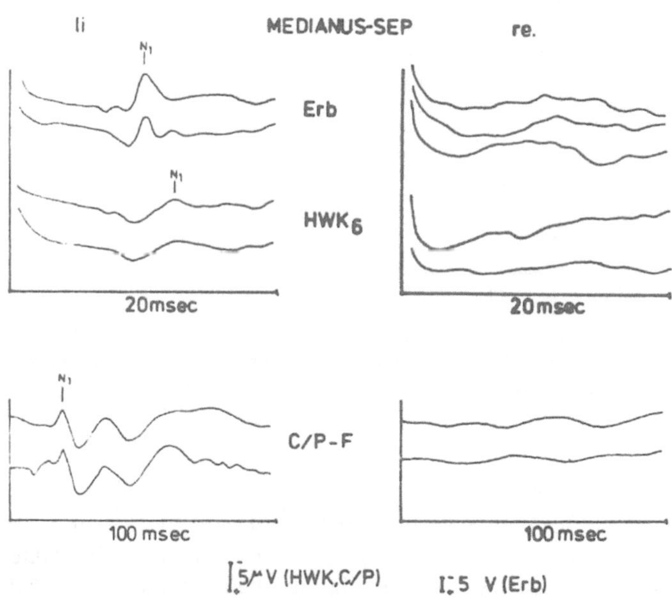

Abb. 11. Hochgradige Armplexusschädigung rechts. Nach Reizung des rechten N. medianus fehlen das Erb-, Halsmark- und Kortexpotential. Normale SEP des linken N. medianus

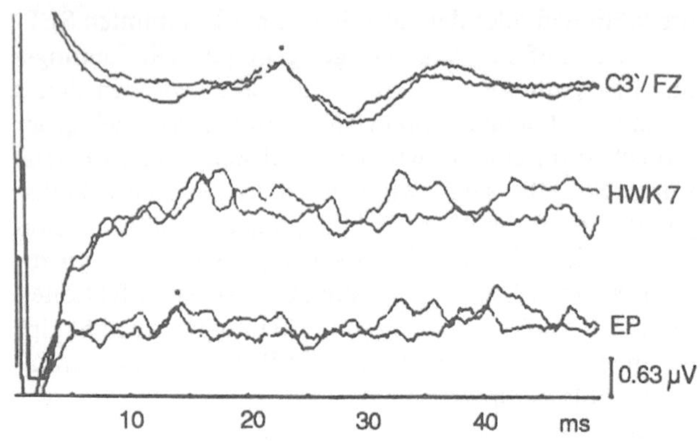

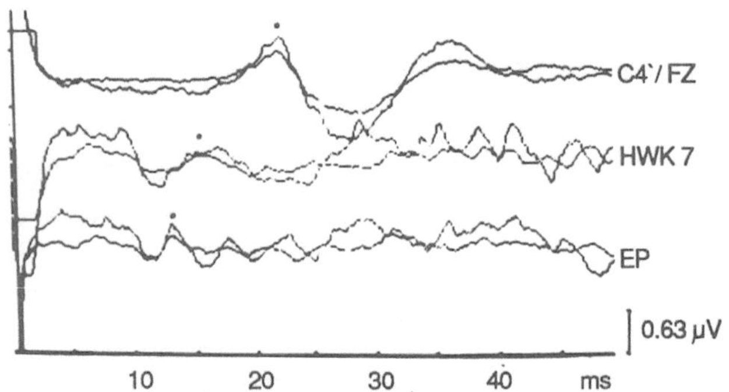

Abb. 12. Medianus-SEP bei C6-Syndrom rechts. Spinales Potential (HWK 7) bei Stimulation am rechten Zeigefinger fehlend *(oben)*, links normal *(unten)*. Kortikales und Plexuspotential (EP) bds. normal. (Aus HUFFMANN 1986)

Wellen-Diagnostik auch hier mit der Stimulation eines Nervenstammes nie nur eine einzige Wurzel erfaßt wird und daher auch bei komplettem Ausfall über mindestens eine weitere, noch intakte Wurzel ein – wenn auch in einem Teil der Fälle verändertes – SEP über der HWS erhalten werden kann. Leichtere Wurzelschädigungen können aber auch ohne weiteres mit normalen HWS-SEP einhergehen. Daher ist die gezielte Dermatom-Reizung im Rechts-

Links-Vergleich mit Ableitung der Skalp-SEP bei monoradikulären Läsionen in der Regel aussagekräftiger als eine Nervenstamm-Reizung mit Etagenableitung.

Autonome Neurographie

Eine Beteiligung autonomer Fasern ist bei Plexus-brachialis-Affektionen im Gegensatz zu den zervikalen Wurzelsyndromen erwartungsgemäß häufig anzutreffen, da die vegetativ efferenten Fasern für den Arm erst ab Th3 entspringen. Entsprechend ist der Ninhydrin-Test pathologisch und der galvanische Hautreflex bei Stimulation der Sympathikusfasern im Seitenvergleich reduziert, verzögert oder gar fehlend. Nach Stimulation des N. medianus kann von der kontralateralen Handinnenfläche und Fingerkuppe ein 500–1000 µV hohes Potential mit einer Latenz von ca. 1,7 s abgeleitet werden. Sind periphere oder zentralnervöse afferente Störungen ausgeschlossen, so darf aus einem veränderten peripheren autonomen Oberflächenpotential u. a. auf eine gestörte Funktion der peripheren sympathischen Fasern geschlossen werden (Abb. 13). Der-

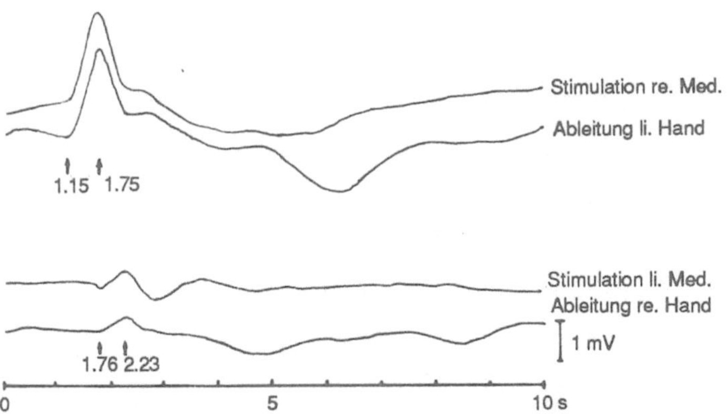

Abb. 13. Autonome Neurographie des N. medianus bei rechtsseitiger Plexusschädigung. Pathologische Latenzverzögerung der Potentialkomponenten bei Stimulation des linken N. medianus und Ableitung von der rechten Hand

zeit müssen wir noch offen lassen, ob aus der autonomen
Neurographie über den klinischen Befund hinaus zusätzlicher dia-
gnostischer Nutzen zu ziehen ist.

Literatur

Huffmann G (1986) Klinisch-neurophysiologische Methoden. Einhorn-Presse,
Reinbek
Jörg J, Hielscher H (1984) Evozierte Potentiale in Klinik und Praxis. Springer,
Berlin Heidelberg New York Tokio
Jörg J, Scharafinski HW (1985) Elektrophysiologische Untersuchungen im Rah-
men der lumbalen Bandscheibenerkrankungen: Indikation, Aufwand, Aussa-
gefähigkeit. In: Kügelgen B, Hillemacher A (Hrsg) Die lumbale Bandschei-
benerkrankung in der ärztlichen Sprechstunde. Springer, Berlin Heidelberg
New York, S 38–51
Mumenthaler M, Schliack H (1987) Läsionen peripherer Nerven, 5. Aufl.
Thieme, Stuttgart
Stöhr M, Bluthardt M (1987) Atlas der klinischen Elektroneurographie, 2. Aufl.
Kohlhammer, Stuttgart Berlin

Die Magnetstimulation des zentralen und peripheren Nervensystems – Eine neue Methode zur Beurteilung der Funktion motorischer Leitungsbahnen

J. Herdmann, J. Dvořák, R. Theiler, B.-U. Meyer und
R. Benecke

Die Entwicklung der Magnetstimulation

Seit den Arbeiten von Galvani und Volta Ende des 18. Jahrhunderts
ist bekannt, daß neuromuskuläres Gewebe durch elektrische Reize
direkt und indirekt erregt werden kann. 1870 zeigten Fritsch u.
Hitzig, daß auch das Großhirn durch elektrische Reize erregbar
ist. Sie konnten in Stimulationsversuchen an Katzen und Hunden
jeweils Bewegungen an der kontralateralen Körperhälfte auslösen.
Die ersten systematischen intraoperativen Stimulationsversuche am
menschlichen Gehirn führte Otfrid Foerster in den 20er Jahren in
Breslau durch und zeigte dabei auch, daß die Pyramidenbahn
direkt zu den Alpha-Motoneuronen im Rückenmark projiziert
(Foerster 1931). Der Tractus corticospinalis ist übrigens die einzige deszendierende Bahn, die ihren Ursprung nicht im Hirnstamm
hat (Hennemann 1980). Dies ist von Bedeutung sowohl für die
elektrische als auch für die magnetische transkranielle Stimulation
des motorischen Kortex.
Die Erregbarkeit von Nervengewebe durch magnetische Felder
konnte bereits 1896 für die Retina nachgewiesen werden (d'Arsonval 1896). Jedoch gelang erst 1959 die Magnetstimulation eines
peripheren Nerven im Tierexperiment (Kolin et al. 1959) und 1965
auch nichtinvasiv am menschlichen Nerven (Bickford u. Fremming 1965).
Während Merton und Morton die ersten nichtinvasiven Stimulationsversuche des motorischen Kortex am Menschen mittels einzelner elektrischer Hochvoltreize durchführten (Merton u. Morton
1980a, 1980b, Merton et al. 1982), entwickelten Polson et al.
ebenfalls in England einen ausreichend starken Magnetstimulator,
der nicht nur die Stimulation oberflächlicher Nerven, sondern auch

die schmerzfreie Stimulation tiefliegender Nervenstämme erlaubte
(POLSON et al. 1982a). MERTON und MORTON waren dann 1985
auch daran beteiligt, als dieses Gerät erstmals erfolgreich zur transkraniellen Stimulation des Gehirns am Menschen eingesetzt wurde
(BARKER et al. 1985). Somit waren schließlich die Voraussetzungen
geschaffen, um eine nicht-invasive, schmerzfreie und nach den bisherigen Erfahrungen auch gefahrlose Stimulation des motorischen
Kortex am wachen Menschen durchzuführen. Neben den peripheren und proximalen Nervenabschnitten waren jetzt auch die zentralen motorischen Leitungsbahnen einer neurophysiologischen Untersuchung zugänglich.
Nach transkranieller Reizung lassen sich mittels Oberflächenelektroden von verschiedenen Muskeln der oberen und unteren Extremitäten Muskelsummenaktionspotentiale ableiten. Aus den Latenzzeiten nach Stimulation an verschiedenen Stellen der motorischen
Bahnen lassen sich Leitungszeiten der Pyramidenbahn, der motorischen Vorderwurzeln und der Kaudafasern sowie der motorischen
Fasern im Plexusbereich errechnen. Zusammen mit der Beurteilung
der Potentialform sind Aussagen über die Funktion der motorischen Leitungsbahnen im jeweiligen Abschnitt möglich. Erste klinische Bedeutung hat diese Methode in der Diagnostik der multiplen
Sklerose erlangt (HESS et al. 1986a). Neben den methodischen
Grundlagen sollen hier einige Einsatzmöglichkeiten bei neuro-
orthopädischen Patienten besprochen werden.

Physikalische Grundlagen

Die elektromagnetische Induktion ist die physikalische Grundlage
für die Magnetstimulation. Zur Erzeugung des Magnetfeldes wird
eine Reihe von Kondensatoren gleichzeitig über eine Kupferspule
entladen. Bei maximaler Stimulationsstärke der heute kommerziell
erhältlichen Geräte wird ein Spannungspuls von ca. 3000 Volt auf-
gebaut. Dieser Spannungspuls wird an die Stimulatorspule, je nach
Fabrikat bestehend aus 14 bis 20 Windungen eines kräftigen Kup-
ferdrahtes, abgegeben, wo ein kurzer kräftiger Stromfluß erzeugt
wird (bis ca. 5000 Ampere). Zirkulär um die Spule, die einen mittleren Durchmesser von 5 bis 10 cm hat, entsteht ein Magnetfeld mit

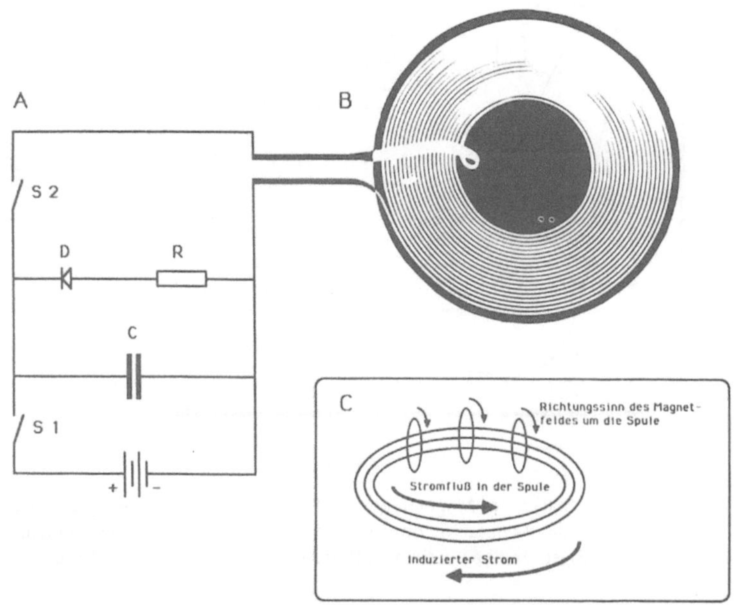

Abb. 1. Grundprinzip der Verschaltung eines Magnetstimulators *(A)*, Röntgenaufnahme einer Stimulationsspule (Spule des NOVAMETRIX Magstim ME
200) *(B)* und Schema der Verteilung des Magnetfeldes um die Spule sowie des
Induktionsstromes in einem homogenen Medium *(C)*

einer maximalen Feldstärke von ca. 2 Tesla, welches Haut, Galea,
Knochen und Gehirngewebe nahezu ohne Abschwächung durch-
dringt (Abb. 1).
Die Reizwirkung am Nervengewebe kommt jedoch nicht durch das
Magnetfeld selbst, sondern durch die im Gewebe induzierten
Ströme zustande. Diese sog. Induktionsströme treten in einem lei-
tenden Medium dann auf, wenn sich dessen Stellung relativ zum
stationären Magnetfeld ändert oder wenn das Magnetfeld bei statio-
närem Medium variiert wird. Die Spannung des Induktionsstromes
ist dabei der Änderungsgeschwindigkeit des Magnetfeldes proportional bzw. entspricht der ersten Ableitung des Magnetfeldes. Die
Asymmetrie des Magnetpulses (große Anstiegssteilheit, langsamer
Abfall) ist für den Reizeffekt von besonderer Bedeutung: so wird

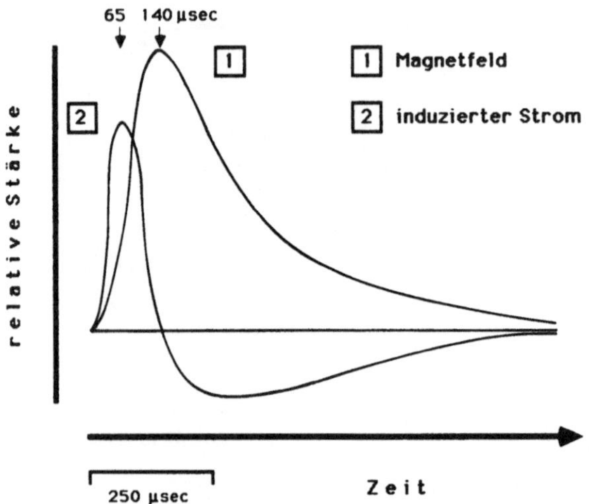

Abb. 2. Relative Stärke des Magnetfeldes und des Induktionsstromes gegen die Zeit aufgetragen: die Asymmetrie des Magnetfeldpulses (große Anstiegssteilheit, langsamer Abfall) ist für einen optimalen Reizeffekt von besonderer Bedeutung

erreicht, daß im Gewebe während des raschen Anstieges des Magnetfeldes ein kurzer Induktionsstrom erzeugt wird, ohne daß während des langsamen Abfalles ein nennenswerter zweiter entgegengesetzter entsteht, der die Wirkung des ersteren abschwächen kann (Abb. 2). Da die Stärke des Induktionsstromes außerdem der Leitfähigkeit des Gewebes direkt proportional ist, treten im Haut-, Fett- und Knochengewebe (spezifischer Widerstand: 1000–15000 Ωcm [GEDDES u. BAKER 1967]) nur relativ niedrige Spannungen auf. Nervenzellen, Nervenfasern und Muskelgewebe weisen entsprechend dem geringeren Widerstand (spezifischer Widerstand der grauen Hirnsubstanz: ca. 250 Ωcm [GEDDES u. BAKER 1967]) eine wesentlich höhere Leitfähigkeit auf. So erklärt sich die Schmerzlosigkeit der Magnetstimulation durch die geringen in der Haut und im oberflächlichen Gewebe fließenden Ströme, wodurch die Schmerzrezeptoren kaum erregt werden bei andererseits ausreichend starkem Induktionsstrom in der tiefergelegenen grauen Substanz, um die Kortexzellen direkt oder transsynaptisch über eine Erregung von Axonen zu depolarisieren.

66

In einem homogenen Medium weist der durch ein Magnetfeld induzierte Strom eine hierzu planparallele Ausrichtung im Raum, jedoch die entgegengesetzte Richtung auf (s. Abb. 1). Über die tatsächliche räumliche Verteilung im intrakraniellen Raum (Liquor, Meningen, Gehirn) lassen sich jedoch keine sicheren Angaben machen. Bei tangentialer Ausrichtung der Spule über dem Vertex fließen die Induktionsströme im Kortex vorwiegend unter der Spule kreisförmig in horizontaler Richtung. Es wird vermutet, daß hierbei die Pyramidenzellen z. T. transsynaptisch über horizontal ausgerichtete afferente Fasern erregt werden (DAY et al. 1987). Bei der elektrischen transkraniellen Kortexstimulation haben die Reizströme eine eher vertikale Ausrichtung. Dies begünstigt eine Erregung der Pyramidenzellen auch unterhalb ihrer Zellkörper am Axonhügel oder an einem der ersten Schnürringe (HERN et al. 1962) und könnte erklären, warum die Latenzzeit der Muskelantwort bei der elektrischen Reizung oft 1–2 ms kürzer angegeben wird als bei der Magnetstimulation (HESS et al. 1986 b). Für die elektrische Kortexstimulation konnte intraoperativ durch direkte Ableitungen vom Rückenmark gezeigt werden, daß ein einzelner Reiz zu mehreren deszendierenden „Erregungswellen" führt (BOYD et al. 1986). Das gleiche Phänomen wird auch bei der magnetischen Stimulation beobachtet (HESS et al. 1987) und entspricht den im Tierversuch beschriebenen „D-" (direct) und „I-waves" (indirect) (KERNELL u. WU CHIEN-PING 1967): diese beruhen auf einer direkten bzw. indirekten, d. h. transsynaptischen Erregung der Pyramidenbahnzellen. An den Vorderhornzellen resultiert aus den repetitiven Impulsen eine zeitlich-räumliche Summation (Bahnung), die schließlich zur Depolarisation führt.

Im Gegensatz zur elektrischen Stimulation nimmt bei der Magnetstimulation die relative Stromdichte mit der Eindringtiefe ins Gewebe zunächst zu, um erst nach ca. 0,5 cm vergleichsweise langsam abzunehmen. In 2,5–3,0 cm Gewebetiefe, was bei der transkraniellen Stimulation etwa dem Abstand Spule-Kortex entspricht, ist die Stromdichte erst auf ca. 40% des Maximalwertes abgefallen, bei der Elektrostimulation läßt sich dort hingegen nur noch eine relative Stromdichte von ca. 5% nachweisen (Abb. 3).

Neben dem eigentlichen Induktionsstrom entstehen im Liquor sog. Wirbelströme, die sich bis weit außerhalb des wirksamen Magnetfeldes ausbreiten und u. a. für die Erregung peripherer Hirnnerven-

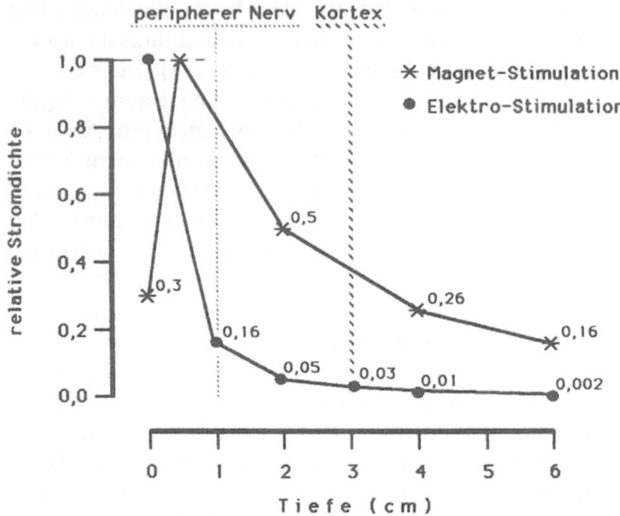

Abb. 3. Relative Stromdichte aufgetragen gegen die Eindringtiefe im Gewebe für die transkranielle Magnet- (✻) und Elektrostimulation (●). (Mit freundlicher Genehmigung der CADWELL Laboratories, Inc., Kennewick, WA, USA)

anteile (Nn. V, VII, XI) in ihrem intrazisternalen intrakraniellen Verlauf verantwortlich sind (BENECKE et al. 1988, SCHRIEFER et al. 1988). Ursache hierfür ist die gute Leitfähigkeit des Liquors (spezifischer Widerstand: 60–70 Ωcm [GEDDES u. BAKER 1967]). Detaillierte physikalische Überlegungen finden sich bei BARKER et al. (1987) sowie zusammengefaßt auch bei HESS u. LUDIN (1988).

Praktisches Vorgehen

Zur Ableitung der motorisch evozierten Potentiale (MEP) sind die Mm. biceps brachii, abductor pollicis brevis et abductor digiti minimi an den oberen sowie die Mm. rectus femoris, tibialis anterior et extensor digitorum brevis an den unteren Extremitäten besonders geeignet. Die Potentiale werden von Oberflächenelektroden, die über dem Muskelbauch bzw. über der Sehne positioniert

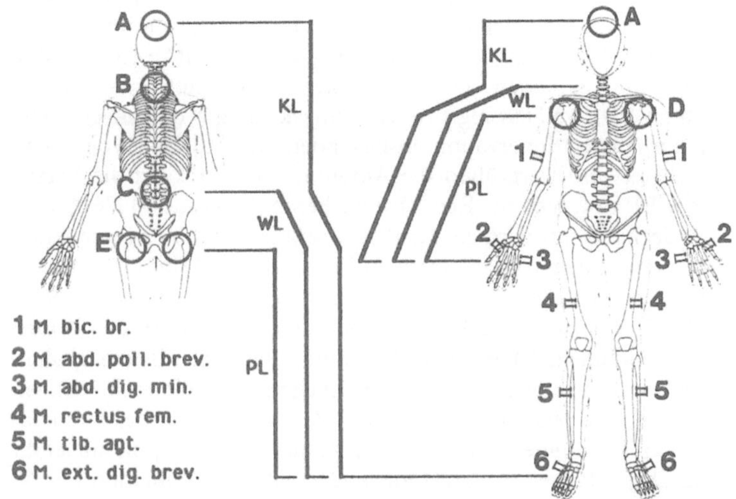

Abb. 4. Darstellung der Spulenpositionen zur Stimulation des motorischen Kortex *(A)*, der zervikalen und lumbalen Wurzeln *(B* und *C)* sowie der Nervenstämme in der Axilla *(D)* und des N. ischiadicus-Stammes *(E)*. Die kortikale Latenz *(KL)*, Wurzellatenz *(WL)* und periphere Latenz *(PL)* zu den Mm. abductor digiti minimi (ADM) et extensor digitorum brevis (EDB) sind schematisch eingetragen. Die zentrale motorische Latenz (ZML) berechnet sich aus der Differenz „KL – WL", die proximale motorische Latenz (PML) aus „WL – PL" und die spinale motorische Latenz (SML) aus (ZML [EDB] – ZML [ADM])

werden, aufgenommen. Jedes EMG-Gerät, welches sich extern durch den Magnetstimulator triggern läßt, kann für die Registrierung der MEP verwendet werden.

Abbildung 4 zeigt die verschiedenen Spulenpositionen zur Stimulation des motorischen Kortex *(A)*, der zervikalen und lumbalen Wurzeln *(B* und *C)* sowie der proximalen Nervenstämme im Bereich der Axilla und des N. ischiadicus auf Höhe der Glutealfalte *(D* und *E)*. Bei der transkraniellen Stimulation (Position *A*) werden die Armmuskeln am günstigsten durch eine Zentrierung der Spule über dem Vertex erregt. Für die Beinmuskeln liegt die optimale Position 4–6 cm ventral des Vertex. Die Richtung des Induktionsstromes bestimmt, welche Hemisphäre vorwiegend erregt wird: ist die Spule über dem Vertex positioniert und fließt der Spulenstrom von oben betrachtet im Uhrzeigersinn, d. h. der Induktionsstrom im Gewebe im Gegenuhrzeigersinn, so wird vorzugsweise die linke Hemisphäre erregt, und es lassen sich die größten Muskelantworten an den rechten Extremitäten registrieren. Umgekehrt gilt das gleiche. Die willkürliche Vorinnervation, insbesondere der Muskeln, von denen abgeleitet wird, vergrößert die Amplitude und verkürzt die Latenz des MEP bzw. setzt die Reizschwelle herab (HESS et al. 1986c). Dieser Mechanismus wird als *Fazilitierung* bezeichnet. Zur Stimulation der motorischen Vorderwurzeln auf zervikaler bzw. lumbaler Ebene wird das Zentrum der Spule am besten in der Mittellinie über HWK 7 *(B)* bzw. LWK 3/4 (Verbindungslinie zwischen den beiden Beckenkämmen, *C*) gehalten. Von dorsal betrachtet ist ein Spulenstrom im Uhrzeigersinn besonders geeignet, um die rechtsseitigen Wurzeln zu erregen und umgekehrt. Zur Stimulation der proximalen Nervenstämme im Bereich der Axilla wird die Spule ungefähr ventral des Processus coracoideus *(D)* und zur Stimulation des N. ischiadicus im Glutealbereich ungefähr dorsal zwischen dem Trochanter major und dem Tuber ischiadicum *(E)* positioniert. Hierbei gilt, daß ein Induktionsstrom, der parallel und in Richtung der efferenten Fortleitung verläuft, ein MEP größter Amplitude und kürzester Latenz hervorruft.

Bei der transkraniellen Stimulation kann die Schwelle des entspannten Muskels durch Stimulation mit sukzessiv zunehmender Reizstärke bestimmt werden. Die Reizstärke wird am Gerät in Prozent seiner Maximalleistung angegeben. Für die endgültige Stimulation verwenden wir üblicherweise Reizstärken von „1,5 x Schwellenwert". Zur Fazilitierung der Armmuskeln werden Arme und Hände mit ausgespreizten Fingern vorgehalten, zur Fazilitierung der Beinmuskulatur reicht meist eine Dorsalextension im Fußgelenk aus. Die zervikale, lumbale und periphere Nervenreizung wird bei entspannten Muskeln mit minimal notwendiger Reizstärke durchgeführt. So wird vermieden, daß durch die mit der Reizstärke zunehmende Ausdehnung des Magnetfeldes der Nerv weiter distal als erwünscht erregt wird. Die motorischen Wurzeln werden hierbei an ihrer Austrittsstelle aus dem Foramen intervertebrale (MEYER et al. 1988, MILLS u. MURRAY 1986, BRITTON et al. 1989) und die Nervenstämme dort, wo sie die Tangente des mittleren Spulenumfanges bilden, erregt (DRESSLER et al. 1988). Als „kortikale Latenz" (KL) ist die kürzeste reproduzierbare Latenz nach transkranieller Stimulation anzusehen. Die Potentialform des MEP läßt sich durch die Amplitude und die Konfiguration – definiert als die Anzahl der negativen Maxima – beschreiben. Die „Wurzellatenz" (WL) und die „periphere Latenz" (PL) werden nach zervikaler bzw. axillärer und nach lumbaler bzw. glutealer Stimulation bestimmt. Die zentrale motorische Latenz (ZML) berechnet sich aus der Differenz „KL − WL", die proximale motorische Latenz (PML) aus „WL − PL". Wird zusätzlich die übliche elektrische F-Wellen-Untersuchung durchgeführt, so kann die eigentliche periphere Laufzeit (Vorderhornzelle bis Muskel) berechnet werden: „[minimale F-Wellen-Latenz + distale motorische Latenz −1 ms]/2". Zieht man diesen Wert von der KL ab, so erhält man die zentrale motorische Laufzeit allein des ersten motorischen Neurons, die im folgenden als „ZML-F" bezeichnet wird. Die synaptische Übertragungszeit an der Vorderhornzelle und die Laufzeit im Vorderwurzelabschnitt, der im lumbalen Bereich die gesamte Kauda umfaßt, können so ausgeschlossen werden. Voraussetzung für eine sinnvolle, d. h. reproduzierbare Anwendung dieser Methode sind allerdings optimale Stimulations- und Ableittechniken. Eine spinale motorische Latenz (SML) läßt sich aus der Differenz zwischen der ZML zum M. extensor digitorum brevis und der ZML zum M. abductor digiti minimi errechnen.

Sicherheitsfragen

Seit der Verfügbarkeit dieser Methode wurden Blutdruck, Pulsfrequenz, kortikaler Blutfluß, Kortisol- und Prolaktin-Spiegel im Serum sowie EEG-, EMG- und EKG-Ableitungen während und nach der Magnetstimulation an Menschen und Tieren systematisch untersucht (AGNEW u. MCCREERY 1987, BRIDGERS u. DELANEY 1988, EYRE et al. 1988, LEVY et al. 1988, MCROBBIE u. FOSTER 1985, POLSON et al. 1982b, SILNY 1985). Es konnten bisher keine negativen Kurzzeit- oder Langzeitauswirkungen beschrieben werden.
Der bei maximaler Reizstärke im Hirngewebe entstehende Induktionsstrom von ca. 0,25 A entspricht ungefähr demjenigen bei der

elektrischen Hirnstimulation. Gleiches gilt für die maximal induzierte Ladung (ca. 50 µC pro Stimulus). Dies entspricht nur 0,005–0,05% der für die Elektrokrampftherapie in der Psychiatrie bekannten Werte. Die thermische Energie, die bei maximaler Reizstärke und einer mittleren Reizfrequenz von 0,3/s (die Aufladung der Kondensatoren dauert bis ca. 3 Sek.) an das Gewebe abgegeben wird, beträgt ca. 2 mW. Dies entspricht weniger als 0,01% der Wärmeenergie, die bei normalem Grundumsatz im erwachsenen Gehirn entsteht (BARKER et al. 1987).

Bei der Anwendung dieser Technik ist Vorsicht geboten: das Magnetfeld „reagiert" mit jedem leitfähigen Gewebe bzw. Objekt, und zwar in direkter Proportionalität zur Leitfähigkeit und zur Größe der Oberfläche. Magnetisierbare Teile werden angezogen, nicht magnetisierbare Teile werden abgestoßen, z. T. mit erheblicher Kraft, die mit dem Abstand von der Spule jedoch rasch abnimmt. Vor einer Magnetstimulation sollte folgende Checkliste durchgegangen werden:

Cave:

- Herzschrittmacher
- zentrale Katheter
- Metallpartikel im Körper (z. B. Clips)
- metallische Teile in Spulennähe
- kochleäre Prothesen
- Hörgeräte
- Epilepsie

Herzschrittmacher und andere mikroprozessorgesteuerte Geräte können beschädigt und Rhythmusstörungen ausgelöst werden. Zentral endende Katheter können als elektrische Leiter zum Herzen wirken. Metallpartikel im Schädel oder im Auge (Gefäßclips, Splitter) stellen ein Ausschlußkriterium für die Untersuchung dar. Obwohl bisher die Auslösung eines epileptischen Anfalles durch die Untersuchung nicht berichtet wurde, sollten Patienten mit bekanntem Anfallsleiden nur bei dringlicher Indikation untersucht werden. Kredit- oder Kopierkarten mit Magnetstreifen sollten in ausreichendem Abstand vom Gerät bzw. von der Spule abgelegt werden. Dies gilt natürlich für alle Magnetspeichermedien.

Normwerte

In den beiden Tabellen sind die wichtigsten Normwerte aus eigenen Untersuchungen (Tabelle 1) und aus Angaben in der Literatur (Tabelle 2) zusammengefaßt.

Die Abhängigkeit der Latenzen von der Größe der untersuchten Personen spiegelt sich in z. T. hochsignifikanten Unterschieden: es wurde eine willkürliche Grenze zwischen „kleinen" und „großen" Versuchspersonen bei 175 cm festgesetzt und der Normbereich jeweils separat errechnet. Bei nicht-signifikantem Ergebnis ist nur ein Mittelwert für das gesamte Kollektiv angegeben. **Keine** Unterschiede bzw. Abhängigkeiten ergaben sich für Geschlecht, Alter, Körpergewicht oder Seite der untersuchten Extremität. Lediglich die peripheren Laufzeiten korrelierten in bekannter Weise z. T. mit dem Alter. Neben Mittelwert (MW) und Standardabweichung (SD) für die verschiedenen Parameter, ist in Tabelle 1 auch der Wert angegeben, der als Grenze des Normbereiches anzusehen ist (MW + 2 × SD). Weiterführende Angaben finden sich bei DvoŘÁK et al. (1989 a, b).

Bei den in Tabelle 2 zusammengefaßten Angaben aus der Literatur ist zu beachten, daß die unterschiedlichen Ergebnisse der verschiedenen Autorengruppen in erster Linie auf unterschiedlicher Stimulationstechnik beruhen. Bei gleicher Technik lassen sich jedoch übereinstimmende Ergebnisse erzielen.

Abbildung 5 zeigt exemplarisch Originalregistrierungen von einer gesunden 39jährigen, 178 cm „großen" männlichen Person. Alle Potentiale waren gut reproduzierbar, die Latenzen sind angegeben.

Anwendung bei Patienten

Mögliche Anwendungsbereiche für die Magnetstimulation sind z. Z. einerseits alle Prozesse, bei denen eine Läsion der zentralen oder proximalen peripheren motorischen Bahnen vorliegt oder vermutet wird. Derzeit beschränken sich die Erkenntnisse auf das „pyramidal-motorische" System. Andererseits eröffnet sich im neurochirurgisch-orthopädischen Fachgebiet die Möglichkeit, intra- und perioperativ ein Monitoring der deszendierenden Bahnen als Ergänzung zu den somatosensibel evozierten Potentialen, die den

Tabelle 1. Zur Erhebung von Normaldaten wurden von 62 Personen (38 männlich, 24 weiblich) im Alter von 18–75 Jahren (MW±SD: 42±15 Jahre) motorisch evozierte Potentiale von 222 Muskeln der oberen und unteren Extremitäten abgeleitet. Mittelwert, Standardabweichung und obere Normgrenze wurden für große und kleine Personen separat errechnet. Ergaben sich nach 2seitigem T-Test keine signifikanten Unterschiede, wurden die jeweils untersuchten Personen zusammengefaßt.

Muskel/ Parameter		Größe: 150–191 cm			Größe: 150–174 cm			T-Test (2-seitig) Signi-fikanz-niveau p≤ …	Größe: 175–191 cm		
		n	MW±SD (ms)	Normbereich≤ MW+2×SD (ms)	n	MW±SD (ms)	Normbereich≤ MW+2×SD (ms)		n	MW±SD (ms)	Normbereich≤ MW+2×SD (ms)
BB	ZML	23	5,1±1,0	7,1				0,9 (n. s.)			
	KL	24	13,0±1,4	15,8				0,8 (n. s.)			
	WL	22	7,9±1,3	10,5				0,8 (n. s.)			
APB	ZML	19	5,2±0,6	6,4				0,9 (n. s.)			
	ZML-F	17	4,3±0,8	5,9				0,9 (n. s.)			
	KL				8	19,7±0,5	20,7	0,0005	11	21,5±1,1	23,7
	WL				8	14,5±0,4	15,3	0,0003	12	16,3±1,0	18,3
	PML	17	2,2±0,4	3,0				1,0 (n. s.)			
ADM	ZML	61	5,2±0,9	7,0				0,5 (n. s.)			
	ZML-F	26	4,0+0,8	5,6				0,7 (n. s.)			
	KL				23	18,8±0,9	20,6	0,0001	25	21,0±1,3	23,6
	WL				23	13,8±0,9	15,6	0,0001	25	15,8±1,2	18,2
	PML	22	2,6±0,8	4,2				0,1 (n. s.)			

RF	ZML	25	13,0±1,4	15,8					0,8 (n. s.)				
	KL				10	20,9±1,2	23,3		0,0015	14	23,4±1,9	27,2
	WL				10	7,9±0,9	9,7		0,0001	14	10,3±0,9	12,1
TA	ZML				22	12,8±1,4	15,6		0,0094	18	14,0±1,3	16,6
	KL				23	28,5±2,5	33,5		0,0030	18	31,0±1,8	34,6
	WL	38	16,1±2,3	20,7					0,2 (n. s.)				
	PML				9	2,5±0,6	3,7		0,0476	10	3,0±0,6	4,2
EDB	ZML	51	13,4±1,7	16,8					0,1 (n. s.)				
	ZML-F	34	11,3±1,7	14,7					0,9 (n. s.)				
	KL				23	36,9±2,4	41,7		0,0003	21	39,6±2,0	43,6
	WL				23	23,9±2,0	27,9		0,0119	20	25,4±1,9	29,2
	PML	15	3,3±0,7	4,8					0,9 (n. s.)				
ADM/	SML	36	8,8±1,5	11,8					0,9 (n. s.)				
EDB	Größe	62	172±10 cm		34	164±6 cm			0,0001	28	181±4 cm	

BB M. biceps brachii, *APB* M. abductor pollicis brevis, *ADM* M. abductor digiti minimi, *RF* M. rectus femoris, *TA* M. tibialis anterior, *EDB* M. extensor digitorum brevis, *KL* kortikale Latenz, *WL* Wurzellatenz, *PL* periphere Latenz, *ZML* zentrale motorische Latenz (= *KL − WL*), *PML* proximale motorische Latenz (= *WL − PL*), *SML* spinale motorische Latenz (= *ZML (EDB) − ZML (ADB)*)

Tabelle 2. Zusammenstellung einiger Normwerte aus der Literatur. Besonderheiten der Stimulations- bzw. Ableittechnik sind angegeben

Quelle	abgeleiteter Muskel, Anzahl der Ableitungen	ZML MW ± SD (ms)	Besonderheiten der Stimulations- bzw. Ableittechnik
1. BARKER et al. (1986, 1987)	ADM, n = 27 APB, n = 27 AH, n = 27	9,4 ± 1,0 9,5 ± 1,1 18,8 ± 2,0	Ableitung in Muskelruhe, d. h. ohne Fazilitierung; zur „Wurzel"-Stimulation wurde die Spule nicht in der Mittellinie, sondern lateral der Wirbelsäule gehalten, so daß hier weiter periphere Nervenanteile erregt wurden.
2. BARKER et al. (1987)	ADM, n = 27 APB, n = 27 AH, n = 27	7,4 ± 1,2 8,0 ± 1,2 16,7 ± 2,4	Ableitung mit Vorinnervation, d. h. mit Fazilitierung; sonst wie 1.
3. CLAUS et al. (1988)	ADM, n = 46	6,2 ± 0,9	Ableitung mit Vorinnervation; magnetische Kortexstimulation, elektrische Hochvoltreizung der Wurzelregion
4. HESS et al. (1986 a)	ADM, n = 18	6,0 ± 0,8	wie 3.
5. HESS et al. (1988)	ADM, n = 36	6,1 ± 0,9	wie 3.
6. INGRAM et al. (1988)	BB, n = 10 APB, n = 10 TA, n = 10	6,3 ± 1,1 7,6 ± 0,8 15,0 ± 1,5	Ableitung mit Vorinnervation; magnetische Kortex- und Wurzelstimulation

BB: M. biceps branchii, *APB*: M. abductor pollicis brevis, *ADM*: M. abductor digiti minimi, *TA* M. tibialis anterior, *AH* M. abductor hallucis

afferenten Schenkel erfassen, durchzuführen (BOYD et al. 1986). Darüber hinaus beschäftigen sich wissenschaftliche Untersuchungen mit der Stimulation verschiedener anderer Hirnareale, so z. B. des visuellen Kortex (AMASSIAN et al. 1988).
Bei der Untersuchung von Patienten mit Läsionen im Bereich der zentralen oder peripheren motorischen Bahnen sind einige Punkte zu beachten.

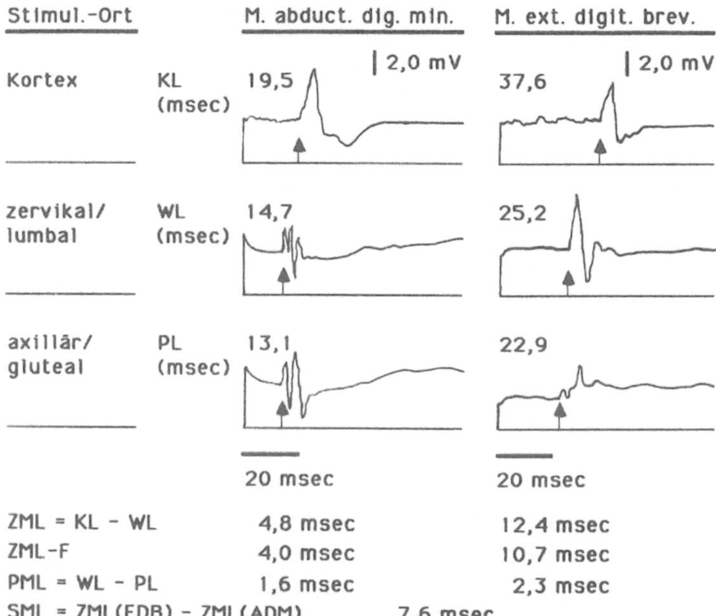

Abb. 5. Ableitungen von den Mm. abductor digiti minimi und extensor digitorum brevis einer Normalperson (männlich, 39 Jahre, 178 cm). Die Latenzen sind angegeben

1. Gelegentlich werden höhere Reizstärken benötigt, und die optimale Spulenposition kann von der bei Gesunden bereits etwas variablen Position verschieden sein.
2. Die MEP sind nicht immer von gleicher Reproduzierbarkeit wie bei Gesunden, gelegentlich sind sie gar nicht auszulösen, was bei richtiger Stimulations- und Ableittechnik als pathologisch zu werten ist.
3. Bei kleinen und aufgesplitterten Potentialen kann es schwierig sein, den richtigen Potentialabgang zur Bestimmung der Latenz festzulegen.

Abbildung 6 zeigt exemplarisch Ableitungen von einer Patientin mit einer seit 10 Jahren langsam progredienten zervikalen Myelopathie (Abb. 7 + 8) bei massiven degenerativen HWS-Veränderun-

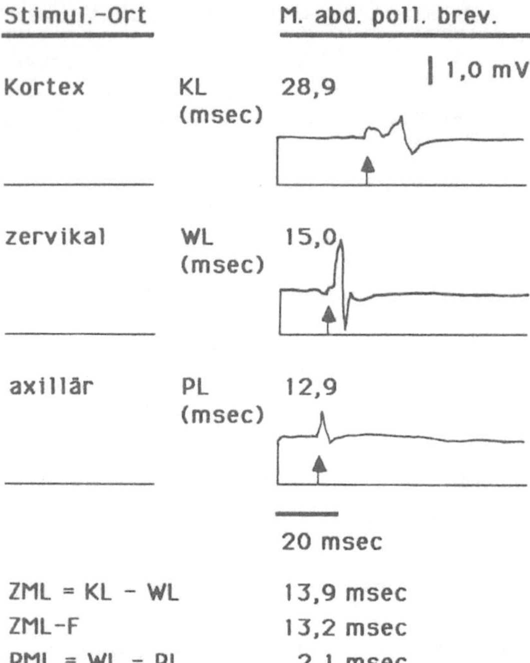

Abb. 6

Abb. 6-8. Ableitungen vom M. abductor pollicis brevis rechts und Rö-HWS + Kernspintomogramm einer 66jährigen, 149 cm großen Patienten mit einer zervikalen Myelopathie bei ausgeprägter Spondylosis cervicalis mit massiver knöcherner Stenose des Spinalkanals von HWK 3 bis HWK 5/6, die zu einer sagittalen Kompression des Myelons auf 4 mm bei HWK 4/5 geführt hat. Zusätzlich besteht eine Blockwirbelbildung bei HWK 3/4. Klinisch fand sich eine rechts- und beinbetonte Tetraspastik mit positivem Babinski rechts. Subjektiv standen bewegungsabhängige Nackenschmerzen im Vordergrund. Die ZML zum M. abductor pollicis brevis rechts war auf das 2-fache der oberen Normgrenze, d. h. um ca. 7 msec verlängert. Die F-Wellen vom N. medianus waren gut und mit normaler Latenz auslösbar. Die zentralen Latenzen zu den übrigen Muskeln waren ebenso um 6-8 msec verlängert, die spinale motorische Latenz war normal

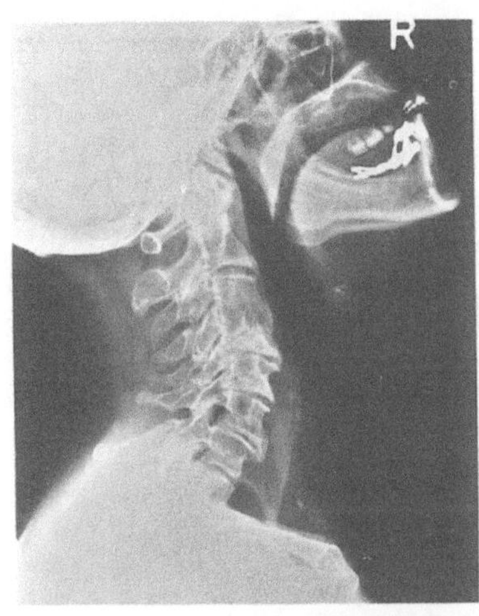

Abb. 7

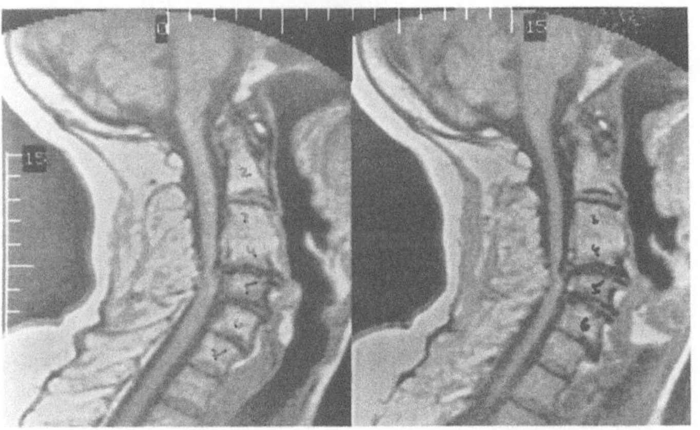

Abb. 8

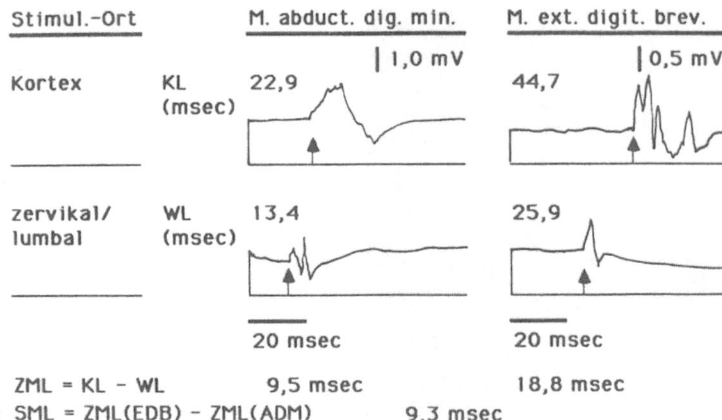

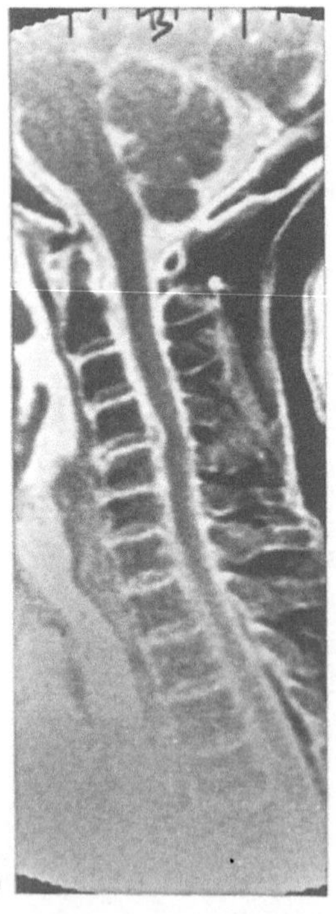

Abb. 9, 10. Ableitungen von den Mm. abductor digiti minimi et extensor digitorum brevis links und Kernspintomogramm einer 55jährigen Patientin mit medialem Bandscheibenvorfall HWK 4/5 bei relativer Enge des zervikalen Spinalkanals (8 mm bei HWK 5/6). Klinisch war es bei seit 3 Monaten bestehenden Dys- und Parästhesien in beiden Händen akut (4 Tage vor der Untersuchung) zu einer inkompletten Querschnittssymptomatik mit positiven Pyramidenbahnzeichen gekommen. BSR bds. kaum auslösbar, TSR, PSR und ASR linksbetont gesteigert. Die Latenz zum M. abductor digiti minimi war im Vergleich zum mittleren Normwert um 4,3 msec verlängert. F-Wellen waren vom N. ulnaris links nicht mehr auslösbar. Die Latenzen zum M. extensor digitorum brevis lagen 5,4 msec über dem mittleren Normwert, so daß sich eine völlig normale spinale motorische Laufzeit errechnet

10

gen und Blockwirbelbildung HWK 3/4. Abb. 9 zeigt die Ableitungen von einer Patientin mit einem akuten sensomotorischen Defizit bei einem medialen Bandscheibenvorfall bei HWK 4/5 (Abb. 10) und vorbestehendem engen zervikalen Spinalkanal mit Betonung bei HWK 5/6. Die Latenzen sind jeweils angegeben. Ausführliche Untersuchungen finden sich bei Dvořák et al. (1989b).

Zusammenfassend ist zu sagen, daß diese Technik eine zukunftsträchtige Methode für die Untersuchung bisher neurophysiologisch nicht oder nur indirekt zugänglicher zentraler und proximaler motorischer Leitungsbahnen ist. Vor einer unkritischen Anwendung dieser so simpel anmutenden Technik muß jedoch gewarnt werden. Nur der erfahrene Untersucher wird bei optimaler Stimulations- und Ableittechnik reproduzierbare und somit klinisch-diagnostisch verwertbare Resultate erzielen können.

Literatur

Agnew WF, McCreery DB (1987) Considerations for safety in the use of extra-cranial stimulation for motor evoked potentials. Neurosurgery 20: 143–147

Amassian VE, Cracco JB, Cracco RQ, Eberle L, Maccabee PJ (1988) Suppression of human visual perception with the magnetic coil over occipital cortex. J Physiol (im Druck)

d'Arsonval A (1896) Dispositifs pour la mesure des courants alternatifs de toutes fréquences. C R Soc Biol 3: 450–457

Barker AT, Freeston IL, Jalinous R, Merton PA, Morton HB (1985) Magnetic stimulation of the human brain. J Physiol 369: 3P

Barker AT, Freeston IL, Jalinous R, Jarratt JA (1986) Clinical evaluation of conduction time measurements in central motor pathways using magnetic stimulation of human brain. Lancet 1: 1325–1326

Barker AT, Freeston IL, Jalinous R, Jarrat JA (1987) Magnetic stimulation of the human brain and peripheral nervous system: an introduction and the results of an initial clinical evaluation. Neurosurgery 20: 100–109

Benecke R, Meyer B-U, Schönle P, Conrad B (1988) Transcranial magnetic stimulation of the human brain: responses in muscles supplied by cranial nerves. Exp Brain Res 71: 623–632

Bickford RG, Fremming BD (1965) Neuronal stimulation by pulsed magnetic fields in animals and man. Dig 6th Int Conf Med Electronics Biol Eng 112

Boyd SG, Rothwell JC, Cowan JMA, Webb PJ, Morley T, Asselman P, Marsden CD (1986) A method of monitoring function in corticospinal pathways during scoliosis surgery with a note on motor conduction velocities. J Neurol Neurosurg Psychiatry 49: 251–257

Bridgers SL, Delaney RC (1988) Assessment of short-term effects of magnetic cortical stimulation. Muscle Nerve 11: 994

Britton TC, Meyer B-U, Herdmann J, Benecke R (1989) The clinical use of the magnetic stimulator in the investigation of peripheral conduction time (eingereicht)

Claus D, Harding AE, Hess CW, Mills KR, Murray NMF, Thomas PK (1988) Central motor conduction in degenerative ataxic disorders: a magnetic stimulation study. J Neurol Neurosurg Psychiatry 51: 790–795

Day BL, Thomson PD, Dick J, Nakashima K, Marsden CD (1987) Different sites of action of electrical and magnetic stimulation of the human brain. Neurosci Lett 75: 101–106

Dressler D, Benecke R, Meyer B-U, Conrad B (1988) Die Rolle der Magnetstimulation in der Diagnostik des peripheren Nervensystems. EEG EMG 19: 260–263

Dvořák J, Herdmann J, Theiler R (1989a) Magnetic transcranial brain stimulation: painless evaluation of central motor pathways. Normal values and clinical application in spinal cord diagnostics. Part I: upper extremities. Spine (im Druck)

Dvořák J, Herdmann J, Theiler R (1989b) Clinical application of motor evoked potentials in disorders of the spine. In: Shimoji K (ed) Spinal Cord Monitoring and Electrodiagnosis, Springer, Berlin (im Druck)

Eyre JA, Flecknell PA, Kenyon BR, Koh THHG, Miller S (1988) Safety tests of electromagnetic stimulation of the brain: a study in the cat. Presented at the congress of the International Medical Society of Motor Disturbances (ISMD), Rome

Foerster O (1931) The cerebral cortex in man. Lancet 2: 309–312

Fritsch G, Hitzig E (1870) Über die elektrische Erregbarkeit des Großhirns. Arch Anat Physiol Wiss Med 37: 300–322

Geddes LA, Baker LE (1967) The specific resistance of biological material. Med Biol Eng Comput 5: 271–293

Hennemann E (1980) Organization of motor systems. In: Mountcastle VB (ed) Medical Physiology, Vol. 1, Chpt. 23, Mosby, St. Louis Toronto London, pp 669–673

Hern JE, Landgren S, Phillips CG, Porter R (1962) Selective excitation of cortigofugal neurons by surface-anodal stimulation of the baboon's motor cortex. J Physiol 161: 73–90

Hess CW, Ludin HP (1988) Die transkranielle Kortexstimulation mit Magnetpulsen: methodische und physiologische Grundlagen. EEG EMG 19: 209–215

Hess CW, Mills KR, Murray NMF (1986a) Measurement of central motor conduction in multiple sclerosis by magnetic brain stimulation. Lancet 2: 355–358

Hess CW, Mills KR, Murray NMF (1986b) Percutaneous stimulation of the human brain: comparison of electrical and magnetic stimuli. J Physiol 378: 35P

Hess CW, Mills KR, Murray NMF (1986c) Magnetic stimulation of the human brain: facilitation of motor responses by voluntary contraction of ipsilateral and contralateral muscles with additional observations on an amputee. Neurosci Lett 71: 235–240

Hess CW, Mills KR, Murray NMF (1987) Responses in small hand muscles from magnetic stimulation of the human brain. J Physiol 388: 397–419

Hess CW, Mills KR, Murray NMF (1988) Methodological considerations for magnetic brain stimulation. In: Barber C, Blum T (eds) Evoked Potentials III, Chpt. 65, Butterworths, London, pp 456–461

Ingram DA, Thompson AJ, Swash M (1988) Central motor conduction in multiple sclerosis: evaluation of abnormalities revealed by transcutaneous magnetic stimulation of the brain. J Neurol Neurosurg Psychiatry 51: 487–494

Kernell D, Wu Chien-Ping (1967) Responses of the pyramidal tract to stimulation of the baboon's motor cortex. J Physiol 191: 653–672

Kolin A, Brill NQ, Broberg PJ (1959) Stimulation of irritable tissues by means of an alternating magnetic field. Proc Soc Exp Biol Med 102: 251–253

Levy WJ, Walter J, Tucker D (1988) Safety of magnetic transcranial stimulation. Presented at the congress of the International Medical Society of Motor Disturbances (ISMD), Rome

McRobbie DM, Foster MA (1985) Cardiac response to pulsed magnetic fields with regard to safety in NMR imaging. Phys Med Biol 30: 695–702

Merton PA, Morton HB (1980a) Stimulation of the cerebral cortex in the intact human subject. Nature 285: 227

Merton PA, Morton HB (1980b) Electrical stimulation of the human motor and visual cortex through the scalp. J Physiol 305: 9–10P

Merton PA, Morton HB, Hill DK, Marsden CD (1982) Scope of a technique for electrical stimulation of human brain, spinal cord and muscle. Lancet 2: 597–600

Meyer B-U, Benecke R, Dressler D, Haug B, Conrad B (1988) Fraktionierte Bestimmung zentraler motorischer Leitungszeiten mittels Reizung von Kortex, spinalen Bahnen und Spinalnervenwurzeln: Möglichkeiten und Grenzen. EEG EMG 19: 234–240

Mill KR, Murray NMF (1986) Electrical stimulation over the human vertebral column: which neuronal elements are excited? Electroencephalogr Clin Neurophysiol 63: 582–589

Polson MJR, Barker AT, Freeston IL (1982a) Stimulation of nerve trunks with time varying magnetic fields. Med Biol Eng Comput 20: 243–244

Polson MJR, Barker AT, Freeston IL (1982b) The effect of rapid rise time magnetic fields in the ECG of the rat. Clin Phys Physiol Meas 3: 231–244

Schriefer TN, Mills KR, Murray NMF, Hess CW (1988) Evaluation of proximal facial nerve conduction by transcranial magnetic stimulation. J Neurol Neurosurg Psychiatry 51: 60–66

Silny J (1985) Effects of low-frequency, high intensity magnetic fields on the organism. Int Conf Elec Mag Fields Med Biol IEE Conf Publ 257: 103–107

Neuroradiologische Untersuchungen:
Methoden, Indikationen und Aussagefähigkeit

A. Hillemacher

Die Entwicklung der bildgebenden Verfahren in den letzten 10 Jahren ist höchst erstaunlich. Die modernen Methoden besitzen eine Aussagefähigkeit, die uns rückblickend auf die Mitte der 70er Jahre geradezu unglaublich erscheint. Das Entwicklungstempo beschleunigt sich weiter, so daß eine häufigere Bestandsaufnahme der Indikationen, der Aussagefähigkeit und des Aufwandes der verschiedenen Methoden geboten ist, auch im Sinne einer abwägenden Kosten-Nutzen-Analyse.

Heute stehen uns folgende *bildgebenden Verfahren* zur Diagnostik im HWS-Bereich zur Verfügung:

- Nativ-Röntgen-Aufnahmen
- Kontrastmitteluntersuchungen
- Computertomographie (CT)
- Magnet-Resonanz-Tomographie (MRT)

Nativ-Röntgen-Untersuchungen

Bei dem Verdacht auf eine Erkrankung im HWS-Bereich sind Übersichtsaufnahmen der HWS in 2 Ebenen als *erste* Zusatzuntersuchung unerläßlich. Sie ergeben nicht selten nach einem Trauma entscheidende Hinweise, ebenso bei Fehlbildungen.

Die Indikation zu *Schrägaufnahmen* mit Darstellung der Foramina, zu *Zielaufnahmen* des zerviko-okzipitalen Übergangs sowie zu *konventionellen Schichtaufnahmen* ergibt sich jeweils nach der klinischen Fragestellung und eventuellen Auffälligkeiten in den Standardaufnahmen.

Vielfach ist durch *Funktionsaufnahmen* in maximalen Bewegungsrichtungen eine zusätzliche Information zu gewinnen.

Kontrastmitteluntersuchungen

Die zervikale *Myelographie* mit den heute zur Verfügung stehenden nicht-ionischen und sehr gut verträglichen wasserlöslichen Kontrastmitteln ist heute noch eine weitverbreitete Methode zur Klärung eines Prozesses im Wirbelkanal. Gegenüber der auch vielfach praktizierten Methode der Injektion des Kontrastmittels zwischen dem 1. und 2. Halswirbel, die exzellent kontrastreiche Bilder schon bei kleinen Kontrastmittelmengen bringt, bevorzugt der größere Teil der Untersucher die Injektion von lumbal her. Dies hat den Vorteil einer geringeren psychischen Belastung des Patienten, Vermeidung eines möglichen direkten Kontaktes zum Rückenmark sowie die Möglichkeit der Kontrastmitteldarstellung des *gesamten* Rückenmarkskanals. Auch von lumbal her gelingt fast ausnahmslos eine durchaus befriedigend kontrastreiche Darstellung des zervikalen Abschnittes.

Ein nicht zu unterschätzender Vorzug der Myelographie ist die Gewinnung des Liquors. Hierdurch ergeben sich häufig zusätzliche Informationen über entzündliche oder neoplastische Prozesse.

Es muß betont werden, daß die Myelographie keineswegs eine absolut ungefährliche Untersuchungsmethode ist, sondern wie alle invasiven Verfahren mit einem zwar geringen, jedoch nicht zu vernachlässigendem Risiko belastet ist. Die Kontrastmittelnebenwirkungen sind praktisch ausnahmslos harmlos, jedoch kann in seltenen Fällen durch die Lumbalpunktion auch einmal eine iatrogene Meningitis oder Diszitis verursacht werden. Sehr selten, aber auch zu bedenken, ist die Gefahr einer *spinalen Einklemmung* bei dem Vorliegen eines ausgedehnten raumfordernden Prozesses im Spinalkanal.

Heute unbedingt wünschenswert ist die Möglichkeit der Wirbelsäulen-Computertomographie, damit im Anschluß an die Myelographie bei einem pathologischen Befund die sog. „*Myelo-CT*" angeschlossen werden kann, die wegen der dann sehr gut kontrastierten Liquorräume häufig erheblich aussagefähigere Ergebnisse bringt als die Nativ-CT-Untersuchung.

Die *Diskographie* ist heute nur noch in seltenen Fällen zur präoperativen Diagnostik erforderlich.

Die *Vertebralis-Angiographie* hat ebenfalls nur noch dann eine Berechtigung, wenn durch entsprechende Ergebnisse in der Myelographie, der CT oder MRT der dringende Verdacht auf eine operativ angehbare Gefäßanomalie, z. B. ein spinales Angiom, gegeben ist. Die Vertebralis-Angiographie ist nicht ungefährlich und ihr Einsatz *vor* der Ausschöpfung nicht-invasiver Verfahren (CT, MRT) m. E. heute nicht mehr statthaft.

Computertomographie

Die CT ist heute das am häufigsten angewendete bildgebende Verfahren bei der Fragestellung eines zervikalen Prozesses. Die Untersuchung erfolgt üblicherweise *nativ.* Durch Gabe von *Kontrastmittel i. v.* kann in manchen Fällen ein zusätzlicher Gewinn an Aussagefähigkeit erreicht werden, z. B. bei intraspinalen Tumoren, Gefäßfehlbildungen und zur Differenzierung eines Bandscheibenrezidivprolaps gegenüber postoperativem Narbengewebe.
Besonders aussagefähig zur Abgrenzung von Raumforderungen ist die zervikale CT nach *intrathekaler Kontrastmittelgabe,* wobei es sich allerdings dann grundsätzlich empfiehlt, konsequent eine Myelographie des gesamten Spinalkanals vorher vorzunehmen.
Bereits *nativ* können z. B. Bandscheibenvorfälle mit den heutigen, hochauflösenden Geräten sehr gut erfaßt werden, wenn die Höhenlokalisation klinisch und/oder elektrophysiologisch auf wenige Etagen eingeengt werden kann (Abb. 1). Auch knöcherne Verletzungsfolgen lassen sich eindrucksvoll dokumentieren (Abb. 2).
Im „*Myelo-CT*" lassen sich durch die hohe Kontrastierung des Liquorraumes auch sehr feine Strukturen, wie die Wurzeltaschen und die Wurzeln selbst, geradezu ästhetisch schön darstellen (Abb. 3).

Magnet-Resonanz-Tomographie

Die Technik der MRT hat in den letzten Jahren erstaunliche Fortschritte gemacht und erreicht nun von allen bildgebenden Verfahren in der Summe die größte Sensitivität und Aussagefähigkeit über einen spinalen Prozeß.

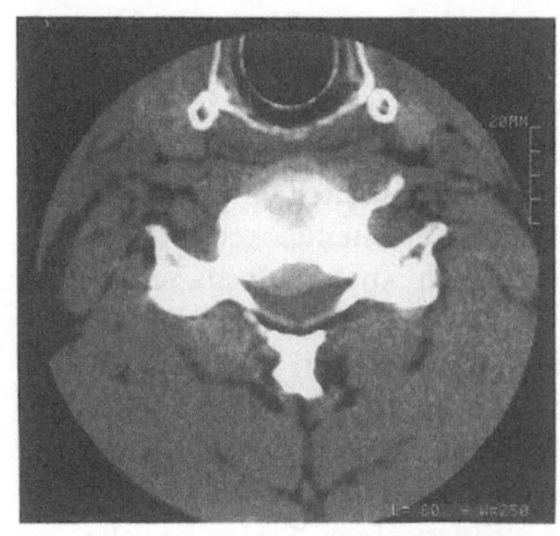

Abb. 1. Großer mediolateraler Bandscheibenvorfall rechts

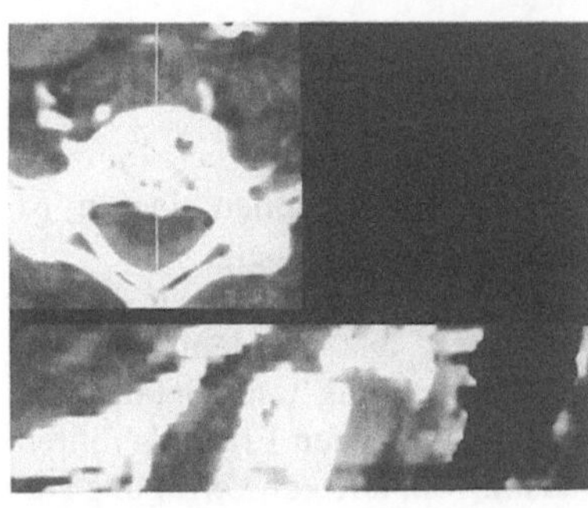

Abb. 2. Schwere Luxation des Axis über dem 3. Halswirbelkörper nach vorne mit erheblicher Einengung des Spinalkanals

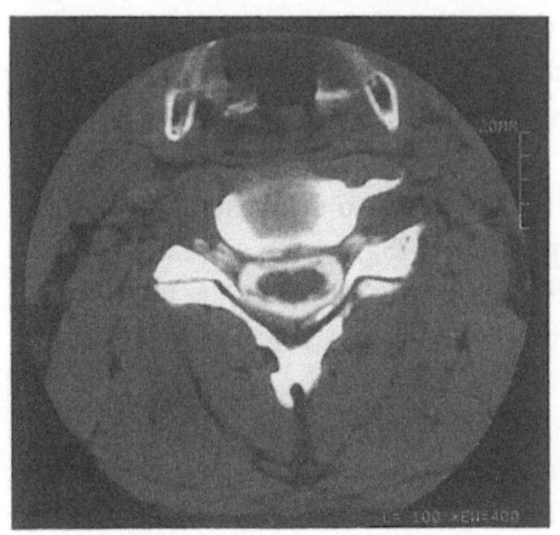

Abb. 3. Zervikales CT nach Myelographie. Liquorräume nun hell kontrastiert. Normalbefund

Sie bietet mit der fehlenden Strahlenbelastung und der Darstellungsmöglichkeit der anatomischen Strukturen in allen drei Raumebenen erhebliche Vorteile. Dem stehen allerdings noch einige Nachteile und Einschränkungen gegenüber mit den verhältnismäßig langen Untersuchungszeiten, der in manchen Gebieten der Bundesrepublik noch unzureichenden flächendeckenden Versorgung, den relativ hohen Kosten und dem Ausschluß mancher Patienten (z. B. Herzschrittmacher).

Die MRT ist jedoch zur Zeit in einer so raschen technischen Entwicklung begriffen, daß mit hoher Wahrscheinlichkeit dieses Verfahren in absehbarer Zeit weitgehend die Myelographie und CT für die Diagnostik im Bereich der Wirbelsäule ersetzen wird. Vor allem die schon vielfach publizierten Bilder einer Syringomyelie im median-sagittalen Bild zeigen eindrucksvoll die hohe Aussagefähigkeit dieses Verfahrens.

Indikation zu bildgebenden Verfahren

In welcher Reihenfolge man die erwähnten Methoden einsetzt, ist naturgemäß von der klinischen Fragestellung abhängig.

Grundsätzlich sollte man sich dabei nach Möglichkeit immer zunächst desjenigen Verfahrens bedienen, das mit dem kleinsten Kostenaufwand und der geringsten Belästigung und Gefährdung des Patienten zu dem gewünschten aussagefähigen Ergebnis führen kann. Dabei ist es allerdings wenig sinnvoll, alle zur Verfügung stehenden Verfahren Schritt für Schritt durchzuführen, wenn letztendlich die eindeutige Diagnose doch nur durch eine zwar kostspielige, aber definitiv entscheidende Methode möglich ist.

Besteht z. B. klinisch das typische Bild einer Syringomyelie, wäre sicher gleich die Durchführung einer MRT indiziert, die das gesamte Ausmaß des Gliastiftes in idealer Weise darstellt. Handelt es sich andererseits etwa um die Frage nach knöchernen Verletzungsfolgen bei Fehlen irgendeiner neurologischen Ausfallsymptomatik, so sind konventionelle Röntgenaufnahmen der HWS von einer durch keine andere Methode erreichbaren feinen Detailauflösung.

An einem *exemplarischen Fall* läßt sich die Wertigkeit der genannten Verfahren gut demonstrieren: Der Patient H. B., ein 80 Jahre alter, noch sehr rüstiger Mann, leidet an einer seit etwa 4 Monaten

langsam zunehmenden spastischen Parese des linken Beines. Das
kraniale CT war unauffällig. Die somatosensiblen evozierten Potentiale sprachen für einen zervikalen spinalen Prozeß, wobei klinisch-
neurologisch keine befriedigende Höhenlokalisation möglich war.

1. Die *Röntgenaufnahmen der HWS* ließen mit den erheblichen
   degenerativen Veränderungen am ehesten an eine sog. spondylo-
   gene zervikale Myelopathie denken (Abb. 4).
2. Um jedoch einen andersartigen intraspinalen Prozeß nicht zu
   übersehen und zur genauen Höhenlokalisation eines evtl. Band-
   scheibenvorfalles, wurde eine *Myelographie* durchgeführt: Hierbei ergab sich dann doch etwas überraschend eine Raumforderung, die dringend verdächtig auf einen Tumor war (Abb. 5).
3. Die im Anschluß an die Myelographie durchgeführte *Computertomographie* (Myelo-CT) zeigt dann die glatt begrenzte Raumforderung in ihren Ausmaßen noch deutlicher durch den kontrast-
   reichen Liquorraum. Es war nun mit großer Wahrscheinlichkeit
   artdiagnostisch ein Meningeom anzunehmen (Abb. 6, 7).

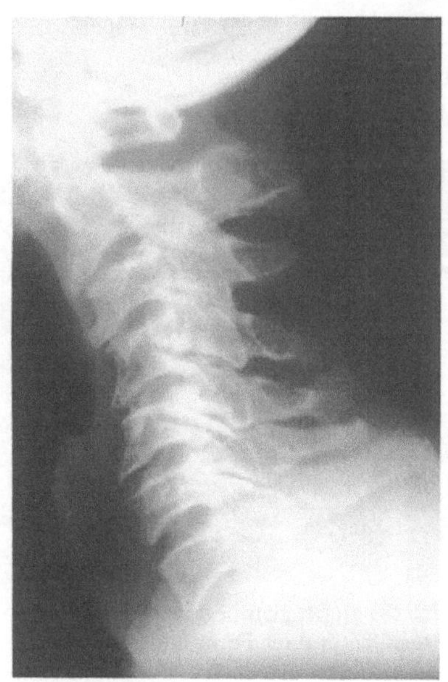

Abb. 4. Schwere Fehlhaltung
der HWS mit relativ engem
Wirbelkanal. Daher zunächst
Verdacht auf eine spondylo-
gene zervikale Myelopathie

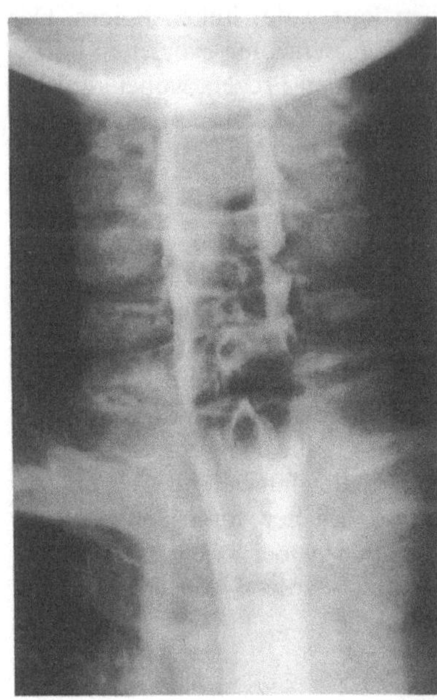

Abb. 5. Große, linksseitliche,
wahrscheinlich intradural-
extramedullär gelegene Raumforderung im unteren HWS-
Abschnitt in der Myelographie

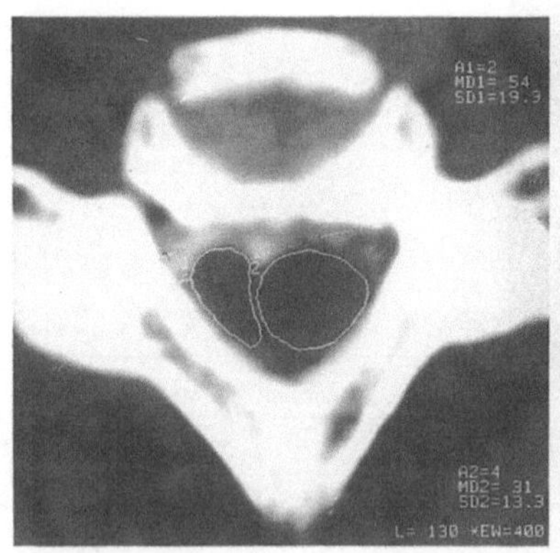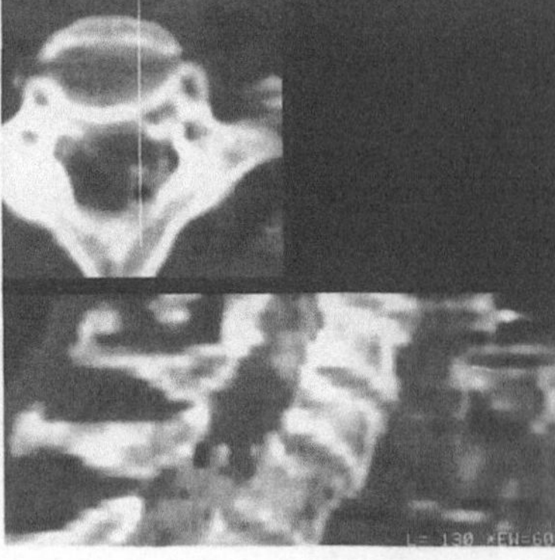

Abb. 6 und 7. Myelo-CT, in welchem sich die große, glatt begrenzte Raumforderung links im unteren HWS-Abschnitt deutlich in ihrer Form und Ausdehnung
erkennen läßt

90

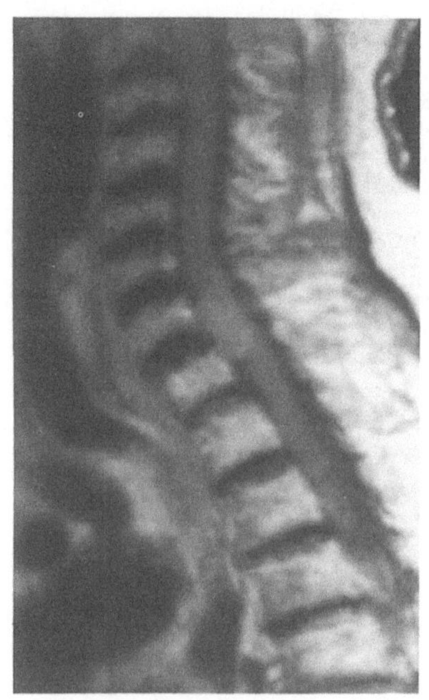

Abb. 8. Die MRT sicherte die Diagnose eines homogenen soliden Tumors. Operativ: Meningeom. (Für die freundliche Überlassung dieser Abbildung gilt mein Dank Herrn Dr. med. Lindner, Erlangen)

4. Um auch noch durch ein weiteres Verfahren präoperativ Lokalisation, Ausdehnung und Artdiagnose zu sichern, erfolgte zusätzlich noch die Durchführung einer *MRT,* die das Ergebnis der Voruntersuchungen voll bestätigte (Abb. 8).

Nach der Operation kam es zu einer raschen und bald völligen Rückbildung der spastischen Parese des linken Beines und einer Normalisierung des Gangbildes, so daß der Patient ca. 4 Wochen später geheilt nach Hause entlassen werden konnte.

Literatur

1. Ganssen A, Bachus R, Kaiser W, Margosian P (1988) Stand der MR-Anwendung in der Medizin. electromedica 56 (1): 2–15
2. Hohmann D, Kügelgen B, Liebig K, Schirmer M (Hrsg) (1983) Neuroorthopä-

die 1. Halswirbelsäulenerkrankungen mit Beteiligung des Nervensystems. Springer, Berlin Heidelberg New York Tokyo
3. Kautzky R, Zülch KJ, Wende S, Tänzer A (1976) Neuroradiologie auf neuropathologischer Grundlage, 2. Aufl. Springer, Berlin Heidelberg New York
4. Roth K (1984) NMR-Tomographie und -Spektroskopie in der Medizin. Springer, Berlin Heidelberg New York Tokyo
5. Schubiger O (1984) Die Computertomographie der Wirbelsäule. Hippokrates, Stuttgart
6. Thurn P, Friedmann G (Hrsg) (1983) Computertomographie der Wirbelsäule und des Spinalkanals. Enke, Stuttgart
7. Wackenheim A (1974) Röntgen Diagnosis of the Craniovertebral Region. Springer, Berlin Heidelberg New York
8. Zeitler E (1984) Kernspintomographie. Deutscher Ärzte-Verlag, Köln

Funktionelle Computertomographie bei zerviko*zephalen* Beschwerdebildern

U. Oppel

Entsprechend den Empfehlungen des Arbeitskreises degenerative Wirbelsäulenerkrankungen der DGOT zur Terminologie der Zervikalsyndrome werden unter einem zervikozephalen Syndrom (ZZS) Beschwerdebilder verstanden, die ihre Ursache im Bereich der Halswirbelsäule haben und sich in Schmerzen und Funktionsstörungen im Hals- und Kopfbereich äußern (KRÄMER 1986). Mit dieser rein deskriptiven Diagnosebezeichnung ist eine ätiologische Klassifizierung nur in soweit verbunden, als daß tumoröse oder infektiöse Ursachen ausgeschlossen sind. Insgesamt zeigen die zervikozephalen Syndrome bei einem meist phasenhaften Verlauf ein buntes und variantenreiches klinisches Bild aufgrund der mannigfachen Kombinationsmöglichkeiten der in Tabelle 1 genannten Symptome.

Tabelle 1. Symptome bei zervikozephalen Syndromen

1. Kopfschmerzen
2. Schwindel
3. Sehstörungen
4. Tinnitus
5. Übelkeit
6. Psychasthenie

Die Liste der Ursachen umfaßt im wesentlichen drei Möglichkeiten, die einzeln oder in wechselnder Kombination dieses Krankheitsbild unterhalten (Tabelle 2).
War Anfangs das ätiologische Interesse nahezu ausschließlich auf die Arteria vertebralis konzentriert, so werden seit einigen Jahren auch Kopfgelenksstörungen als ätiologische Faktoren berücksichtigt.

Tabelle 2. Ursachen zervikozephaler Beschwerdebilder

---

1. Vertebrobasiläre Insuffizienz
2. Reizung des sympathischen Nervengeflechtes
3. Kopfgelenksstörung

Im Rahmen der Diagnostik funktioneller Kopfgelenksstörungen ist man im wesentlichen auf die subtile klinische Untersuchung durch eine segmentale Diagnostik angewiesen, da die Aussagekraft der konventionellen Röntgendiagnostik oft enttäuscht.

In diesem Zusammenhang darf auf den durchschnittlichen Standard der Nativröntgenuntersuchung der HWS hingewiesen werden, der oft eine Beurteilung dieser Region nicht zuläßt. Auch bei richtiger Einstellung dieser gewiß nicht leichten Röntgenaufnahmen ergeben sich häufig Probleme dadurch, daß durch Überlagerungen von Zähnen oder Knochen die entscheidenden Strukturen des kraniozervikalen Übergangs nur unvollständig beurteilt werden können. Prinzipiell könnten Gefügestörungen wie atlantoaxiale Rotationsfehlstellungen auch auf einer guten a. p. Röntgenaufnahme erkannt werden. Noch schwieriger anzufertigen und zu beurteilen sind dann die Funktionsaufnahmen des kraniozervikalen Übergangs, mit denen funktionelle Störungen erkannt werden könnten, so daß derartige Aufnahmemodalitäten in der Praxis keine breite Anwendung gefunden haben (KAMIETH 1986).

In der Diagnostik der funktionellen Kopfgelenkstörungen scheint mit der von DVOŘÁK u. HAYEK (1986) publizierten funktionellen Computertomographie nunmehr eine Untersuchungsmethode gegeben, die die Darstellung der anatomischen und funktionellen Verhältnisse der kraniozervikalen Übergangsregion in einer besser standardisier- und reproduzierbaren Weise als andere bildgebende Verfahren erlaubt.

Bei der funktionellen Computertomographie (FCT) werden jeweils axiale Schnitte vom Okziput knapp oberhalb des Foramen magnum bis zum Korpus C2 angefertigt. Die erste Serie erfolgt in Neutralstellung des Kopfes ohne Seitneigung in ungefährer Mittelstellung zwischen Flexion und Extension. Eine zweite Serie wird bei maximaler passiver Rechts- und eine dritte bei maximaler passiver Linksrotation angefertigt. Auf den dabei gewonnenen Schnitt-

Tabelle 3. Mittels funktioneller Computertomographie untersuchte Patienten

Funktionelle Computertomographie	n = 37
Traumatische Gruppe	n = 20
Idiopathische Gruppe	n = 7
Kontrollgruppe	n = 10

bildern können dann die Rotationsstellungen von Okziput (C0), Axis (C1) und Atlas (C2) in den drei Serien gemessen und somit die Relativbewegungen bestimmt werden.

In Tabelle 3 werden die ersten Ergebnisse und Erfahrungen von bisher 37 FCT vorgestellt. Die 37 bisher untersuchten Personen lassen sich in drei unterschiedliche klinische Gruppen einteilen.

Die traumatische Gruppe ist mit 20 Personen die größte. Sie umfaßt Patienten, die unter einem ZZS litten und in ihrer Anamnese ein Trauma aufweisen, das zur Verletzung der kraniozervikalen Übergangsregion geeignet gewesen wäre. Das Intervall zwischen Trauma und Untersuchung variiert stark, und zwar zwischen sechs Wochen und 20 Jahren, so daß über einen ursächlichen Zusammenhang zwischen Trauma und ZZS mit dieser Eingruppierung keine Aussage getroffen werden kann und soll.

Desweiteren ist eine Gruppe von 7 Patienten mit einem ZZS untersucht worden, die in ihrer Anamnese kein Trauma zu verzeichnen hatte. Sie wurden in der idiopathischen Gruppe zusammengefaßt. Bei diesen Patienten bestanden keine rheumatischen Erkrankungen noch gaben sie anamnestisch gehäufte Infektionen im Nasen-Rachen-Raum zu Protokoll.

Zur Bildung einer Kontrollgruppe wurden 10 Probanden untersucht, die keinerlei Beschwerden von seiten ihrer HWS aufwiesen und sich an keine Verletzung oder Unfall mit Beteiligung der HWS oder des Schädels erinnern konnten.

Bevor näher zu den Ergebnissen der FCT Stellung genommen wird, zunächst noch einige Anmerkungen zur deskriptiven und funktionellen Anatomie der kraniozervikalen Übergangsregion, die zum Verständnis und zur Interpretation der Ergebnisse der FCT erforderlich sind.

Die Auffassung des Lig. transversum als einem an der Hinterseite des Dens gestreckt vorbeilaufenden Bandes würde doch bedeuten, daß die Lateralseiten des Dens, obwohl in unmittelbarer Nachbarschaft zu den Massae lat. des Atlas, zu diesen keinen gelenkigen Kontakt aufnehmen würden.

Eigene anatomischen Studien an sieben Halswirbelsäulen zur Anatomie des Lig. transversum haben in allen Fällen ergeben, daß das Lig. transversum aufgrund seines Verlaufes besser als Lig. anulare zu bezeichnen wäre, da es ca. ½–⅔ der Dorsolateralseiten des Dens umfaßt, dies zudem direkt oberhalb seiner Basis. Dies deckt sich u. a. mit den Mitteilungen von WORZTMAN u. DEWAR (1968), wenngleich hierzu in der Literatur keine einheitliche Meinung vertreten wird (BENNINGHOFF 1939; BENNINGHOFF u. GOERTLER 1968; FIELDING et al. 1974; JACOBSON u. ADLER 1956; KAPANDJI 1985; ROHEN 1973 a, b; TORKLUS u. GEHLE 1987).

Zur topographischen Anatomie der Ligg. alaria konnten im wesentlichen die Ergebnisse v. DVOŘÁK u. PANJABI (1987) bestätigt werden, daß in über 50% der Fälle auch Anteile dieses Bandes zur Massa lateralis des Atlas ziehen. Ein Unterschied bestand darin, daß der von DVOŘÁK u. PANJABI für die Mehrzahl ihrer Präparate beschriebene dorsale Öffnungswinkel von 180° in keinem Präparat gefunden wurde. Die dorsalen Öffnungswinkel schwankten zwischen 135 und 160, durchschnittlich 142°.

Ebenfalls in Übereinstimmung mit DVOŘÁK u. PANJABI (1987) konnte bestätigt werden, daß das Lig. transversum im Vergleich zu den Ligg. alaria eine wesentlich geringere Breite und Querschnitt hat.

Aufgrund der eigenen anatomischen Untersuchungen sowie der Literaturrecherche wird für eine Schemazeichnung des Bandapparates im Kopfgelenksbereich folgende Graphik vorgeschlagen (Abb. 1).

Als Aufgabe des Lig. transversum wird übereinstimmend seine Funktion als erste Verteidigungslinie gegenüber einer anterioren atlantoaxialen Luxation gesehen. Zudem fixiert es den Dens bei Rotationsbewegungen im Atlasbogen (COUTTS 1934; FICK 1911; ROACH et al. 1984; STEEL 1968).

Zu den funktionellen Aufgaben der Ligg. alaria wird übereinstimmend die schon 1911 von FICK beschriebene Hauptaufgabe der Begrenzung der Rotation im kraniozervikalen Übergang gerechnet, und zwar jeweils durch das kontralaterale Band (DVOŘÁK 1988; DVOŘÁK u. PANJABI 1987).

Die Wirkung bei Extension und Flexion wird unterschiedlich beur-

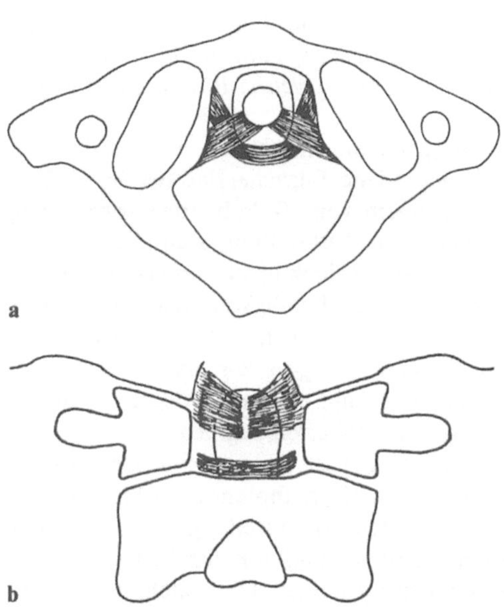

Abb. 1a, b. Schemazeichnung des Bandapparates im Kopfgelenksbereich.
a axial, **b** sagittal

teilt, was auf unterschiedliche dorsale Öffnungswinkel zurückgeführt und somit erklärt werden könnte.
Auch die Limitation der Seitneigung des Kopfes wird übereinstimmend als Funktion des Lig. alare bezeichnet, auch in diesem Fall
durch das kontralaterale, und zwar den okzipitodentalen Anteil.
Gleichzeitig bewirkt diese Limitation der Seitneigung eine Rotation
der Axis zur gleichen Seite, da die Ligg. alaria an der dorsolateralen
Seite des Dens inserierend nach kranial dorsolateral bis lateral zum
Okziput ziehen. Bei Seitneigung des Okziput wird somit der okzipi-
todentale Anteil des Lig. alare der Gegenseite angespannt und
bewirkt eine Rotation des Axis in Richtung der Seitneigung des
Okziput. Der Atlas zeigt eine Translation zur der der Seitneigung
entgegengerichteten Seite sowie eine gegenläufige Rotation zur
Axis (GUTMANN 1981).
Die Seitneigung des Kopfes ist somit eine Bewegung, bei der es
aufgrund der o. g. biomechanischen Voraussetzungen physiologisch

zur gegenläufigen Rotation von Okziput, Atlas und Axis kommt, während sich bei reinen Rotationsbewegungen der Kopf-Hals-Region alle beteiligten Elemente *in die gleiche Richtung drehen sollen* (GUTMANN 1981).

Diese biomechanischen Voraussetzungen erklären evtl. die auch bei unserem Kontrollkollektiv gefundene Tatsache, daß bei der FCT in der Neutralstellung nur bei einem von 10 Probanden sowohl C0, C1 sowie C2 ebenfalls genau in Nullstellung standen. Bei den anderen Probanden bestanden Auslenkungen unterschiedlichen Grades, die zudem keinerlei Regelmäßigkeit etwa im Sinne Zunahme von kaudal nach kranial erkennen ließen. Dieses Phänomen kam auch in den Patientengruppen zur Darstellung, hier jedoch bei gleichen Absolutwerten mit deutlich größeren relativen Auslenkungen zwischen zwei benachbarten Segmenten.

Ob und ab welchem Ausmaß diese Auslenkungen aus der Nullstellung in der Neutralhaltung bereits ein pathologisches Muster, z. B. im Sinne einer atlantoaxialen Rotationsfehlstellung, darstellen oder wie lange sie Ausdruck einer geringen und unkontrollierten Seitneigung sind, kann aufgrund der bisherigen Untersuchungen noch nicht entschieden werden. Im Zwei-Stichproben-t-Test für unverbundene Stichproben konnte aufgrund unserer Meßwerte bei den bisher noch kleinen Zahlen kein Unterschied zwischen den verschiedenen Gruppen nachgewiesen werden.

Für die weitere Auswertung der Relativbewegungen zwischen den einzelnen Elementen des kraniozervikalen Übergangs wurde die Rotation im Uhrzeigersinn positiv und im Gegenuhrzeigersinn negativ gerechnet.

Das relative Bewegungsausmaß im Segment wurde aus der Differenz der Auslenkung des kranialen minus der Auslenkung des kaudalen Bewegungsegmentes errechnet, bei C0/C1 also C0 minus C1 gebildet.

Interessant ist in diesem Zusammenhang, daß sich auch in der Kontrollgruppe eine paradoxe Rotation auftrat, d. h. daß der Atlas eine stärkere Rotation als das Okziput zeigte (Abb. 2).

Da diese paradoxe Rotation bei 5 Probanden, somit 50% der Kontrollgruppe, festgestellt wurde, die allerdings nie 2° überschritt, kann hierin kein primär pathologischer Befund erkannt werden. Die Normgrenzen des individuell und meßtechnisch Normalen stehen noch aus.

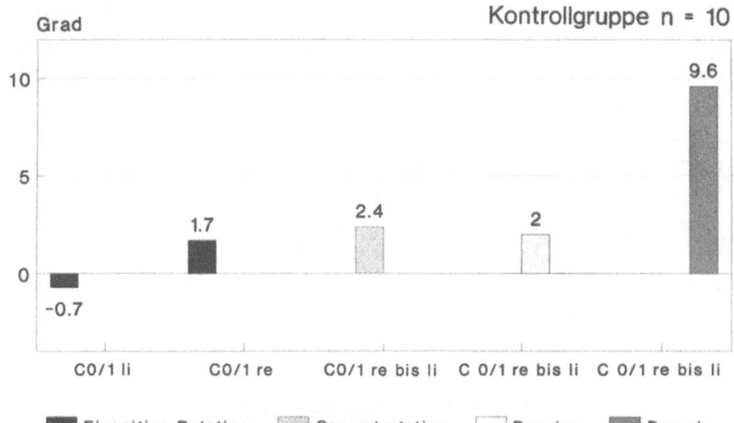

Abb. 2. Rotationsausmaße im Bewegungssegment C0/C1 bei der Kontrollgruppe, Rechts-, Links- und Gesamtrotation, Vergleichswerte von PENNING u. WILMINK (1987) und DVOŘÁK u. HAYEK (1986)

Unter Berücksichtigung dieser paradoxen Rotation errechnete sich für die Kontrollgruppe ein durchschnittliches relatives Bewegungsausmaß zwischen C0 und C1 nach rechts von 1,7, nach links von minus 0,7°. Die SD betrug 1,7 bzw. 2,2.

Als Maß für die Gesamtbeweglichkeit im Segment C0/C1 von rechts bis links ergaben sich unter Berücksichtigung der paradoxen Rotation 2,40° bei einer SD von 2,12. Der minimale Bewegungsumfang betrug minus 1, der maximale Bewegungsumfang 7°.

Diese Meßwerte korrelieren gut mit den von PENNING u. WILMINK (1987) mitgeteilten Rotationsausschlägen für die obere HWS, die sie mittels CT für die Bestimmung der intersegmentalen Rotationsausschläge der gesamten HWS fand. Bei 25 gesunden Probanden geben sie einen durchschnittlichen Bewegungsumfang zwischen C1 und C0 von 2° an. Diese Mittelwerte errechneten sie aus einer paradoxen Rotation von 2° und einer Maximalrotation von 5° zu jeweils einer Seite.

DVOŘÁK u. HAYEK (1986) geben als Normalwert für die Rotation zwischen C0/C1 nach rechts 4,5, nach links 4,1° an. Da sie keine paradoxe Rotationen zu berücksichtigen hatten, kann ein Gesamtbewegungsumfang von 9,6° errechnet werden.

Aufgrund ihrer Meßwerte liegen für DVOŘÁK u. HAYEK (1986) eine Rotation nach rechts oder links bis zu 8° im Bereich der Norm. Derartig große Bewegungsausmaße konnten in unserer Kontrollgruppe nicht gefunden werden.

Unsere Meßwerte würden hier bei Mittelwert plus/minus 2 SD noch kleinere Normwerte angezeigt sein lassen, sowie sich diese Werte in größeren Kollektiven bestätigen.

In der Patientengruppe mit einem Trauma in der Anamnese fanden wir eine durchschnittliche Rotationsfähigkeit im Segment C0/C1 von 2,8°, nach rechts von 0,6, nach links von $-2,2°$. Auch hier wurden paradoxe Rotationen beobachtet. Statistisch signifikante Unterschiede zur Kontrollgruppe ließen sich nicht nachweisen (Abb. 3).

Bei der Patientengruppe mit einem ZZS ohne erinnerliches HWS- oder Schädeltrauma fanden wir eine durchschnittliche Gesamtrotation im Segment C0/1 von 7°, bei einer durchschnittlichen Rotation nach rechts von 0,9° und einer Rotation nach links von $-6,1°$.

Im t-Test war dies auf dem 5% Niveau signifikant different zur Traumagruppe.

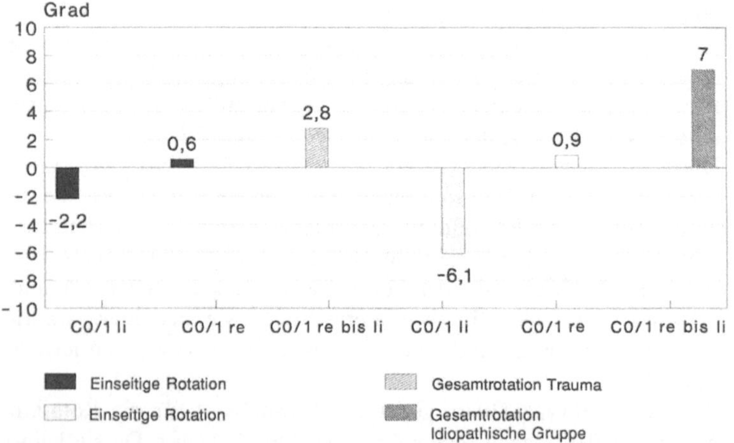

Abb. 3. Rotationsausmaße im Bewegungssegment C0/C1 bei der traumatischen und idiopathischen Gruppe

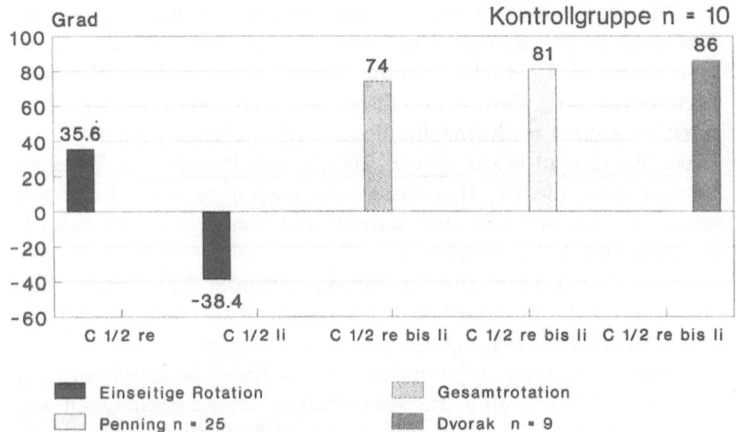

Abb. 4. Rotationsausmaße im Bewegungssegment C1/C2 bei der Kontroll-gruppe: Links-, Rechts- und Gesamtrotation, Vergleichswerte nach PENNING u. WILMINK (1987) und DVOŘÁK u. HAYEK (1986)

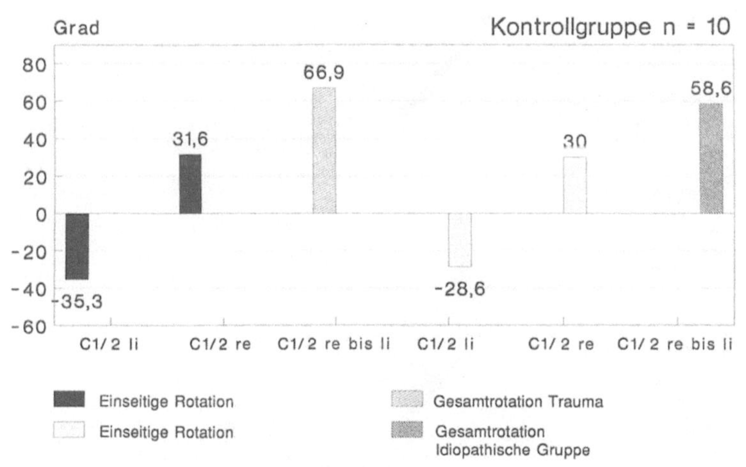

Abb. 5. Rotationsausmaße im Bewegungssegment C1/C2 bei der traumatischen und idiopathischen Gruppe

Im Bewegungssegment C1/C2 wies unsere Kontrollgruppe eine durchschnittliche Beweglichkeit von 74° auf, die sich aus $-35{,}6°$ Links- und 38,4° Rechtsrotation zusammensetzte. Der Maximalwert betrug 98°, der Minimalwert 34° (Abb. 4). Eine paradoxe Rotation konnte im Kontrollkollektiv nicht gefunden werden.

Diese Werte sind etwas kleiner als die von PENNING u. WILMINK angegebenen, die bei Bewegungsausschlägen zu einer Seite zwischen 29° und 46° eine durchschnittliche Gesamtrotation von 81° im Segment C1/C2 errechnen.

DVOŘÁK (1987) nennt für die Normalwerte der Rotation im Segment C1/C2 durchschnittlich 41,8° nach rechts, $-44{,}3°$ nach links, so daß sich ein Bewegungsraum von 86,1° ergibt.

Bei unserer Traumagruppe in dem oben definierten Sinne fand sich im Segment C1/2 eine durchschnittliche Rotationsfähigkeit von 66,9°, die sich aus 31,6° Rechts- und $-35{,}3°$ Linksrotation errech-

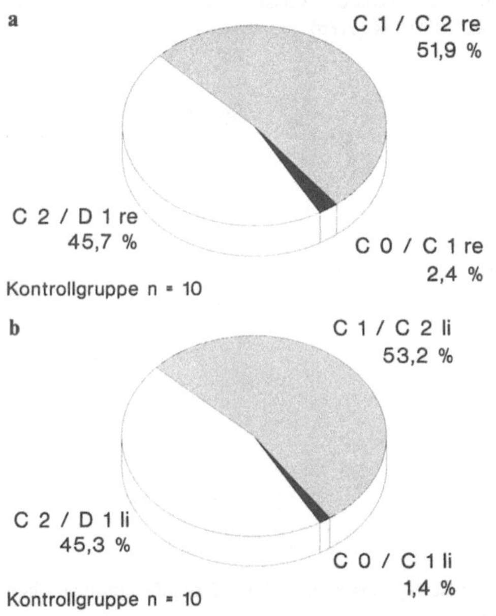

Abb. 6. Prozentuale Beteiligung der Bewegungssegmente Okziput/Atlas, Atlas/Axis sowie der Halswirbelsäule C2/C7 an der Rotation des Okziput nach rechts (a) und links (b) in der Kontrollgruppe

nete (Abb. 5). Zudem fand sich in dieser Gruppe einmal eine paradoxe Rotation in diesem Segment.

In der Gruppe der idiopathischen ZZS bestand eine durchschnittliche Rotation von 58,6°, die sich aus 30,0° Rechts- und $-28,6°$ Linksrotation zusammensetzte. Eine paradoxe Rotation trat auch in dieser Gruppe nicht auf.

Neben der Betrachtung der absoluten Winkelgrade der Rotation ist aber in diesem Zusammenhang auch noch die Untersuchung interessant, wieviel Prozent der Gesamtrotationsfähigkeit des Kopfes auf die jeweiligen Bewegungssegmente entfällt.

Hierbei zeigt sich nämlich in der Kontrollgruppe eine nahezu symmetrische prozentuale Beteiligung der unterschiedlichen Bewegungssegmente an der Rotation nach rechts sowie links. Das Segment C0/C1 übernimmt 1,4% der Rotation nach links und 2,4% nach rechts. Das Segment C1/C2 übernimmt 51,9% der Rotation

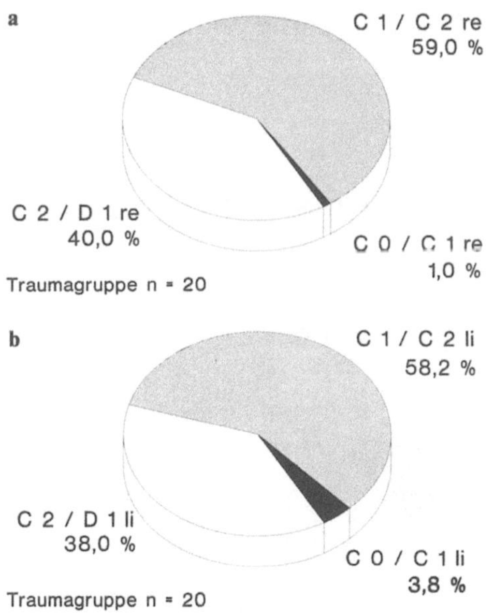

Abb. 7. Prozentuale Beteiligung der Bewegungssegmente Okziput/Atlas, Atlas/Axis sowie der Halswirbelsäule C2–C7 an der Rotation des Okziput nach rechts (**a**) und links (**b**) in der Traumagruppe

nach rechts sowie 53,2% nach links. Die untere HWS trägt bis C2
mit 45,7% zu der Rechts- und mit 45,3% zu der Linksrotation bei
(Abb. 6a, b).
In der Traumagruppe ist diese Symmetrie schon nicht mehr so gut
erhalten, hier kommt es beim Rechts-Linksvergleich zu Unterschieden zwischen C1/C2 sowie der unteren HWS, und es fällt eine stärkere Asymmetrie des Bewegungsanteiles im Segment C0/C1 im
Vergleich zur Kontrollgruppe auf (Abb. 7a, b).
In der Gruppe der idiopathischen ZZS ist diese Symmetrie dann
völlig verloren gegangen, da hier das Segment C0/C1 nur noch zur
Linksrotation, dann allerdings 13.0% beiträgt. Bei Rotation nach
rechts wirkt es dieser durch eine paradoxe Rotation entgegen, was
dann durch den übergroßen Bewegungsanteil im Segment C1/C2
kompensiert wird (Abb. 8a, b).

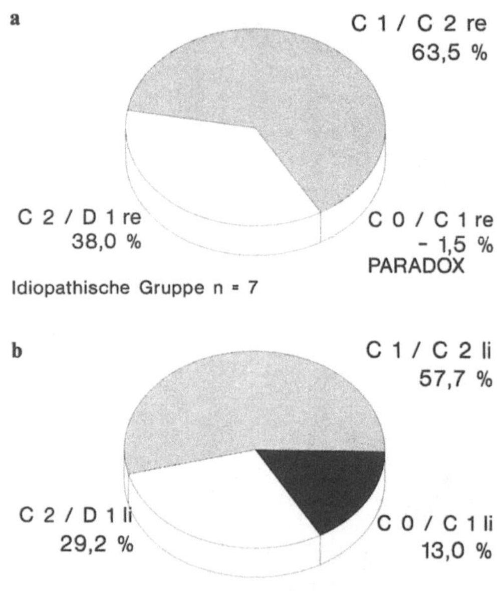

Abb. 8. Prozentuale Beteiligung der Bewegungssegmente Okziput/Atlas, Atlas/
Axis sowie der Halswirbelsäule C2–C7 an der Rotation des Okziput nach rechts
(a) und links (b) in der idiopathischen Gruppe

Bei dieser Form der Rotationsanalyse weisen dann die beiden Patientengruppen statistisch signifikante Unterschiede zur Kontrollgruppe auf.

Somit kann festgestellt werden, daß mit der FCT ein bildgebendes Verfahren zum Nachweis funktioneller Kopfgelenksstörungen vorhanden ist, daß jedoch zum gegenwärtigen Zeitpunkt aufgrund der Probleme der Meßgenauigkeit sowie noch kleinen Normwertgruppen auf den Einzelfall noch mit Vorsicht angewandt werden soll.

Literatur

Benninghoff A (1939) Lehrbuch der Anatomie des Menschen, 1. Aufl., Bd. 1. Lehmanns, München

Benninghoff A, Goertler K (1968) Lehrbuch der Anatomie des Menschen, 10. Aufl., Bd. 1 Urban & Schwarzenberg, München

Coutts MB (1934) Atlanto- epistrophaeal subluxations. Arch Surg 29: 297–311

Dvořák J (1988) Funktionelle Anatomie der oberen Halswirbelsäule unter besonderer Berücksichtigung des Bandapparates. In: Wolff HD (Hrsg) Die Sonderstellung des Kopfgelenkbereiches. Springer, Berlin Heidelberg New York Tokyo

Dvořák J, Hayek J (1986) Diagnostik der Instabilität der oberen Halswirbelsäule mittels funktioneller Computertomographie. RÖFO 145: 582–585

Dvořák J, Panjabi MM (1987) Functional anatomy of the alar ligaments. Spine 12: 183–189

Fick R (1911) Handbuch der Anatomie und Mechanik der Gelenke, Teil III. Fischer, Jena

Fielding JW, Cochran GVB, Lawsing JF, Hohl M (1974) Tears of the transverse ligament of the atlas. A clinical and biomechanical study. J Bone Joint Surg 56 (A): 1683–1691

Gutmann G (1981) Funktionelle Pathologie und Klinik der Wirbelsäule: 1. die Halswirbelsäule. Fischer, Stuttgart New York

Jacobson G, Adler DC (1956) Examination Of The Atlanto- Axial Joint Following Injury. Am J Roentgenol 76: 1081–1094

Kamieth H (1986) Röntgenfunktionsdiagnostik der Halswirbelsäule. WS in Forschung und Praxis, Bd. 105 Hippokrates, Stuttgart

Kapandji IA (1985) Funktionelle Anatomie der Gelenke, Bd. 3. Enke, Stuttgart

Krämer J (1986) Bandscheibenbedingte Erkrankungen, 2. Aufl. Thieme, Stuttgart

Penning L, Wilmink JT (1987) Rotation of the cervical spine. Spine 12: 732–738

Roach JW, Duncan D, Wenger DR, Maravilla A, Maravilla K (1984) Atlantoaxial instability and spinal cord compression in children - Diagnosis by computerized tomography J Bone Joint Surg 66 (A): 708–714

Rohen JW (1973a) Funktionelle Anatomie des Menschen Schattauer, Stuttgart New York

Rohen JW (1973b) Topographische Anatomie. Schattauer, Stuttgart New York

Steel HH (1968) Anatomical and biomechanical considerations of the atlanto-axial articulations. J Bone Joint Surg 50 (A): 1481–1482

Torklus G von, Gehle W (1987) Die obere Halswirbelsäule, 3. Aufl. Thieme, Stuttgart

Worztman G, Dewar FP (1968) Rotary fixation of the atlantoaxial joint: Rotational atlantoaxial subluxation. Radiology 90: 479–487

Röntgenfunktionsanalyse der Halswirbelsäule: Technik und Normalwerte

J. Dvořák

Bei der klinischen Untersuchung lassen sich die Störungen der dreidimensionalen Bewegungsabläufe im Bereich der Halswirbelsäule zwar vermuten, die Bewegungsausschläge können allerdings klinisch nicht befriedigend und ausreichend exakt gemessen werden. Hier kommt bei der Beurteilung der einzelnen Bewegungsausschläge und der physiologischen gekoppelten Bewegungen der funktionsradiologischen Untersuchung im anteroposterioren und seitlichen Strahlengang wie auch der funktionscomputertomographischen Untersuchung große Bedeutung zu.

Um dreidimensionale Bewegungsabläufe im Bereiche der Halswirbelsäule begreifen und dementsprechend die Veränderungen der klinischen und funktionsradiologischen Untersuchungen interpretieren zu können, muß die Halswirbelsäule entsprechend der anatomischen und biomechanischen Gegebenheiten in 2 Abschnitte unterteilt werden.

Die *obere Halswirbelsäule,* als funktionelle Einheit, bestehend aus Okziput, Atlas und Axis. Im Bereich der oberen Halswirbelsäule ist die axiale Rotation die dominierende Bewegung, entsprechend den quasi horizontal angeordneten atlantoaxialen Gelenke. In der *mittleren* und *unteren* Halswirbelsäule dominiert die Flexion und Extension, gegeben durch die ca. 45° geneigten Wirbelbogengelenke.

Die statischen Röntgenaufnahmen im ap- und seitlichen wie auch halbschrägen Strahlengang lassen die Bandscheiben, die ossären Strukturen wie auch die Weite der Foramina intervertebralia beurteilen; die allenfalls vorhandenen Weichteilverletzungen, welche die physiologische Funktion der Halswirbelsäule maßgeblich beeinflussen, können nur selten erfaßt werden.

Allgemeine Bemerkungen zur funktionsradiologischen Untersuchung

Vor jeder funktionsradiologischen Untersuchung soll eine statische HWS ap und seitlich, bei entsprechender Fragestellung auch halbschräge Aufnahmen durchgeführt werden. Bei frischverletzten Halswirbelsäulenpatienten gar mit Verdacht auf Läsion des Rückenmarks sind funktionsradiologische Röntgenaufnahmen nur unter Berücksichtigung von entsprechenden Vorsichtsmaßnahmen nach Möglichkeit in einem medizinischen Zentrum durchzuführen. Auch bei Patienten mit chronischer Polyarthritis und Verdacht auf Instabilität im Bereiche der oberen Halswirbelsäule sind die funktionsradiologischen Röntgenaufnahmen nur durch besonders geschultes Personal durchzuführen, damit keine Komplikationen durch die Untersuchung bewirkt werden.

Die Qualität der erhobenen Daten bei der funktionsradiologischen Untersuchung hängt maßgeblich von der Untersuchungstechnik und der aktiven Mitarbeit des Patienten ab. Der bewegungsabhängige Schmerz ist häufig ein limitierender Faktor der Untersuchung, welcher durch Prämedikation und Muskelrelaxanzien oder Tranquilizer reduziert werden kann.

Die Kenntnis der klinischen Biomechanik ist eine erforderliche Voraussetzung für eine zuverlässige Untersuchung. Die Tatsache, daß eine funktionsradiologisch diagnostizierte segmentale Hypermobilität als therapeutische Konsequenz eine segmentale Spondylodese nach sich ziehen kann, weist darauf hin, daß diese wertvollen Zusatzuntersuchungen durch eine „biomechanisch geschulte Hand" mit Vorteil durchgeführt werden sollten.

Flexion/Extension, segmentale Bewegungsausschläge im seitlichen Strahlengang

Die bisher publizierten Arbeiten über die funktionellen Flexions-Extensions-Aufnahmen im seitlichen Strahlengang haben den aktiven Bewegungsausschlag untersucht (BAKKE 1931; DE SÈZE et al. 1951; BUETTI-BÄUML 1954; PENNING 1968). Die Normwerte der einzelnen Autoren sind in Tabelle 1 zusammengefaßt.

Tabelle 1. Normwerte für die segmentalen Bewegungsausschläge für Flexion und Extension mit den verschiedenen Techniken gemessen. DVOŘÁK et al. (1988a) haben die segmentalen Bewegungsausschläge während der aktiven und passiv gehaltenen Flexion/Extension (s. Abb. 1 und 2) gemessen und verglichen.

BUETTI-BÄUML (1954)		BAKKE (1931)		DE SÈZE et al. (1951)		PENNING (1960)		DVOŘÁK et al. (1988a)	
C1/C2		C1/C2	11.7	C1/C2		C1/C2		C1/C2	12
C2/C3	11	C2/C3	12.6	C2/C3	13	C2/C3	12.5	C2/C3	10
C3/C4	17	C3/C4	15.4	C3/C4	15.5	C3/C4	18	C3/C4	15
C4/C5	21	C4/C5	15.1	C4/C5	19	C4/C5	20	C4/C5	19
C5/C6	23	C5/C6	20.4	C5/C6	27.5	C5/C6	21.5	C5/C6	20
C6/C7	19	C6/C7	17.0	C6/C7	17.5	C6/C7	15.5	C6/C7	19

Werte gerundet auf 1.0

Es konnte allerdings gezeigt werden, daß die passiv durchgeführten segmentalen Bewegungsausschläge signifikant höher als die aktiv gemessenen liegen (Abb. 1–3) (DVOŘÁK et al. 1988).
Die Meßtechnik, wie von PENNING (1968) beschrieben, erweist sich als zuverlässig und zeitsparend. Die Extensionsaufnahme wird heller exponiert, die einzelnen Wirbelkörper durchnummeriert. In der Folge wird der Wirbelkörper C7 der Extensionsaufnahme auf den Wirbelkörper C7 bei der Flexionsaufnahme gelegt und eine Linie am Rande des Röntgenbildes auf der Flexionsaufnahme gezogen. Danach wird wiederum präzise Wirbelkörper C6 aufeinander gelegt und eine neue Linie gezogen. Der Winkel zwischen den zwei Linien entspricht der segmentalen Beweglichkeit für Flexion und Extension im Segment C6/C7. In analoger Art und Weise werden die einzelnen Wirbelkörper übereinander projiziert und die segmentalen Bewegungsausschläge bestimmt und im Funktionsdiagramm (Abb. 4) eingetragen (DVOŘÁK et al. 1988). Die Winkelausmessung kann auch mittels digitaler Erfassung an einem graphischen Tablett direkt in einen PC-Computer übertragen und ausgewertet werden.
In der Abbildung 5 sind die Normwerte der segmentalen Bewegungsausschläge bei passiv gehaltenen Röntgenaufnahmen zusammengefaßt (DVOŘÁK et al. 1988).
Bei der Untersuchung ist darauf zu achten, daß der Kopf streng in der Mittellinie gehalten wird, die Schultern nach unten hängen,

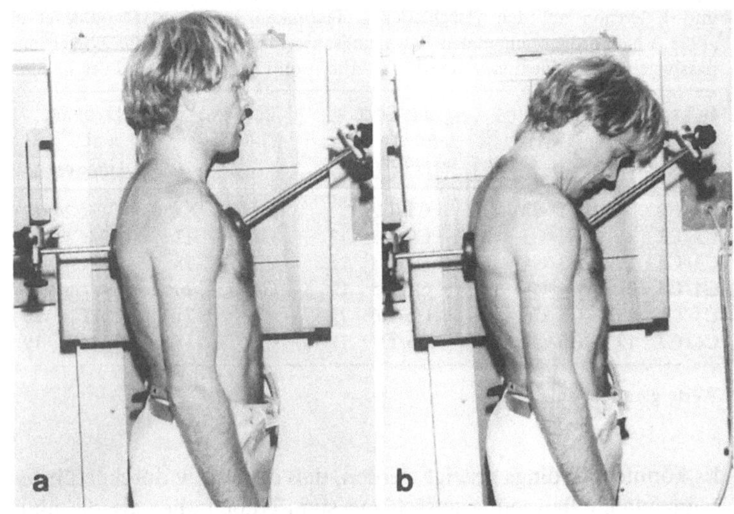

Abb. 1a, b. Aktive Flexion/Extension: Die BWS und der Thorax werden mit 2 Pelotten fixiert, um Ausweichsbewegungen zu vermeiden

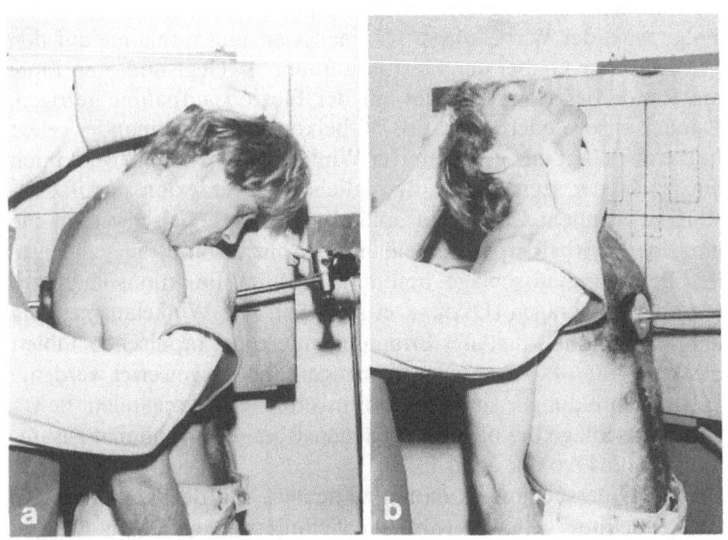

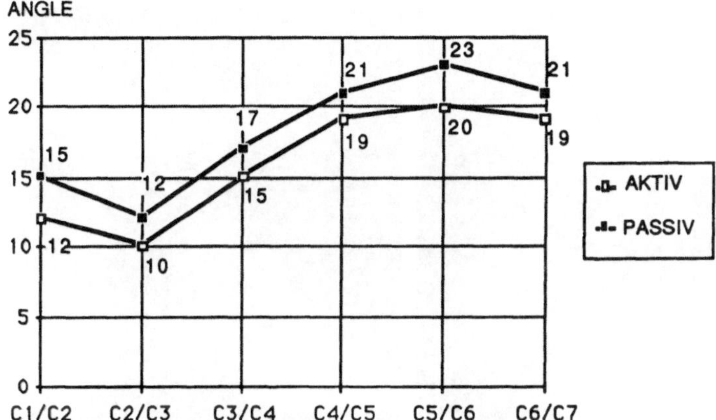

Abb. 3. Vergleich der Mittelwerte der segmentalen Bewegungsausschläge während Flexion und Extension bei aktiver Bewegung und passiv gehaltenen Aufnahmen. (Aus Dvořák et al. 1988a). Der Unterschied ist auf allen gemessenen Niveaus hochsignifikant

damit auf beiden Aufnahmen der Wirbelkörper C7 deutlich sichtbar wird.

Die Auswertung und Interpretation der translatorischen Bewegungen bei der Flexion und Extension der einzelnen Wirbelkörper ist durch die relativ große Streubreite erschwert. Es darf allerdings angenommen werden, daß ein Ventral- bzw. Dorsalgleiten von 3 mm verdächtig und von mehr als 4 mm für eine Instabilität beweisend ist (Abb. 6). (WHITE u. PANJABI 1978; DVOŘÁK et al. 1988a).

Bei Läsionen des Ligamentum transversum atlantis, sei es durch indirekte Halswirbelsäulenverletzung oder bei entzündlichen Affek-

◁ **Abb. 2a, b.** Passive Flexion (**a**) und Extension (**b**) der Halswirbelsäule durch den Untersucher. Es ist wichtig, daß zunächst eine Inklinationsbewegung zwischen Okziput und Atlas induziert und dann eine maximale Flexionsbewegung durchgeführt wird

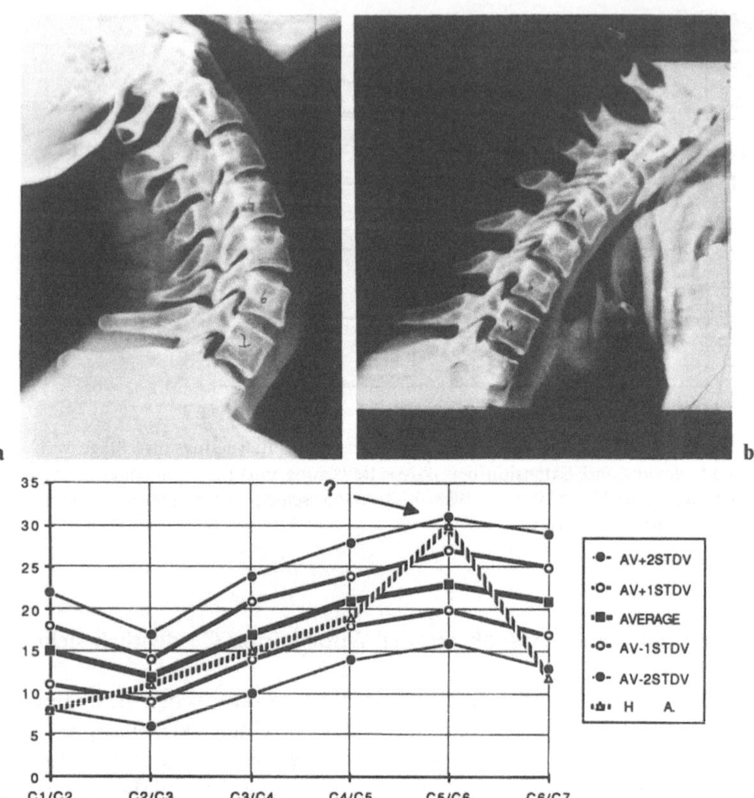

Abb. 4. a Extensionsaufnahme, b Flexionsaufnahme, c mit gestrichelter Linie eingetragene gemessene Werte bei einer 37jährigen Patientin nach Verletzung der Halswirbelsäule. Bewegungssegment C5/C6 an oberer Grenze der Norm

tionen wie bei chronischer Polyarthritis, kommt es während der Flexion zur Vergrößerung der atlantodentalen Distanz als Ausdruck einer Instabilität. Bei atlantodentaler Distanz von mehr als 3 mm ist mit einer irreversiblen Überdehnung des zur Hauptsache aus kollagenen Fasern bestehenden Ligamentum transversum atlantis, bei einer Distanz von mehr als 7 mm ist mit einer vollständigen Zerreisung zu rechnen (Abb. 7 und 8).

112

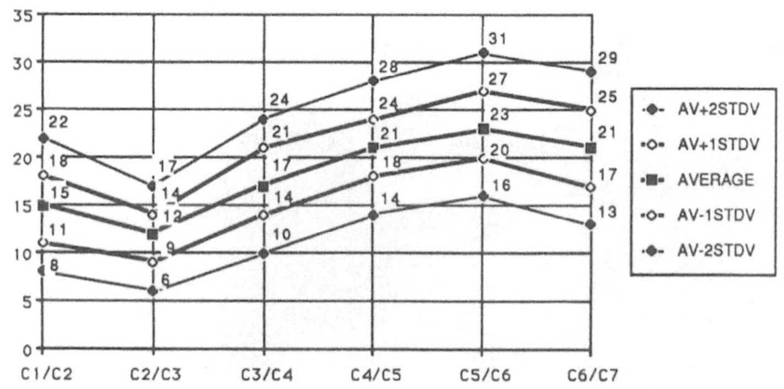

Abb. 5. Funktionsdiagramm der segmentalen Bewegung bei passiv gehaltenen Flexions-/Extensionsaufnahmen. (Aus DVOŘÁK et al. 1988)

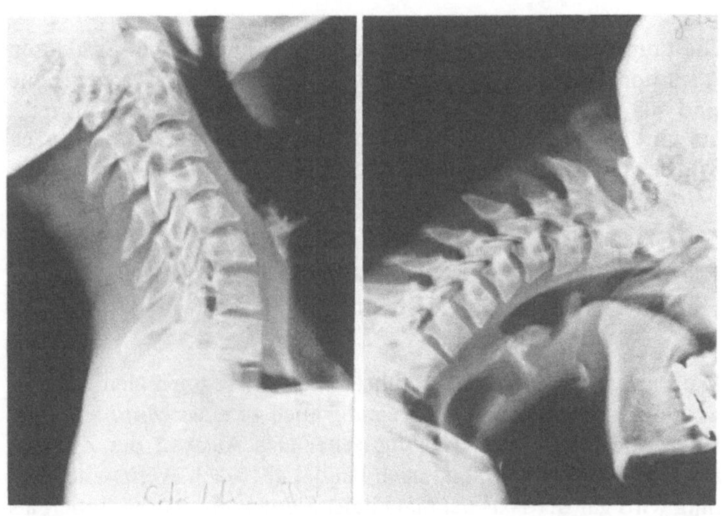

Abb. 6. 35jährige Patientin nach HWS-Verletzung mit segmentaler Instabilität C3/C4, Ventralgleiten des Wirbelkörpers C3 gegenüber C4 von 4 mm während der Flexion

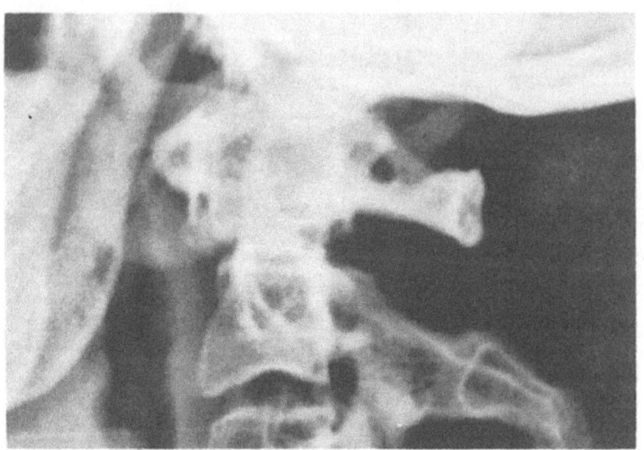

Abb. 7. 53jähriger Verletzter (Sturz auf den Kopf) mit atlantoaxialer Instabilität. Die atlantodentale Distanz beträgt 5 mm. Es ist somit mit einer partiellen Zerreissung des Ligamentum transversum atlantis zu rechnen

Die räumlichen Verhältnisse zwischen den knöchernen Strukturen Atlas und Dens axis und dem Rückenmark sowie der freien Zone sind als anatomische Konstante zu bezeichnen. Als Faustregel bewährt sich in diesem Zusammenhang die Drittelregel nach STEELE (1968) (Abb. 9).

Die funktionsradiologische Untersuchung der oberen Halswirbelsäule in Lateralflexion

Die Lateralflexion der HWS führt neben der segmentalen Kippbewegung in die Richtung der Neigung auch zu einer Mitrotation der Halswirbel C2–C7 zur Neigungsseite. Das Ausmaß der Zwangsrotation nimmt von kranial nach kaudal ab. Nach Werne und Fielding wird gar der Axis bei maximaler Seitneigung stärker rotiert als bei alleiniger Rotation des Kopfes. Im atlantoaxialen Gelenk kommt es neben der Axisrotation auch zu einer Seitverschiebung des Atlas in der Frontalebene zur Neigungsseite. Sie äußert sich im ap-Röntgenbild in einem asymmetrischen Densstand gegenüber den Massae laterales sowie durch einen positiven lateralen und einen negativen medialen Offset.

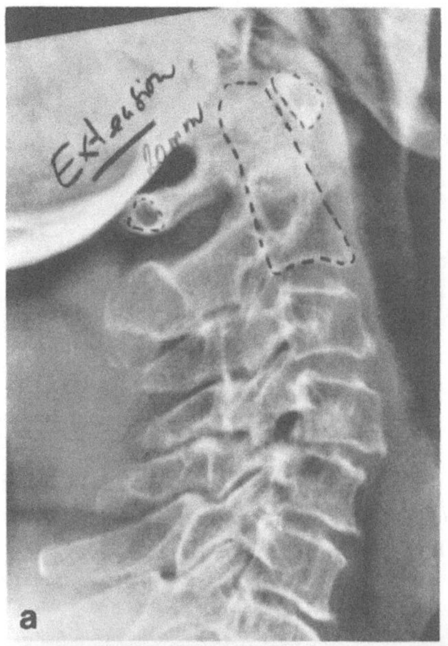
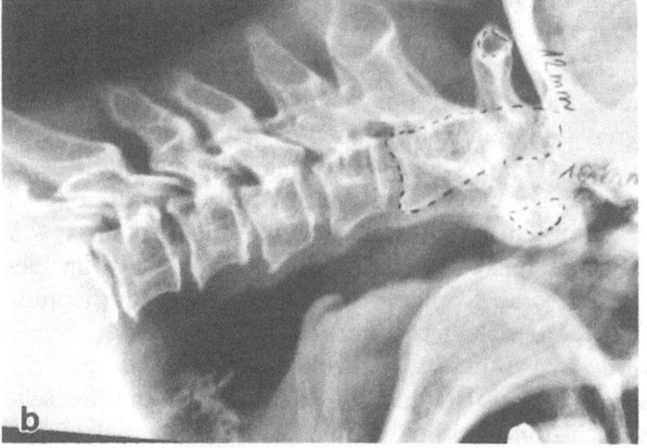

Abb. 8a, b. 60jährige Patientin mit seropositiver chronischer Arthritis und erheblicher atlantoaxialer Instabilität. Die atlantodentale Distanz während der Extension (**a**) beträgt 1 mm und während der Flexion (**b**) 10 mm. Das ventrale Gleiten des Atlas während der Flexion ist bei vollständiger Läsion des Ligamentum transversum atlantis und wahrscheinlich beidseitiger vollständiger Läsion der Ligamenta alaria möglich. Der Rückenmarkskanal wird dabei signifikant eingeengt

115

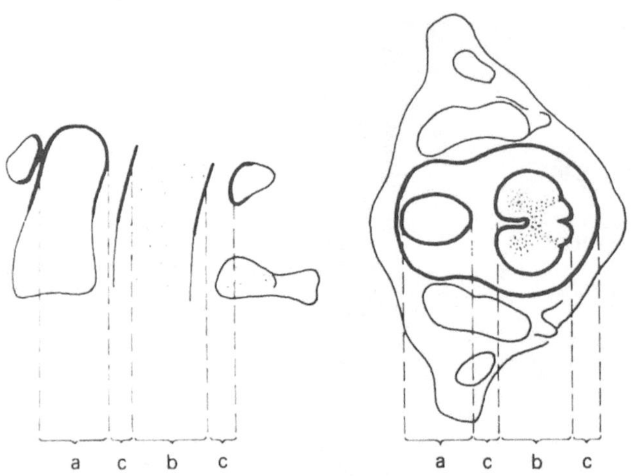

Abb. 9. Drittelregel nach STEELE: (1968): $a = b = cc = \frac{1}{3}(a+b+cc)$. a Dens axis, b Rückenmark, c Sicherheitszone. (Nach DVOŘÁK et al. 1988)

Röntgentechnik

Ein orthograder, transoraler Strahlengang bei gleichzeitiger Dekkung der oberen Zahnreihe und des Okziput lassen befriedigend die atlantoaxialen Gelenke zur Darstellung kommen. Bei dieser Technik verzichtet man bewußt auf die Beurteilbarkeit der oberen Kopfgelenke zugunsten der unteren Gelenke und vor allem von Dens und Massa lateralis atlantis. Die Untersuchung wird im Liegen, um den Einfluß des Kopfgewichtes, und passiv, um die muskulären Einflüsse auszuschalten, durchgeführt.

Gemessen wird der Abstand zwischen dem Dens axis und der Massa lateralis atlantis in Neutralstellung sowie während der Seitneigung nach rechts und links (Abb. 10). Die Rotationsstellung des Axis kann anhand des Massa lateralis-Dreiecks und der Stellung des Dornfortsatzes beurteilt werden (REICH u. DVOŘÁK 1986). Die atlantodentale Distanz bzw. die Verschiebung der Massa lateralis atlantis während der Seitneigung nimmt signifikant zu bei Patienten mit Instabilität bzw. Läsion des Bandapparates im Bereich der

116

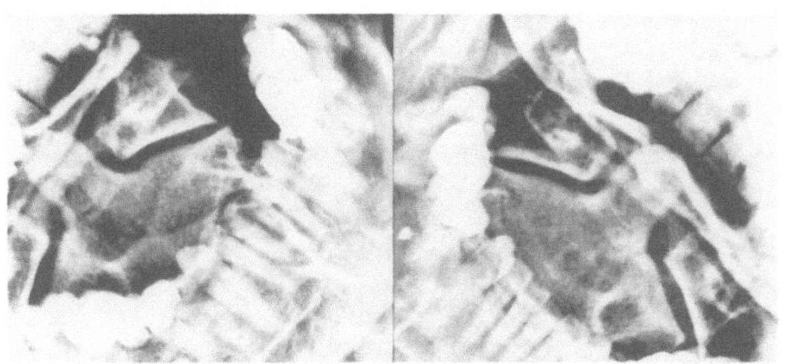

Abb. 10. Funktionelle Röntgenaufnahme mit Zentrierung auf Dens axis während passiv gehaltener Seitneigung nach rechts und links. Gemessen wird der Abstand zwischen der lateralen Begrenzung des Dens axis und der Massa lateralis atlantis. Während der Seitneigung gleitet der Atlas in die Richtung der Seitneigung, der Axis rotiert in die Richtung der Seitneigung, der Processus spinosus wandert in die entgegengesetzte Richtung – Zwangsrotation des Axis während der Seitneigung

oberen Halswirbelsäule wie z. B. bei chronischer Polyarthritis (Abb. 11).
Der limitierende Faktor dieser Untersuchung ist die Meßtechnik selber, die Asymmetrie des Dens axis und die relativ kleinen gemessenen Bewegungsausschläge. Liegt jedoch ein vermehrtes Offset während der passiv gehaltenen Lateralflexion vor, kann der Verdacht einer ligamentären Läsion geäußert werden (Von TORKLUS u. GEHLA 1972). Die Beurteilung der mittleren und unteren Halswirbelsäule während der Seitneigung ist durch Überlagerungen erschwert. Ein übermäßiges Auseinanderweichen der Gelenkfortsätze kann gelegentlich auf konventionellen ap-Tomogrammen erfaßt werden, zuverlässige Normwerte fehlen. JIROUT und LEWIT weisen auf die Bedeutung der übermäßigen und paradoxen translatorischen Bewegung wie auch auf die ausgebliebene Zwangsrotation hin.

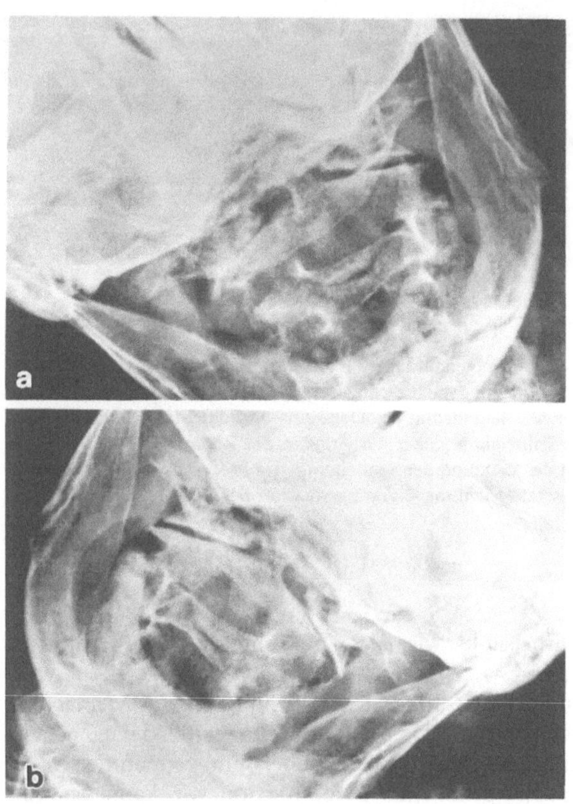

Abb. 11a, b. 70jährige Patientin mit chronischer Polyarthritis, Densarrosion, atlantoaxialer Arthrose und deutlicher Instabilität während der Seitneigung. Der Atlas gleitet während der Neigung vermehrt in die Richtung der Neigung, Vergrößerung des Offset

Funktionelle Computertomographie der Halswirbelsäule

Mit Hilfe der funktionellen Computertomographie während maximaler passiv gehaltener axialer Rotation (Abb. 12) können die segmentalen Rotationsausschläge gemessen werden (DVOŘÁK et al. 1987a; PENNING u. WILMINK 1987; DVOŘÁK et al. 1988b). Mit den 5 mm-Schichten können befriedigende Bilder für die Ausmessung

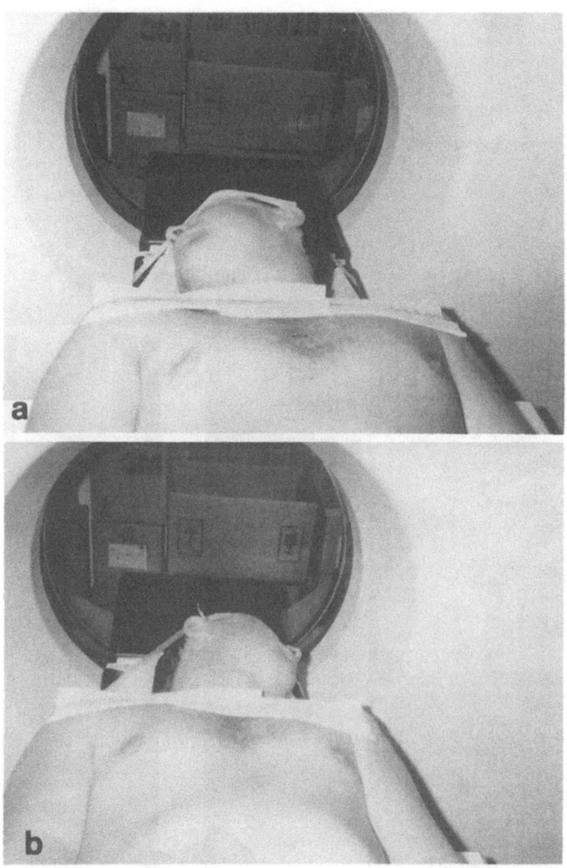

Abb. 12a, b. Lagerung des Patienten für die funktionelle Computertomographie der Halswirbelsäule. Der Kopf wie auch die Schulter werden durch ein nicht dehnbares Band zur Unterlage fixiert

gewonnen werden (Abb. 13). Zur Ausmessung wird das Zentrum des Foramen arteriae vertebralis auf den einzelnen Segmenten benützt, die Winkel werden durch den Computer mit entsprechenden Softwareprogramm (GE Arrange Programm) berechnet.
Die Normwerte wurden in 2 Zentren an einer gesunden Population von 35 Erwachsenen ermittelt. (Abb. 14). Unter Berücksichtigung

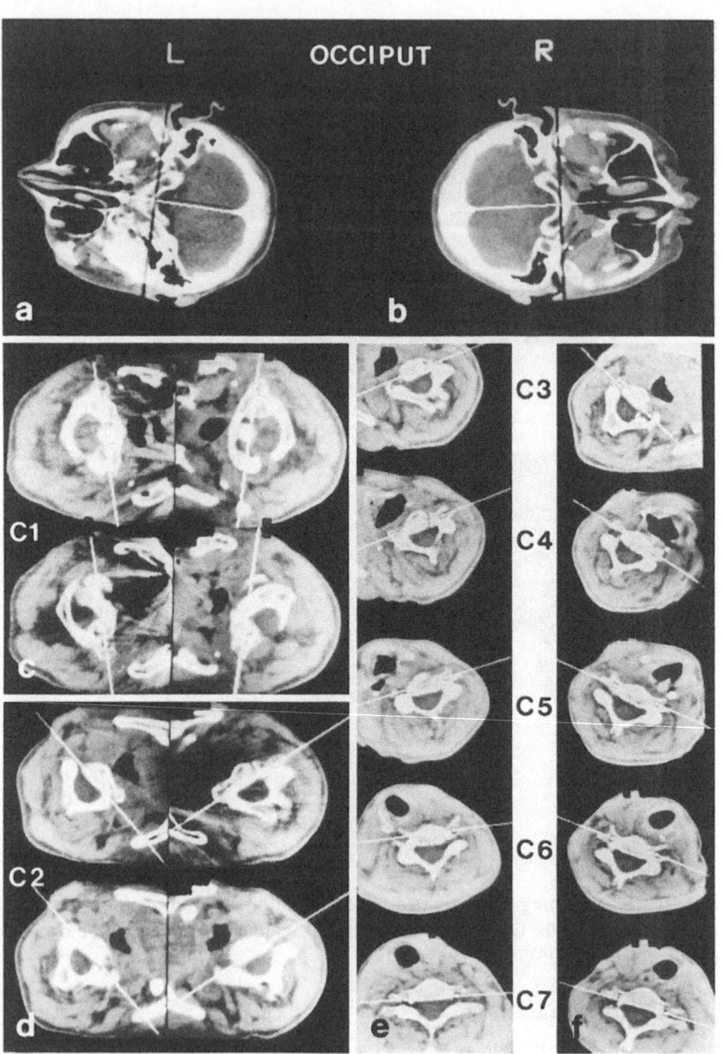

L
OCCIPUT
R
a
b
C1
c
C2
d
C3
C4
C5
C6
C7
e
f

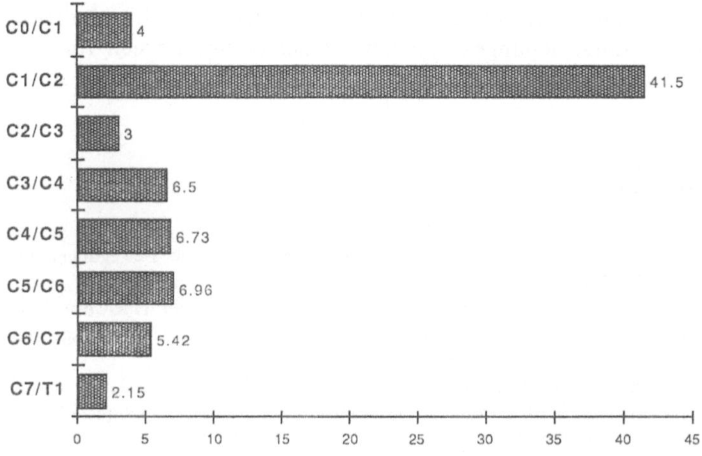

Abb. 14. Normwerte der axialen segmentalen Rotation, ermittelt bei einer gesunden Population von 35 Erwachsenen. (DVOŘÁK 1988)

von 98% Vertrauensintervall wurden dann die auf eine Rotationsinstabilität hinweisenden pathologischen Werte errechnet (DVOŘÁK et al. 1988; DVOŘÁK 1988). Nicht nur der absolute Bewegungsausschlag, sondern auch die Links-/Rechtsdifferenz können bei ansonsten symmetrischen Bewegungsausschläge im Bereiche der Halswirbelsäule als Ausdruck einer funktionellen Pathologie interpretiert werden (DVOŘÁK et al. 1987 a).
Die funktionelle Computertomographie ist eine aufwendige Technik und soll nur bei ausgewähltem Krankengut mit Verdacht auf Rotationsinstabilität insbesondere der oberen Halswirbelsäule zur Anwendung kommen. Der limitierende Faktor bei der Untersuchung ist die Muskelverspannung und der Schmerz, der gelegentlich bei der passiv gehaltenen Aufnahmen auftreten kann. Diese

◁ **Abb. 13 a–f.** Beispiel einer funktionellen Computertomographie der Halswirbelsäule bei einer 45jährigen Patientin. Für die Ausmessung des Bewegungsausschlages des Schädels wird das Septum nasi und die Protuberantia occipitalis interna benützt. Für die einzelnen HWS-Segmente wird als ossäre Randmarke das Foramen arteriae vertebralis benutzt. Die segmentalen Bewegungsausschläge werden mittels digitaler Technik bestimmt

Untersuchung, wie übrigens auch die anderen passiv gehaltenen Röntgenuntersuchungen, sollen bei Patienten mit frischen Traumen und entzündlichen Affektionen nicht durchgeführt werden.

Literatur

Bakke S (1931) Röntgenologische Beobachtungen über die Bewegungen der Halswirbelsäule. Acta radiologica supplementaria XIII.

Buetti-Bäuml M (1954) Funktionelle Röntgendiagnostik der Halswirbelsäule. Fortschritte auf dem Gebiete der Röntgenstrahlen vereinigt mit Röntgenpraxis: Ergänzungsband 70. Thieme, Stuttgart

De Sèze S, Djian A, Abdelmoula M (1951) Etude radiologique de la dynamique cervicale dans le plain sagittal. (Une contribution radiophysiologique à l'ètude pathogénique des arthroses cervicales). Revue du Rheumatisme

Dvořák J (1988) Rotationsinstabilität der oberen Halswirbelsäule. Neuroorthopädie 4. Springer, Berlin Heidelberg New York Tokyo, S 37–60

Dvořák J, Hayek J, Zehnder R (1987a) CT-functional diagnostics of the rotatory instability of upper cervical spine. Part II: An evaluation on healthy adults with suspected instability. Spine 12 (8): 732–738

Dvořák J, Panjabi MM, Gerber M, Wichmann W (1987b) CT-functional diagnostics of the rotatory instability of the upper cervical spine. Spine 12:197–205

Dvořák J, Fröhlich D, Penning L, Baumgartner H, Panjabi MM (1988a) Functional x-Ray diagnostic of the Cervical Spine: Flexion/Extension. Spine (in Print)

Dvořák J, Penning L, Hayek J, Panjabi MM, Grob D, Zehnder R (1988b) functional diagnostics of the cervical spine by using computertomography. Neuroradiology 30: 1–18

Fielding JW, Cochron GVB, Lansing JF, Hohl M (1974) Tears of the transverse ligament of the atlas. Am J Bone Joint Surg 56: 8–12

Jirout J (1970) Die Kippung der Halswirbelsäule in der sagittalen Ebene bei Seitneigung der Halswirbelsäule. RöFo 112: 793–797

Jirout J (1973) Changes in the atlas-axis relations on lateral flexion of the head and neck. Neuroradiology 6: 215

Lewit K, Krausova L (1964) Mechanismus und Bewegungsausmaß der Seitneigung in den Kopfgelenken. Röfo 101: 194–201

Lewit K, Krausova L (1967) Mechanismus und Bewegungsausmaß in den Kopfgelenken bei passiven Bewegungen. Z Orthop 103 (3) 323–333

Panjabi MM, Hausfeld J, White A (1978) Experimental determination of thoracic spine stability. Presented at the 24th annual meeting of Orthopaedic Research Society. Dallas 1978

Penning L (1968) Functional pathology of the cervical spine. Excerpta Medica, Amsterdam New York, pp 1–25, 59

Penning L, Wilmink JT (1987) Rotation of the cervical spine. A CT-Study in normals. Spine 12:726–731

Reich Ch, Dvořák J (1986) The functional evaluation of craniocervical ligaments in sidebending using x-rays. Manual Medicine 2: 108–113

Steele HH (1968) Anatomical and mechanical considerations of the atlanto-axial articulations. Journal of Bone and Joint Surgery. 50 [A]: 1481–1482

Von Torklus D, Gehle W (1972) The upper cervical spine. Grune & Stratton, New York

Werne S (1957) Studies in spontaneous atlas dislocation. Acta Orthop. Scand. [Suppl] XXIII.

White AA, Panjabi MM (1978) Clinical biomechanics of the spine. Lippincott, Philadelphia

Nerven- und Nervenwurzelläsionen bei Eingriffen an der Halswirbelsäule

M. Stöhr

Einleitung

Ärztliche Eingriffe im Bereich der Halswirbelsäule führen nur selten zu einer Schädigung dort verlaufender Nerven und Nervenwurzeln. Für den von einer solchen Schädigung betroffenen Patienten ist es dennoch schlimm, statt einer Besserung seiner Symptome eine solche Komplikation zu erfahren, so daß die Vermeidung auch seltener Komplikationen ein wichtiges ärztliches Anliegen sein muß. Im folgenden sollen einige der wichtigeren iatrogenen Nervenläsionen durch Injektion, Traktion, Operation und Bestrahlung im Bereich des Halses dargestellt werden.

Nervenläsionen nach Injektion

Die häufiger zu Nervenläsionen führenden verschiedenen Techniken der Armplexusanästhesie und der Katheterisierung von Halsgefäßen bleiben aus der vorliegenden Darstellung ausgespart. Besprochen werden ausschließlich die aus therapeutischer Intention heraus vorgenommenen Stellatum- und Zervikalwurzelblockaden, die gelegentlich zu Nervenschädigungen führen können. Bei der Stellatumblockade ist nach eigenen Erfahrungen bevorzugt der sechste und siebte zervikale Spinalnerv betroffen, wobei in der Regel der Verdacht hierauf durch in die radiale Unterarm- und Handpartie ausstrahlende Schmerzen gelenkt wird.

Wegen eines Hörsturzes erfolgt eine Behandlung mit ipsilateralen Stellatumblockaden. Während der Injektion von 10 ml einer 2%igen Procainlösung treten starke, in den linken Arm ausstrahlende Schmerzen auf, die über etwa 24 Stunden hinweg in unveränderter Heftigkeit anhalten. In der Folgezeit tritt eine leichte Schmerzlinderung ein, wobei jedoch brennende Schmerzen an der Radialseite von Hand und Unterarm weiterbestehen. Im gleichen Bereich zeigt die Untersuchung eine ausgeprägte lokale Überempfindlichkeit der Haut gegen Berührung im Sinne einer Hyperpathie. Die Sensibilitätsprüfung erbringt das Vorliegen ausgeprägter Störungen der Oberflächensensibilität an der Vorder- und Rückseite des Daumens, leichtere Beeinträchtigungen im Bereich von Zeigefinger und radialer Handpartie. Eine adäquate motorische Funktionsprüfung ist wegen der starken Schmerzen nicht möglich (STÖHR et al. 1978).

Im Rahmen der Neuraltherapie von Zervikalsyndromen wird häufig eine paravertebrale Injektion von Lokalanästhetika mit oder ohne verschiedenartige Zusätze (z. B. Koffein, B-Vitamine, Atropin oder Nikotinsäure) vorgenommen. Dabei erfolgt eine perineurale Infiltration des Spinalnerves in einem oder mehreren Segmenten (Abb. 1). Hierbei kann es zu einer Schädigung einzelner zervikaler Wurzeln kommen, deren Symptomatik anhand von zwei charakteristischen Kasuistiken dargestellt wird.

Der 75jährige Patient erhält wegen eines Nacken-Schulter-Schmerzes ohne Schmerzausbreitung in den Arm eine rechts-paravertebrale Injektion von Scandi-

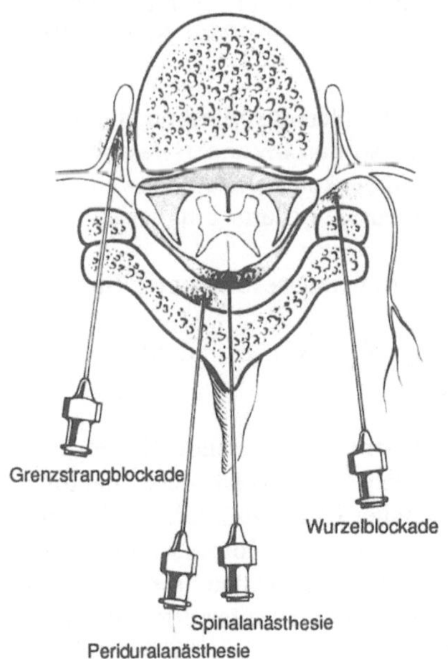

Abb. 1. Verschiedene Formen der wirbelsäulennahen Regionalanästhesie. Im Bereich der HWS spielt besonders die Grenzstrangblockade und die Wurzelblockade aus therapeutischer Intention heraus eine größere Rolle. (Aus STÖHR 1980)

cain in die untere Halswirbelsäule. Während der Injektion trat ein heftiger Schmerz auf, der in der Folgezeit mehrere Wochen anhielt und besonders intensiv in der Tiefe des Unterarms verspürt wurde. Die Langfinger waren „eingeschlafen" und es bestand eine ausgeprägte Schwäche der Hand mit Unfähigkeit, die Finger I–III zu beugen. Unter konservativer Therapie trat eine allmähliche Besserung der Paresen und eine Rückbildung der Sensibilitätsstörungen ein. Die nach 1½ Jahren durchgeführte Nachuntersuchung zeigte ausgeprägte Atrophien und Paresen der gesamten Handmuskulatur sowie mäßige Paresen der Fingerbeuger I–III. Elektromyographisch konnte in den betroffenen Muskeln ein starker neurogener Umbau und Ausfall motorischer Einheiten bei noch spärlicher Denervierungsaktivität registriert werden.

Der 36jährige Patient O. S. erhielt wegen Nacken-Schulter-Schmerzen eine linksparavertebrale Injektion eines Neuraltherapeutikums in die linke untere Halswirbelsäule. Während der Injektion heftige, dumpfe Schmerzen an der Außenseite des Oberarms und der Radialseite des Unterarms. Rasch darauf entwickelt sich ein Taubheitsgefühl der Finger I–III sowie der radialen Handpartie. Die Erstuntersuchung zeigt eine komplette Lähmung der Hand- und Fingerstrecker, mäßige Paresen der Daumenballenmuskulatur sowie der Beuger- und Streckergruppe am Oberarm. In der Folgezeit bilden sich die Schmerzen im Lauf von 6 Wochen weitgehend zurück. Die Nachuntersuchung nach 10 Monaten zeigt noch mäßige Paresen der Handstrecker und eine fast vollständige Lähmung der Fingerstrecker.

Pathogenetisch sind bei Injektionsschäden von Nerven mehrere Faktoren von Bedeutung (STÖHR u. MAYER 1976; STÖHR 1980; STÖHR u. RIFFEL, 1988);

1. Die mechanische Schädigung von Nervenstrukturen durch die Nadel oder den Injektionsdruck, so daß besonders rasche intraneurale Injektionen größerer Flüssigkeitsmengen schwere Nervenschäden, zum Teil mit endoneuralen Blutungen, herbeiführen können.
2. Die Verletzung von Vasa nervorum mit sekundärer Läsion des betroffenen Nervenabschnitts.
3. Die chemotoxische Schädigung von Axonen und Myelinscheiden durch das injizierte Mittel.

Im Rahmen einer Paravertebralanästhesie auftretende Nervenläsionen sind vermutlich ausschließlich auf mechanische Faktoren zurückzuführen, da ein neurotoxischer Effekt zumindest bei Verabreichung reiner Lokalanästhetika in üblichen Konzentrationen ausscheiden dürfte. Ein Anpunktieren eines zervikalen Spinalnerves ist durch dessen relative Fixierung im Foramen intervertebrale wahrscheinlicher als z. B. im Bereich der Cauda equina im Rahmen

einer Lumbalpunktion. Für die Annahme einer mechanischen
Schädigung spricht auch der von den meisten dieser Patienten beim
Einstich bzw. bei der Injektion verspürte Schmerz mit Ausbreitung
in das Dermatom der betreffenden Nervenwurzel, der auf einen
„Direkttreffer" hinweist. Wenn ein Patient anläßlich einer Paravertebralanästhesie einen in den Arm ausstrahlenden Schmerz angibt,
sollte man daher eine Einspritzung an dieser Stelle unterlassen bzw.
die Injektion sofort abbrechen.

Wirbelsäulenextension

Bei den verschiedenen Extensionstechniken mit am Schädel angrei-
fender Zugkraft werden nicht nur die Wirbelsäule und das Rückenmark gestreckt – mit der Gefahr reversibler oder bleibender Quer-
schnittslähmungen; es erfolgt außerdem eine Kaudalverschiebung
des unteren Hirnstamms gegenüber dem Foramen magnum mit
möglicher Zerrung der aus der Medulla oblongata austretenden
kaudalen Hirnnerven. Hierauf zurückzuführende Symptome sind
vor allem Dysarthrie und Dysphagie. Häufiger kommt es allerdings
zu einer uni- oder bilateralen Lähmung des N. abducens mit dem
Auftreten nebeneinanderstehender Doppelbilder. Der zugrundelie-
gende Pathomechanismus ist in Abb. 2 veranschaulicht. Wie daraus
hervorgeht, führt die Kaudalverlagerung des Hirnstamms zu einer

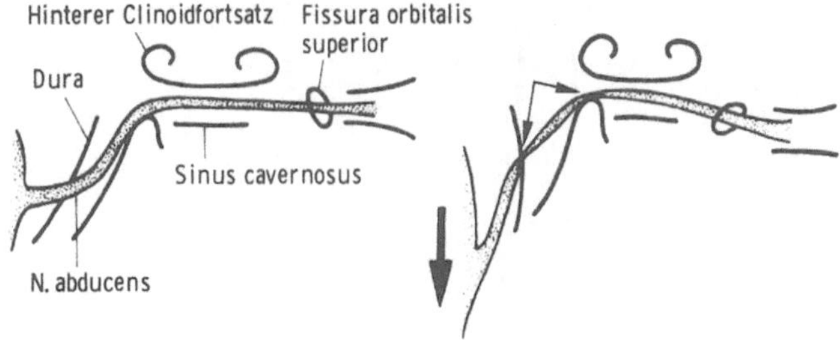

Abb. 2. Verlauf des N. abducens entlang der Schädelbasis. Die linke Bildhälfte
zeigt die normalen Verhältnisse. Bei der Kaudalverlagerung des Hirnstamms mit
Dehnung des Nerves erfolgt eine Zerrung an der Duradurchtrittsstelle sowie
unterhalb des hinteren Klinoidfortsatzes (s. *Pfeile*). (Aus STÖHR 1980)

Zerrung des N. abducens an seiner Durchtrittsstelle durch die Dura bzw. an einer Knochenkante vor dem Eintritt des Nerves in den Sinus cavernosus (WILKINS u. MACEWEN 1977.
Nach MACEWEN et al. (1975) sowie RANSFORD u. MANNING (1975) hängt die Häufigkeit von Hirnnervenlähmungen bei Wirbelsäulenextensionen einerseits vom Ausmaß, andererseits von der Geschwindigkeit der Zugbelastung ab. Solche Läsionen sind also vorwiegend dann zu erwarten, wenn starke Zugkräfte rasch wirksam werden.

Operative Eingriffe im HWS-Bereich

Bei operativen Eingriffen an der HWS sind je nach der Wahl des Zugangs und der Ausdehnung des Eingriffs verschiedene, im Bereich des Halses verlaufende Nerven sowie die zervikalen Nervenwurzeln gefährdet. Eine Übersicht über die gefährdeten Nervenstrukturen vermittelt Abb. 3.
Beim vorderen Zugang zur HWS sind besonders der N. recurrens sowie der Halsgrenzstrang gefährdet, wobei TEW u. MAYFIELD (1976) einen Druck durch die Blätter des Selbsthalters als häufigste

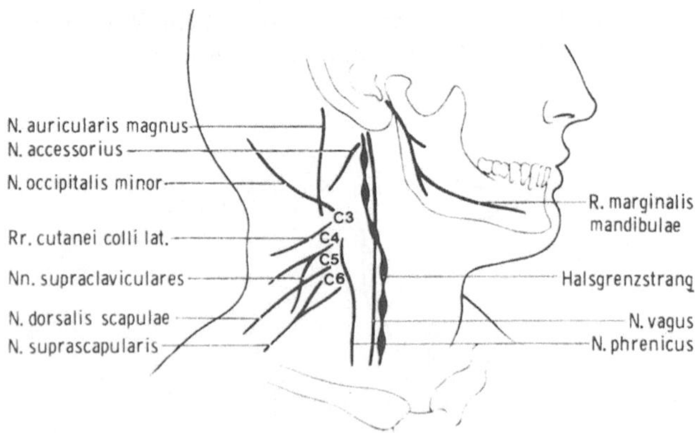

Abb. 3. Übersicht über die bei Eingriffen im Bereich des Halses gefährdeten Nerven. Beim vorderen Zugang zur HWS sind besonders der N. vagus (N. recurrens) und der Halsgrenzstrang gefährdet. (Aus STÖHR 1980)

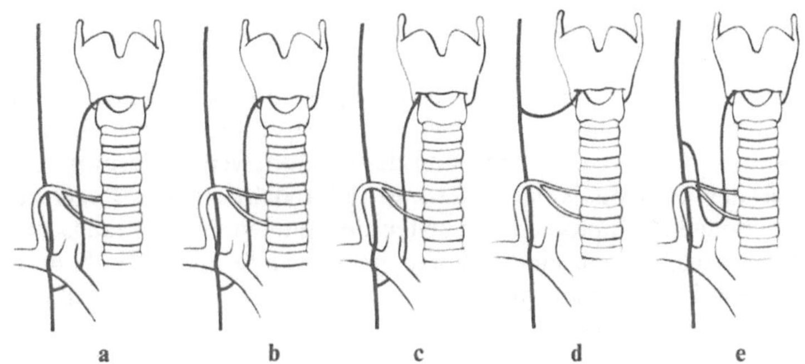

Abb. 4a–e. Verlaufsvarianten des N. recurrens. **a** Verlauf vor, **b** hinter oder **c** zwischen den Ästen der A. thyreoidea inferior, **d** nicht rekurrenter Verlauf, **e** Bogen um die A. thyreoidea inferior. (Aus STÖHR 1980 nach SKANDALAKIS et al. 1976)

Ursache unterstellen. Klinische Konsequenzen einer solchen Schädigung sind eine Heiserkeit bzw. ein Horner-Syndrom. Mit ein Grund für die relative Häufigkeit von Rekurrensparesen sind dessen zahlreiche Verlaufsvarianten, die in Abb. 4 zusammengestellt sind. Diese Variationen betreffen zum einen die topische Beziehung des N. recurrens zu den Ästen der A. thyreoidea inferior, außerdem die unterschiedliche Höhe des Abgangs des N. recurrens vom N. vagus bis hin zu einem nicht-rekurrenten Verlauf (SKANDALAKIS et al. 1976). Die Häufigkeit einer Rekurrensparese beim vorderen Zugang zur HWS wird von TEW u. MAYFIELD (1976) immerhin mit 11% angegeben, deren Folge in einer teils reversiblen, teils irreversiblen Heiserkeit besteht.
Läsionen einzelner Zervikalwurzeln sind aufgrund der engen räumlichen Beziehungen zur HWS bei Fusionsoperationen mit vorderem Zugang, Laminektomie und Foraminotomie möglich, wobei entsprechend der Häufigkeit der operativen Eingriffe in den Segmenten HWK 5–7 am häufigsten die Nervenwurzeln C6 und C7 von einer Schädigung betroffen sind. Je nach deren Ausmaß variiert die Symptomatik von bloßen Schmerzen und Parästhesien bis hin zu ausgeprägten sensomotorischen Ausfallserscheinungen im betreffenden Dermatom bzw. Myotom.
Eine indirekte Komplikation von seiten des peripheren Nervensystems findet sich bei der operativen Korrektur hochthorakaler Wir-

belsäulenverkrümmungen. Die Verkleinerung des Rippenbuckels
mit Stellungsänderung der Skapula und damit des gesamten Schul-
tergürtels kann nämlich zu einer Kompression des zwischen erster
Rippe und Skapula verlaufenden Armplexus führen (GRÜNBERG u.
BAACKE 1972). Die Kompression des Gefäßnervenbündels im Verlauf der kostoklavikulären Passage führt dabei in der Regel zu
bevorzugten Symptomen von seiten des unteren Primärstrangs des
Armplexus, d. h. zu einer unteren Armplexusparese mit Lähmung
der Hand- und Unterarmmuskeln sowie sensiblen Ausfällen in der
ulnaren Handpartie.

Strahlenspätsyndrome

Unter den Strahlenspätschäden des peripheren Nervensystems stehen einerseits die des Armplexus nach Bestrahlung eines Mamma-
karzinoms, andererseits die des Rückenmarks zahlenmäßig weit im
Vordergrund. Bei einer Strahlentherapie im Bereich des Halses, die
das Halsmark mit in das Bestrahlungsfeld einbezieht, dominiert die
Strahlenmyelopathie deshalb, weil das Halsmark eine geringere
Strahlentoleranz besitzt als die benachbarten zervikalen Wurzeln
und die im Halsbereich velaufenden Nerven. Besteht dagegen die
Möglichkeit, bei der Bestrahlung das Halsmark völlig oder teilweise
auszusparen, wie z. B. bei bilateraler Bestrahlung der Hals-
lymphknoten, beim Morbus Hodgkin oder bei der Strahlentherapie
mancher Schilddrüsen- und Kehlkopfkarzinome, kommen durchaus auch radiogene Spätschäden des Plexus cervicalis, einzelner
Halsnerven wie z. B. des N. recurrens und des N. accessorius und/
oder einzelner bzw. mehrerer Zervikalwurzeln vor (WESTLING et al.
1972; WESTBROOK et al. 1974; BERGER u. BATAINI 1977). Die kritische Herddosis liegt bei 1500–1700 ret, was bei üblicher Einzeldosis
und Fraktionierung etwa einer Gesamtdosis von 50 Gy entspricht.
Das Intervall zwischen Abschluß der Bestrahlung und Auftreten
der ersten Symptome variiert zwischen einigen Monaten und über
20 Jahren, wobei allerdings zwei Drittel aller Patienten innerhalb
der ersten 3–4 Jahre erkranken. Beim Betroffensein des Plexus cervicalis bestehen initial Parästhesien und Schmerzen in der seitlichen Hals- und der oberen Schulterpartie. Beim Betroffensein des

N. accessorius geht der Parese des M. trapezius in manchen Fällen
eine motorische Reizsymptomatik in Form von Faszikulationen
und Myoklonien voraus (STÖHR 1980). Außer diesen klinisch
erkennbaren motorischen Reizerscheinungen finden sich bei elek-
tromyographischer Ableitung relativ charakteristische Spontanent-
ladungen in Form periodischer Serienentladungen, die rhythmisch
aufeinander folgen und manchmal mit einer umschriebenen Einzie-
hung der Haut über der betreffenden Muskelpartie einhergehen.
Die Pathogenese der Strahlenspätschäden an peripheren Nerven ist
komplex. Wie in anderen relativ strahlenresistenten Organen zählen
reaktive Veränderungen am Gefäßsystem, besonders an den Kapil-
laren und Arteriolen, zu den wichtigsten Faktoren bei der Entstehung von Strahlenschäden. Im akuten Stadium resultiert eine Vaso-
dilatation mit Ödemneigung. In der Spätphase finden sich sub-
endotheliale Bindegewebsproliferationen mit Gefäßstenose oder
-verschluß sowie ein Ersatz der spezifischen Mediaelemente durch
hyalines Bindegewebe. Die proliferative Strahlenvaskulopathie ist
ausgesprochen progressiv mit fortschreitenden Veränderungen
noch nach mehreren Jahren (ZOLLINGER 1960). Neben den Gefäß-
veränderungen spielen strahleninduzierte Fibrosen in der Nachbarschaft von Nerven und Nervenplexus eine bedeutende Rolle. Die
Bestrahlung führt zu einer unkontrollierten Fibroblastenaktivität
mit zunehmender Bildung von kollagenem Bindegewebe (SUNDER-
LAND 1978). Dieser fakultativ auch das epineurale Bindegewebe
einbeziehende Prozeß bewirkt eine zunehmende Einschnürung der
Faszikel, einschließlich der versorgenden Gefäße. Bei stärkerer
Ausprägung liegt eine Konstriktion von Nerven und Gefäßen
innerhalb einer oft durch die Haut tastbaren Narbenplatte vor. Als
letzter Faktor ist die direkte Strahlenschädigung im Bereich der
Chromosomen der Schwannschen Zellen mit hierdurch beeinträch-
tigter Regenerationsfähigkeit anzusehen. Progressive Strahlenvaskulopathie und fortschreitende Narbenbildung mit sekundären
Rückwirkungen auf die Nerven und strahleninduzierte Funktionsstörung nervaler Zellelemente wirken somit bei der Entstehung
radiogener Nervenläsionen ineinander (STÖHR 1980).

Literatur

Berger PS, Bataini J (1977) Radiation-induced cranial nerve palsy. Cancer 40: 152–155

Grünberg U, Baacke M (1972) Plexus brachialis-Parese nach operativer Skoliosebehandlung und Rippenbuckelresektion. Z Orthop 100: 538–529

MacEwen GD, Brunnell WP, Sriram K (1975) Acute neurological complications in the treatment of scoliosis. J Bone Jt Surg 57 (A): 404–408

Ransford AO, Manning CWSF (1975) Complications of halo-pelvic distraction for scoliosis. J Bone Jt Surg 57 (B): 131–137

Skandalakis JE, Droulias C, Harlaftis N, Tzinas S (1976) The recurrent laryngeal nerv. Amer Surg 42: 629–634

Stöhr M (1980) Iatrogene Nervenläsionen. Thieme, Stuttgart New York

Stöhr M, Mayer K (1976) Nervenwurzelläsionen durch Neuraltherapie. Dtsch Med Wsch 33: 1218–1220

Stöhr M, Mayer K, Petruch F (1978) Armplexusparesen nach Stellatumblockade und Plexusanästhesie. Dtsch Med Wsch 2: 68–70

Stöhr M, Riffel B (1988) Nerven- und Nervenwurzel-Läsionen. Edition Medizin, VCH Weinheim

Sunderland S (1978) Nerves and nerve injuries, 2. Aufl. Livingstone, Edingburgh

Tew JMJR, Mayfield FH (1976) Complications of surgery of the anterior cervical spine. Clin Neurosurg 23: 424–434

Westbrook KC, Ballontyne AJ, Eckler NE, Brown GR (1974) Breast cancer and vocal cord paralysis. South med J 67: 805–807

Westling P, Svensson H, Hele P (1972) Cervical plexus lesions following postoperative radiation therapy of mammary carcinoma. Acta radiol Ther Phys Biol. 11: 209–216

Wilkins C, MacEwen GD (1977) Cranial nerve injury from halo traction. Clin Orthop 126: 106–110

Zollinger HU (1960) Radio-Histologie und Radio-Histopathologie. In: Altmann HW, Büchner F, Gotlier H (Hrsg) Handbuch der allgemeinen Pathologie, Bd. X/1. Springer, Berlin Göttingen Heidelberg

Manuelle Medizin
bei Halswirbelsäulenerkrankungen

J. DVOŘÁK

Die manuelle Therapie wird von Ärzten zunehmend als Behandlungsmethode bei funktionellen Störungen bzw. bei degenerativen Veränderungen der Halswirbelsäule (HWS) angewandt. Eine gründliche Ausbildung, begleitet von den klassischen, differentialdiagnostischen Überlegungen sind Voraussetzungen, um eine geeignete Indikation für die Manipulation zu stellen. Der therapeutische Erfolg hängt häufig von der Sorgfalt der Indikationsstellung ab.

Die Kenntnis der funktionellen Anatomie, der Biomechanik wie auch der elementaren Radiologie sind Voraussetzungen für die Festlegung der Kontraindikationen, gerade bei Patienten nach HWS-Verletzungen. Werden diese Richtlinien befolgt, so ist die Manipulation von der Hand eines geübten Arztes eine wertvolle Ergänzung der üblichen Behandlungsmethoden bei akuten, aber auch bei chronischen Zervikalsyndromen.

Manuelle Diagnostik

Die manual-medizinische Untersuchung kann in 4 Abschnitte eingeteilt werden:

1. Beurteilung der aktiven Bewegungen (Vorwärts-Rückwärtsknikken, Flexion/Extension, Seitneigung zu beiden Seiten, axiale Rotation).
2. Beurteilung der passiv durchgeführten Bewegungen: Gemessen wird der Bewegungsausschlag regional und segmental in Graden der Rotation um die jeweilige Achse des dreidimensionalen Bewegungssystemes. Ferner wird der Bewegungs-Stop beurteilt. Dieser kann hart sein, bedingt durch eine arthrotische Verände-

rung im jeweiligen Gelenk, oder weich-elastisch, verursacht durch Verkürzung der Muskulatur. Der Schmerzangabe während der Bewegung (Provokationsprüfung) wird eine große Bedeutung zugemessen. Der Schmerz kann zu Beginn der Bewegung, aber auch erst am Ende provoziert werden. Auch das Auftreten von begleitenden Symptomen wie Schwindel, Nausea, Unwohlsein (vegetative Symptome) sind im Hinblick auf die Kontraindikationen von Bedeutung. Bei unzuverlässigen Patienten oder bei jenen, welche eine Neigung zur Aggravation zeigen, ist die Reproduzierbarkeit der objektivierbaren Befunde, aber auch der Schmerzprovokation häufig für eine primär funktionell-organische Ursache hinweisend, auch wenn davon ausgegangen werden kann, daß der Patient Symptome entsprechend dem aktuellen Erlebnis angibt.
3. Palpation der Weichteile (Haut, Muskulatur, Irritationszonen)
4. Funktionelle Testung der autochthonen Muskulatur (Testung der Länge und der Kraft).

Passive Untersuchungen der Halswirbelsäule (Routine) (DVOŘÁK u. DVOŘÁK 1988)

Inklination/Reklination, Vorwärts-Rückwärtsknicken (Abb. 1, 2). Die Inklinations-Reklinationsbewegung findet im Bereiche der oberen HWS in einem Ausmaß von 15–20° statt.

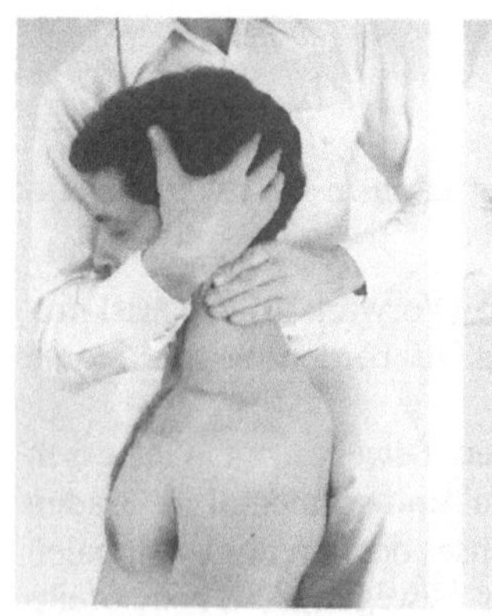

Abb. 1

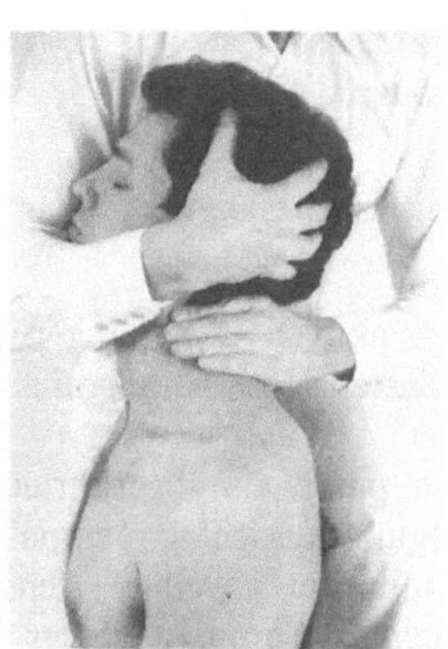

Abb. 2

Rotation aus Mittelstellung (Abb. 3, 4). Bei fixierter Schulter und sitzendem Patienten wird eine passive Rotation ausgeführt, die beim Normalen je 90° beträgt. Wird eine einseitige oder gar beidseitige Einschränkung der Beweglichkeit festgestellt, muß mit den nachfolgenden Techniken über eine primäre Einschränkung im Bereiche der oberen und unteren HWS differenziert werden.

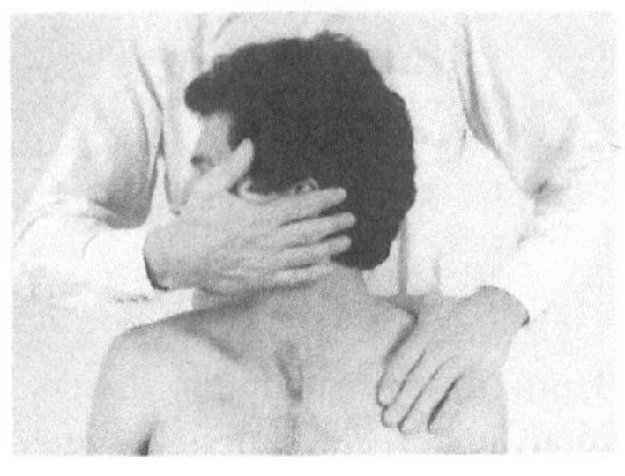

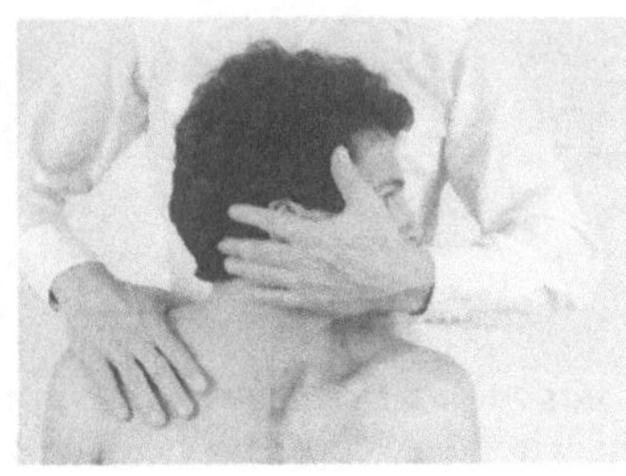

Abb. 3   Abb. 4

Rotation aus Flexion (Abb. 5, 6). Beim sitzenden Patienten wird eine maximale Inklination und Flexion der HWS durchgeführt. Dadurch werden die Segmente unterhalb des zweiten Halswirbels weitgehend verriegelt, resp. es werden die einzelnen Gelenke unterhalb des zweiten Halswirbels in eine Endstellung gebracht. Die Rotation aus dieser Stellung kann dann nur in den Kopfgelenken, v. a. im atlantoaxialen Gelenk durchgeführt werden. Die Norm beträgt 40–45° zu jeder Seite.

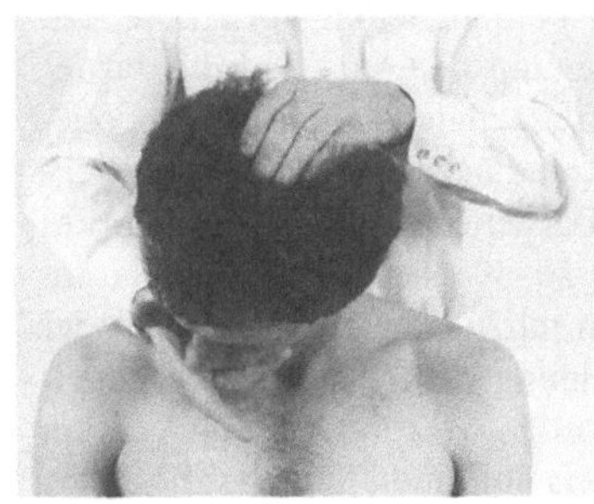

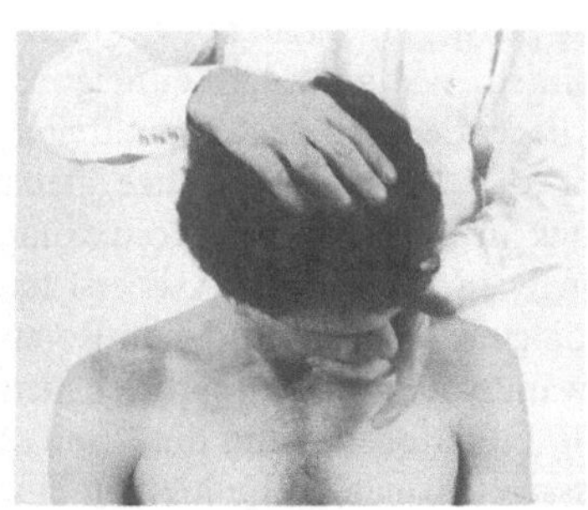

Abb. 5   Abb. 6

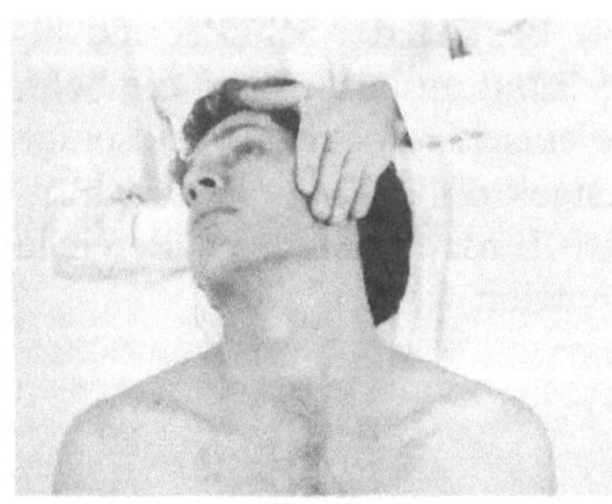 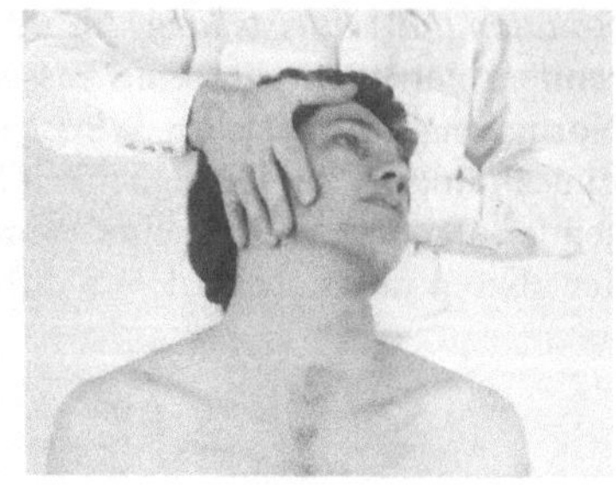

Abb. 7   **Abb. 8**

Rotation aus Extension (Abb. 7, 8). Beim aufrecht sitzenden Patienten wird der Kopf mit beiden Händen in der Parietalregion umfaßt, passiv rekliniert und extendiert. Bei diesem Manöver werden die Kopfgelenke weitgehend ausgefahren und wahrscheinlich durch Anspannung der Ligg. alaria auch fixiert. Die von nun an durchgeführte Rotation des Kopfes findet v. a. in den mittleren und unteren Segmenten der HWS und des zervikothorakalen Überganges statt. Die Norm beträgt je 60° (CAVIEZEL 1976; LEWIT 1970).

Seitneigung – gekoppelte Rotation (Abb. 9–11). Beim aufrecht sitzenden Patienten wird der Zeigefinger der untersuchenden Hand auf den Dornfortsatz des Axis gelegt, die übrigen Fingerkuppen des Untersuchers liegen auf den darunterliegenden Dornfortsätzen. Die andere Hand des Untersuchers wird auf die Parietalregion gelegt, um passiv eine Lateralflexion nach beiden Seiten vornehmen zu können. Während der Seitneigung beginnt der Axis und die darunterliegenden Segmente unmittelbar in die gleiche Richtung zu rotieren, d. h. die Dornfortsätze gleiten in die entgegengesetzte Richtung, in Richtung der Konvexität. Bei einer Rotation des Kopfes hingegen beginnt der Axis erst nach 20–30° der initial im Atlantoaxialgelenk stattgefundenen Rotation mitzudrehen. Das Fehlen der Zwangsrotation während der Seitneigung deutet auf eine segmentale Funktionsstörung hin. Eine sofortige Mitrotation des Axis bei passiver Rotation ergibt einen Hinweis auf eine atlantoaxiale Blokkierung.

136

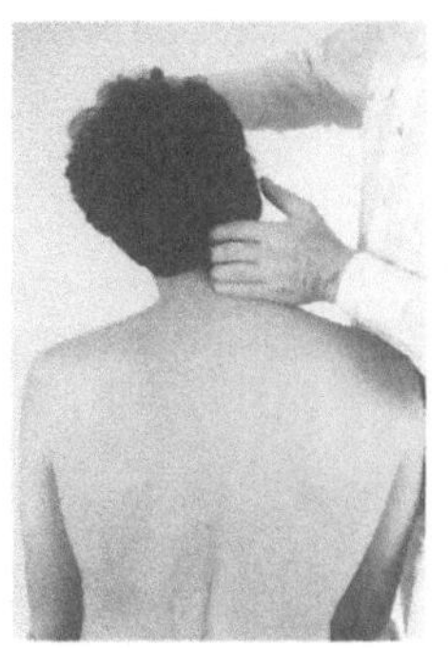
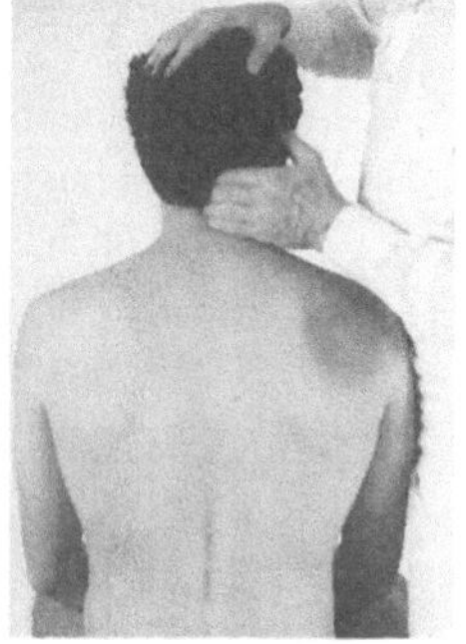
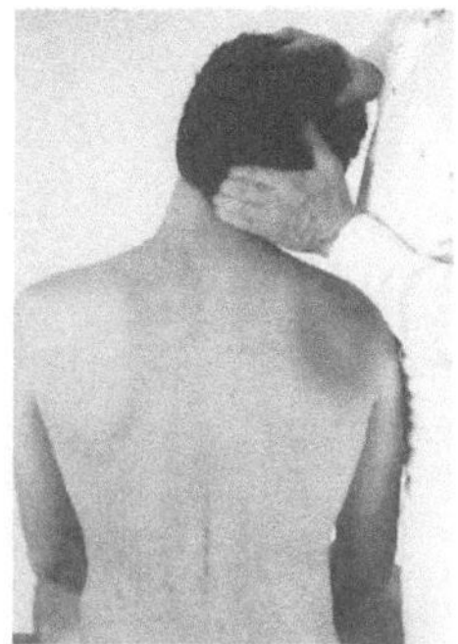

Abb. 9   **Abb. 10**   **Abb. 11**

Translatorisches Gleiten (Abb. 12, 13). Beim liegenden Patienten werden die Zeigefinger auf die Okzipitalschuppe gelegt, die Daumen auf die Mandibulae. Mit beiden Händen wird eine leichte axiale Traktion und eine translatorische Bewegung nach links und rechts ausgeführt. Bei dieser orientierenden Untersuchung wird v. a. auf die Asymmetrie und den durch die Bewegung induzierten Schmerz geachtet.

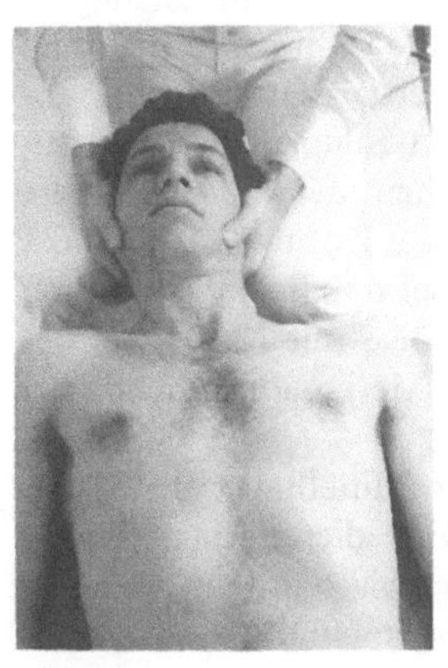
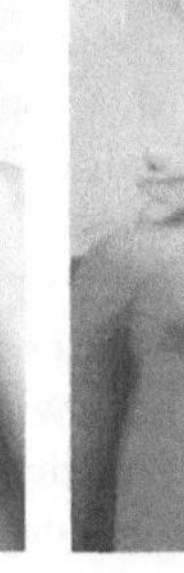

Abb. 12   **Abb. 13**

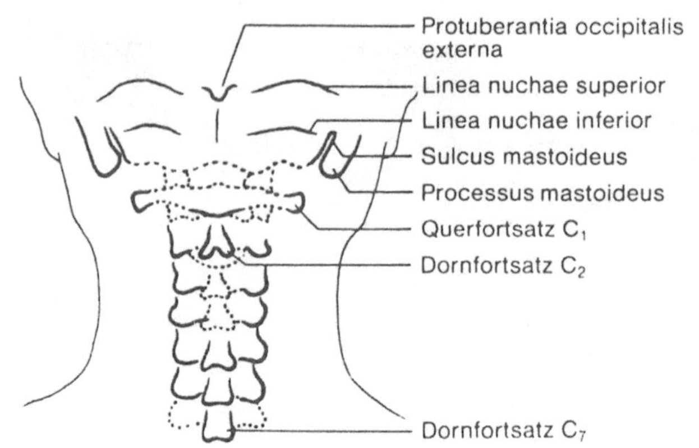

Abb. 14. (gezeichnet nach DVOŘÁK, DVOŘÁK 1988)

Palpation, ossäre Landmarken

Die Kenntnis der ossären Landmarken als Orientierungspunkte ist
für eine differenzierte Palpation der einzelnen Weichteile, insbesondere der Muskelinsertionen, unentbehrlich. Im Bereiche des Okziput wird die Protuberantia occipitalis externa, die Linea nuchae
superior und der Processus mastoideus mit dem zugehörigen Sulcus identifiziert (Abb. 14). Im Bereich der HWS wird der Atlasquer-
fortsatz zwischen dem Processus mastoideus und dem aufsteigen-
den Ast der Mandibula aufgesucht und die Symmetrie beurteilt.
Der Atlashinterbogen ist durch die Überlagerung der kräftigen subokzipitalen Muskulatur der Palpation nicht zugänglich. Hingegen
kann der Dornfortsatz des Axis mit Sicherheit identifiziert werden.
Bei schlanken Patienten können die einzelnen Dornfortsätze bis C7
(Vertebra prominens) gefunden werden. Bei maximaler Extension
der Halswirbelsäule gleiten alle Dornfortsätze mit Ausnahme des
siebenten Halswirbels in die Tiefe. Dieses Merkmal ist wichtig bei
der Festlegung der Höhenlokalisation.
Gleiten die palpierenden Finger von der Mittellinie lateralwärts
über den M. semispinalis capitis und wird dieser klammerartig
umfahren, so können die Gelenkfortsätze zwischen dem M. semispinalis capitis und dem M. longissimus capitis und cervicis gefunden werden (eine wichtige Orientierungslandmarke im Bereiche der

HWS). Häufig werden hier bei den etwas vorgewölbten Intervertebralgelenken schmerzhafte Manifestationen während der Palpation wahrgenommen. Diese schmerzhaften Punkte werden als segmentale Irritationszonen (CAVIEZEL 1976; SUTTER 1975; DVOŘÁK 1988) oder Tender points (JONES 1981) bezeichnet. Die zeitliche und qualitative Bindung der palpatorisch häufig druck-schmerzhaften Verquellung an den Wirbelbogengelenken ist eine ihrer wichtigsten Eigenschaften. Solange eine funktionelle Störung besteht, lassen sich die Irritationszonen nachweisen, verschwinden jedoch unmittelbar nach deren Behebung, was für die Therapiekontrolle äußerst wichtig ist. Die Beschreibung der segmentalen Irritationszonen basiert auf empirischen Beobachtungen. Ein anatomisch-histologisches Substrat wurde bis anhin aus begreiflichen, ethischen Gründen nicht gesucht.

Die Irritationszonen im Bereiche der HWS reagieren auf Provokationsprüfungen. Die Abnahme des Schmerzempfindens oder die Gewebsveränderungen geben uns jeweils die therapeutischen Richtungen des entsprechenden Segmentes an. Bei der Untersuchung bleibt der palpierende Finger mit konstantem Druck auf der schmerzhaften Irritationszone. Die andere Hand umfaßt den parietalen Teil des Kopfes und führt in der entsprechenden Region die Links- und Rechtsrotation durch (Abb. 15–18).

Ein wichtiger Bestandteil der palpatorischen Untersuchung ist die Suche nach schmerzhaften Insertionstendinosen der einzelnen Muskeln. Ein spondylogener Hartspann zeichnet sich typischerweise durch die Schmerzhaftigkeit bei der Querpalpation des Muskelbauches und schmerzhafter Insertion sowohl am Ursprung wie auch am Ansatz eines Muskels aus, wobei hier die Palpation in

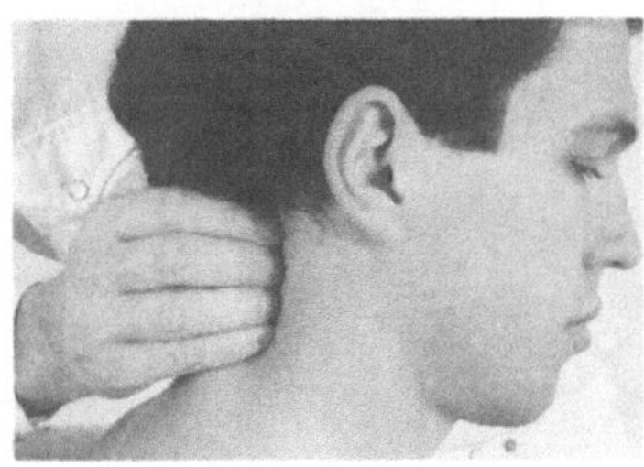

Abb. 15

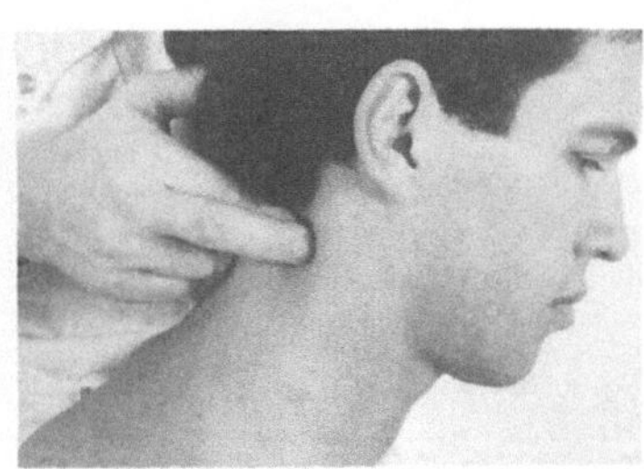

Abb. 16

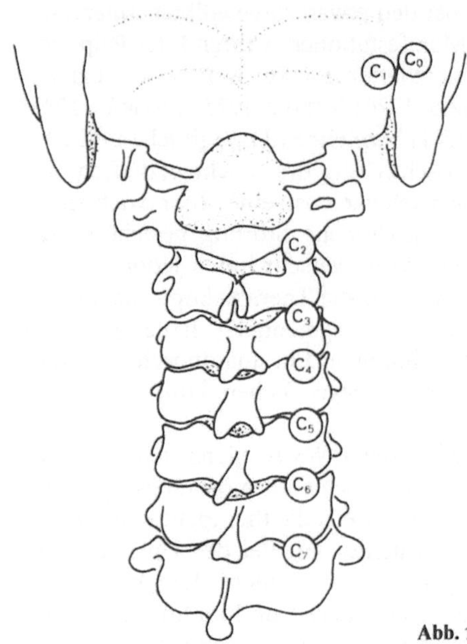

Abb. 17. (gezeichnet nach Sutter)

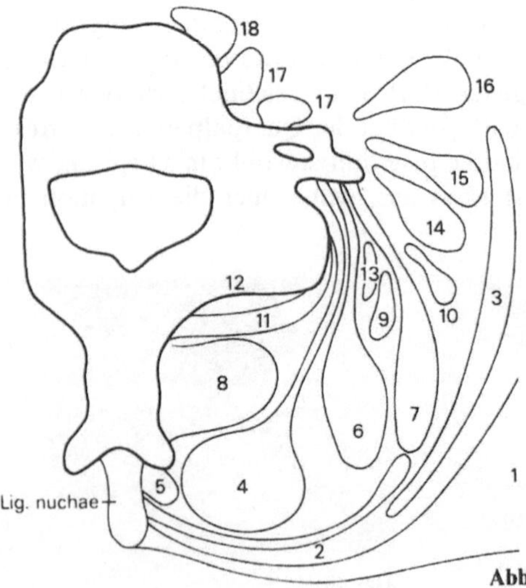

Abb. 18. (gezeichnet nach Sutter)

Richtung der einstrahlenden Fasern ausgeführt wird. Gerade im Bereiche der HWS ist die Palpation der subokzipitalen Muskulatur von Bedeutung, denn eine solche Funktionsstörung kann den häufig therapieresistenten subokzipitalen Kopfschmerzen zu Grunde liegen.

Funktionelle Testung der Muskulatur

Die aus vorwiegend langsamen (slow twitch) Fasern bestehende posturalen Muskeln der Schulter-Nackenregion neigen bei funktionellen Störungen bzw. bei Fehlhaltungen zu Verkürzung. Eine solche kann dementsprechend zu Bewegungseinschränkung bzw. zu pathologischen Bewegungsmustern führen. Diese Tatsache muß beim Therapiekonzept entsprechend berücksichtigt werden.

Bei den Routine-Untersuchungen sollen die Mm. scaleni, Mm. sternocleidomastoidei, M. trapezius getestet werden (DVOŘÁK u. DVOŘÁK 1988). Die Untersuchungstechnik ist aus Abb. 19–21 ersichtlich.

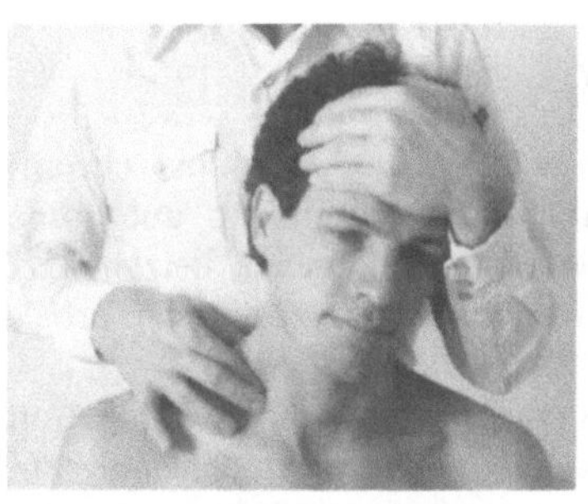

Abb. 19

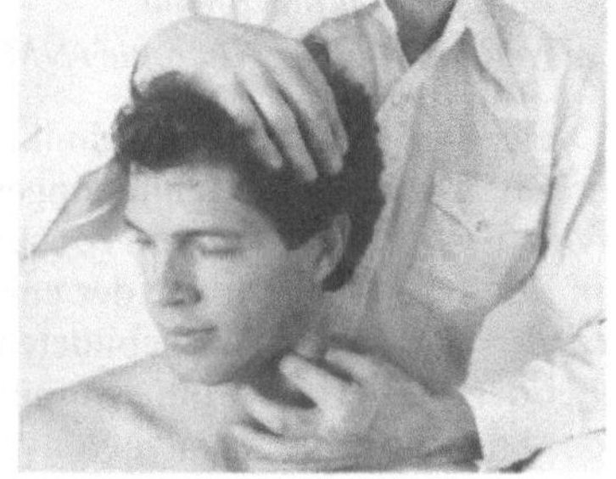

Abb. 20

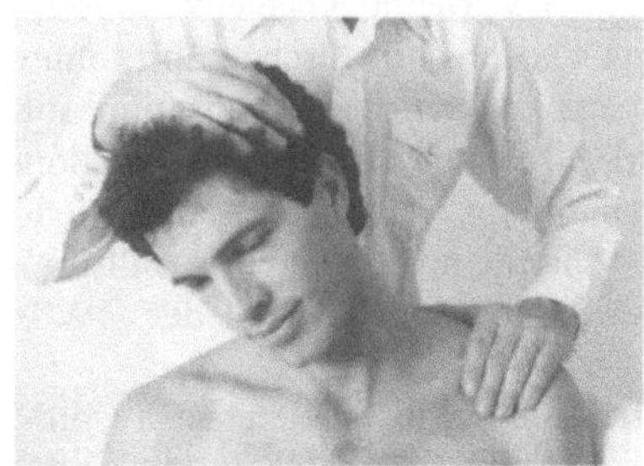

Abb. 21

Indikationen, Kontraindikationen, Komplikationen der manuellen Therapie der Halswirbelsäule

Als Kriterien zur Indikation für manuelle Therapie werden der lokale und/oder fortgeleitete Schmerz, die lokalen Weichteilveränderungen, die pathologische Bewegungseinschränkung, sei es segmental bzw. regional bedingt, sowie die muskuläre Dysbalance erachtet (SCHNEIDER, DVOŘÁK, DVOŘÁK, TRITSCHLER 1986).
Je differenzierter der Befund aufgenommen wird, um so gezielter kann die manuelle Therapie angewandt werden.

Konzept der Manuellen Therapie

Die manuelle Therapie wird im wesentlichen in drei Abschnitte eingeteilt:

- *Mobilisation ohne Impuls*
- *Mobilisation mit Impuls*
- *Neuromuskuläre Therapie (NMT)*

Diese drei Behandlungstechniken werden vor allem bei chronischen Leiden mit Heimübungen (Muskeldehnungen, autonome Mobilisation, isometrische Muskelkräftigung) ergänzt. Letzteres ist in der Regel die Aufgabe der eng mit den Ärzten zusammen arbeitenden und speziell ausgebildeten Physiotherapeuten.
Bei der Mobilisation ohne Impuls wird nach vorgängiger Fixation der benachbarten Segmente das zu behandelnde Segment langsam und stufenweise in Richtung der Bewegungseinschränkung entsprechend der räumlichen Anordnung der Wirbelbogengelenke mobilisiert. Die Mobilisation ohne Impuls wird sanft durchgeführt, ohne daß der Patient dabei Schmerz verspürt. Bei der Mobilisation mit Impuls (klassische Manipulation) wird nach vorgängiger Fixation der benachbarten Segmente (Vorspannung, Verriegelung) mit einem raschen, gezielten Impuls das zu behandelnde Segment mobilisiert. Große Bewegungsausschläge, insbesondere im Bereich der HWS, sind dabei zu vermeiden.
Unter den *neuromuskulären Therapien* werden diejenigen Techniken subsumiert, bei welchen die Muskelkraft und die dadurch her-

vorgerufenen neuromuskulären Reflexmechanismen zur Beweglichkeitsverbesserung und der Muskeldehnung dienen. Die segmentale bzw. regionale Mobilisation kann unter Ausnützung der direkten Muskelkraft der Agonisten (NMT I), durch die postisometrische Relaxation der Antagonisten (NMT II) und durch die reziproke Hemmung der Antagonisten (NMT III) durchgeführt werden. Bei diesen Techniken ist die Kenntnis der funktionellen Anatomie und der Biomechanik entscheidend. Die Anwendung neuromuskulärer Techniken als schonende Behandlungsart ist der klassischen Manipulationstechnik – gerade an der Halswirbelsäule – vorzuziehen, denn häufig kann dadurch eine Bewegungsverbesserung und Schmerzlinderung bewirkt werden. Diese Techniken können auch bei älteren Patienten mit Zervikalsyndrom Anwendung finden, denn die neurovaskulären Strukturen werden dadurch keineswegs übermäßig beansprucht.

Kontraindikationen der manuellen Therapie an der Halswirbelsäule

Wie bei allen anderen passiven physiotherapeutischen Behandlungen ist die manuelle Therapie bei sämtlichen osteolytischen Prozessen und anderen intra- und extradural liegenden Tumoren absolut kontraindiziert. Auch entzündliche Prozesse, z. B. eine chronische Polyarthritis, die häufig auch die HWS befällt, bedeuten für die manuelle Therapie, insbesondere für Mobilisation mit Impuls, eine Kontraindikation. Traumatische wie auch entzündlich bedingte Instabilitäten der oberen und unteren HWS sind weitere, wichtige Kontraindikationen für die manuelle Therapie. Eine akute, zervikale Diskushernie wie auch frische Weichteilverletzungen der HWS sind Kontraindikationen für die manuelle Therapie. Bei letzteren können allerdings beim Übergang zum chronischen Stadium, d. h. nach 6–8 Wochen, zunächst neuromuskuläre Therapien, allenfalls auch bei segmentalen Blockierungen die Mobilisation mit und ohne Impuls angewendet werden. Bei chronifizierten Fällen nach HWS-Verletzungen soll von wiederholenden Mobilisationen bzw. Manipulationen abgesehen werden, viel eher soll der Patient zur Durchführung von Heimübungen motiviert werden.
Vaskulär bedingte Schwindelzustände im Rahmen einer vertebrobasilären Insuffizienz wie auch Patienten mit vaskulären Risikofak-

toren sollen beim Auftreten eines Zervikalsyndroms nicht mit Mobilisation mit oder ohne Impuls behandelt werden. Auch hier kommt den neuromuskulären Therapien Bedeutung zu.

Wird eine sorgfältige Differentialdiagnose wie auch eine manualmedizinische Untersuchung durchgeführt, sind die Kontraindikationen ausgeschlossen, dann ist die manuelle Therapie in der Hand eines geübten Arztes als ungefährliche Methode zu betrachten. Zwar werden immer wieder Komplikationen der manuellen Behandlung in der Literatur beschrieben (KRUEGER u. OKAZAKI 1980; LÄDERMANN 1981; PRATT-THOMAS u. BERGER 1947; SCHMITT 1978; DVOŘÁK u. DVOŘÁK 1988), doch sind diese, wie eine Umfrage bei der Schweiz. Ärztegesellschaft für Manuelle Medizin zeigte (DVOŘÁK u. V. ORELLI 1982), sehr selten. Eine ernsthafte neurologische Komplikation tritt auf etwa 400000 Manipulationen der HWS einmal auf, eine durch die Manipulation bewirkte Schmerzzunahme oder Auftreten eines intermittierenden Schwindels tritt einmal pro 40000 Behandlungen auf. Am häufigsten liegt den neurologischen Komplikationen entweder eine mechanische Läsion oder ein reflektorisch entstandener Spasmus der A. vertebralis zugrunde. Treten bei der Untersuchung bzw. bei der Probebehandlung Symptome wie Schwindel, Nausea oder gar Nystagmus auf, so soll von weiteren Behandlungen abgesehen werden.

Literatur

Caviezel H (1976) Klinische Diagnostik der Funktionsstörungen an den Kopfgelenken. Schweiz Rundschau Med Praxis 65: 1037

Dvořák J, Dvořák V (1988) Manuelle Medizin: Diagnostik, 3. überarb. u. erw. Aufl. Thieme, Stuttgart

Dvořák J, Orelli F von (1982) Wie häufig sind Komplikationen nach Manipulation der Halswirbelsäule? Fallbericht und Ergebnisse einer Umfrage. Schweiz Rundschau Med Praxis 71: 64–69

Jones LM (1981) Strain and Counterstrain. The American Academy of Osteopathy, Colorado Springs

Krueger RK, Okazaki H (1980) Vertical basial distribution infraction following chiropractic cervical manipulation. Mayo Clin Proc 55: 322–323

Lädermann SP (1981) Accidens of spinal manipulation. Annals of the Swiss Chiropractors' Association Vol. 7: 161–208

Lewit K (1987) Manuelle Medizin im Rahmen der medizinischen Rehabilitation.
5. Aufl. Urban Schwarzenberg Verlag
Pratt-Thomas HR, Berger KE (1947) Cerebellar and spinal injuries after chiropractic manipulation. JAMA 113: 600–603
Schmitt HP (1978) Manuelle Therapie der Halswirbelsäule. MM 4: 71–77
Schneider W. Dvořák J, Dvořák V, Tritschler W (1986) Manuelle Medizin: Therapie. Thieme, Stuttgart
Sutter M (1975) Wesen, Klinik und Bedeutung spondylogener Reflexsyndrome. Schweiz Rundsch Med Praxis 64: 42

Chirurgische Interventionen an der Halswirbelsäule

D. Grob

Einleitung

Für chirurgische Interventionen an der Halswirbelsäule sind uns vor allem auf Grund anatomischer Verhältnisse, jedoch auch aus mechanischen und technischen Überlegungen bis heute Grenzen gesetzt. Der relativ einfache chirurgische Ersatz einer nicht (mehr) funktionsfähigen anatomischen Einheit stößt an dem komplexen Organ der Halswirbelsäule auf bisher unüberwindliche Schwierigkeiten und kann diesbezüglich keinesfalls mit den Interventionsmöglichkeiten der großen Körpergelenke verglichen werden. Wir haben uns bei chirurgischen Korrekturen am kranialsten Teil unseres Achsenorgans deshalb auf die relativ einfachen Eingriffe zu beschränken:

1. Stabilisierung/Neutralisierung
2. Dekompression
3. Stellungskorrektur
4. Kombinationseingriffe (Tumoren, Entzündungen)

Bei allen drei Möglichkeiten hat dabei der Grundsatz vorzuherrschen, möglichst wenig in die ursprüngliche Physiologie und Anatomie der Halswirbelsäule einzugreifen bzw. die durch die Intervention bedingten Veränderungen möglichst zu neutralisieren. Es wird also immer danach zu streben sein, den Eingriff auf *möglichst wenige Segmente* zu reduzieren, entfernte Strukturen zu *ersetzen* oder dadurch ausgefallene Funktionen zu *kompensieren,* falls sie zu tragenden Teilen der Halswirbelsäule gehören.

Indikationen

Die Indikationen ergeben sich aus den Interventionsmöglichkeiten:

Indikation	*Eingriff*
Instabilität	Stabilisierung
Arthrose, Deformität	Neutralisierung (Spondylodese)
Kompression neurologischer oder vaskulärer Strukturen	Dekompression (Spinalkanal, Foramen)
Fehlstellung	Stellungskorrektur

Diagnostik

Nach wie vor ein weitgehend ungelöstes Problem stellt die Diagnostik dar. Hierzu einige Bemerkungen: Um den oben erwähnten Kriterien genüge zu tun, ist es unerläßlich, eine *exakte Lokalisation* der Pathologie zu erreichen. Diese Forderung stellt im Falle einer C1/2-Instabilität bei einem an Polyarthritis erkrankten Patienten keine Schwierigkeit dar, ist doch der atlantoaxiale Abstand in der Flexionsaufnahme ohne weiteres erkennbar. Ganz anders können die Verhältnisse bei posttraumatischen Zuständen sein: Diskrete radiologisch erkennbare Gelenkabnützungen in einem Segment sind sorgfältig gegen einen angedeutet vermehrten Bewegungsausschlag in einem nächsten Segment als Schmerzverursacher abzuwägen; zur Klärung dieser Situation sind oft invasive Abklärungsmethoden, die ihrerseits wiederum eine nicht zu vernachlässigende Komplikationsrate aufweisen, anzuwenden:

- Gelenkinfiltration
- Diskographie
- Mobilitätsprüfungen in Narkose
- Myelographie
- MR
- CT (Myelo-CT)

Bei grundsätzlich verschiedenen anatomischen und mechanischen Verhältnissen werden die obere Halswirbelsäule (Okziput bis C2) von der unteren (C2 bis T1) getrennt abgehandelt.

Eingriffe an der oberen Halswirbelsäule

Stabilisierende/neutralisierende Eingriffe

Die zur Diskussion stehenden Stabilisationsverfahren umfassen die Spondylodese von C1/C2 bzw. vom Okziput bis C2. Die atlantookzipitale Stabilisation wird äußerst selten notwendig und wurde in unserem Krankengut nur einmal isoliert durchgeführt. Die Stabilisation der oberen Halswirbelsäule bietet in verschiedener Hinsicht spezielle technische Probleme:

1. Abgesehen von der oft verminderten Knochendichte bei chronischen Entzündungen finden sich bei Atlas und Axis oft schlanke Knochenstrukturen, die einer kräftigen Fixation mittels Draht oder Schraube entgegenstehen.
2. Das verhältnismäßig hohe Gewicht des Kopfes und der kurze Hebelarm bis C2 erschweren eine zuverlässige Stabilisierung.
3. Bei der okzipitoaxialen Fusion werden Gelenke überbrückt, die einen entscheidenden Teil der gesamten Halswirbelsäulenbeweglichkeit ausmachen. Die Ausschaltung dieser Gelenke erschwert die Orientierung im Raum erheblich, wodurch die Möglichkeit einer Ruhigstellung unmittelbar postoperativ erschwert werden kann.

Dorsale atlantoaxiale Fusionen

Indikation zur Stabilisierung/Neutralisierung C1/2:

- Atlantoaxiale Instabilität (traumatisch, entzündlich, PcP)
- Fehlstellungen C1/2
- schmerzhafte Arthrose C1/2
- begrenzte tumoröse und entzündliche ossäre Destruktionen
- Mißbildungen

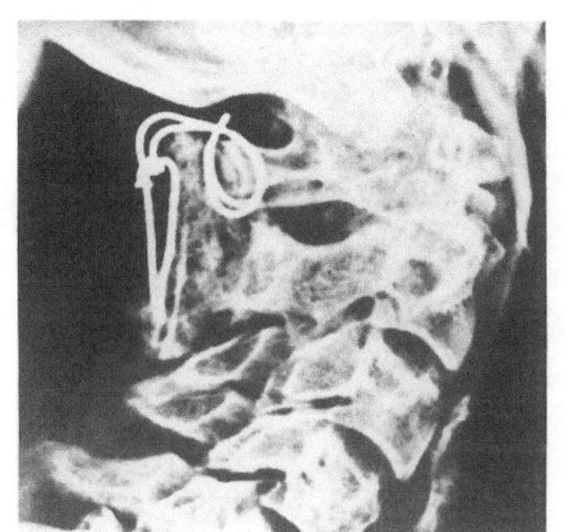

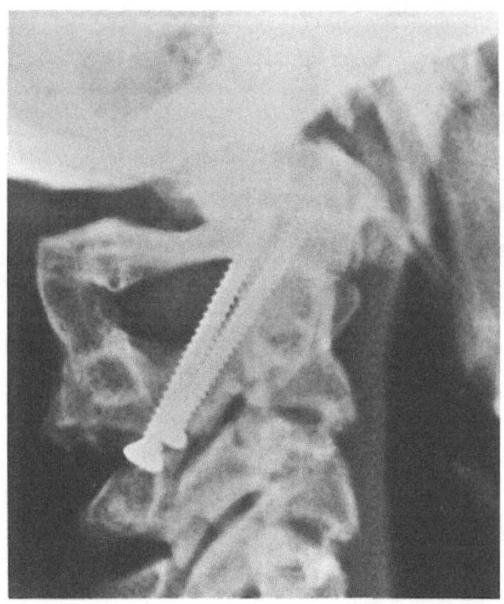

Abb. 2. Transartikuläre Verschraubung nach MAGERL. Durch die Fixation beider Gelenke und der zusätzlichen Anlagerung eines dorsalen Spanes erreicht man eine Dreipunktefixation, die in jeder Richtung des Raumes Stabilität gewährleistet

Dorsale okzipitozervikale Fusionen

Indikation zur Stabilisierung/Neutralisierung C0-C2:

- Komplexe Verletzungen mit Einbezug C0-C2
- Gelenksdestruktionen (entzündlich/traumatisch) C0-C2
- Assimilationsstörungen mit kompensatorischer Hypermobilität C1/2
- Tumoröse und entzündliche ossäre Destruktionen
- Mißbildungen

Die Verwendung von Cerclagen (BRATTSTRÖM u. GRANHOLM 1973), Stahlbügeln (CROCKARD et al. 1986) mit und ohne Verstärkung mit Methylmetacrylat (GSCHWEND 1977) (Abb. 3) haben vor allem den Nachteil, wenig Stabilität in axialer bzw. translatorischer Richtung zu gewährleisten. Zusätzlich wird das Operationsrisiko durch sublaminäre Drahtführungen erhöht oder die Stabilität der gesamten

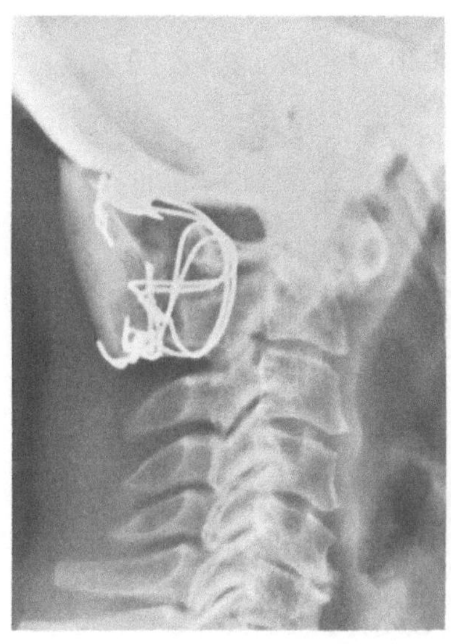

Abb. 3. Okzipito-zervikale Fusion mit Okziputschrauben und Zement-Knochenverbund. Trotz stabiler Verbindung und zuverlässiger Fusion konnte eine vollständige Reposition der atlantoaxialen Fehlstellungen nicht erreicht werden (PCP)

Konstruktion durch Drahtfixation an allzu oft schwach ausgebildeten Dornfortsätzen gefährdet. Zuverlässigere Fixationen können mit Platten und Verschraubungen erreicht werden. Durch die Schraubenverankerung im Okziput und segmental in allen unteren Etagen außer in C1 kann eine stabile und maßgeschneiderte Sofortstabilität erreicht werden. Eine zusätzliche Anlagerung von Knochenspänen ist normalerweise erforderlich. Zur Anwendung gelangen wahlweise Y-Platten, 3,5 mm-Rekonstruktionsplatten oder Drittelrohrplatten aus dem AO-Sortiment (Abb. 4).

Ventrale Stabilisationsverfahren

Indikationen zur ventralen Stabilisation/Neutralisation:

- gleichzeitige Instabilität und Kompression (C0–C2)
- eindeutig ventrale Instabilität
- dorsale Irreponibilität einer Fehlstellung

Ventralseits kommen an der oberen Halswirbelsäule vor allem dekompressive Eingriffe in Frage (s. u.). Bei zuverlässigen dorsalen

151

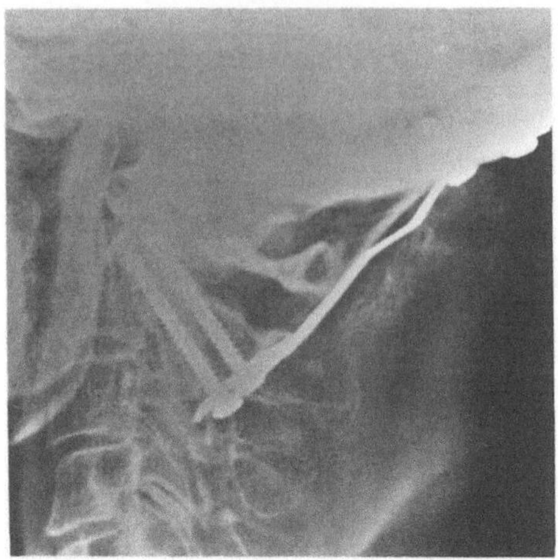

Abb. 4. Fusion Okziput-C2: Die transartikuläre Verschraubung wurde kombiniert mit einer Platte, die mittels Schrauben am Okziput fixiert wird. Zusätzliche Spananlagerung. Indikation: Schwerste C0/C1-, C1/C2-Arthrose

Strukturen kann in den Massae laterales bzw. in den Gelenkfortsätzen des Axis eine Schraubenverankerung und Plattenfixation erfolgen.
BÖHLER (1982) propagiert bei frischen Densfrakturen die direkte Verschraubung zwecks Stabilisierung und realisiert damit das Prinzip der direkten Frakturverschraubung an der oberen HWS, wie es bei den Extremitäten gebräuchlich ist (Abb. 5 und 6).

Dekompressive Eingriffe an der oberen HWS

Die Kompression des Rückenmarkes in dieser Gegend bekommt durch die Nähe des Hirnstammes eine besondere Bedeutung. Allgemein gilt, daß dekomprimiert werden soll, indem das verursachende Agens der Dekompression möglichst direkt entfernt werden soll.
Nur in Ausnahmefällen hat es deshalb einen Sinn, die Dekompression von dorsal durch Entfernung des Atlasbogens bzw. durch Erweiterung des Foramen magnums vorzunehmen, wenn die Kom-

152

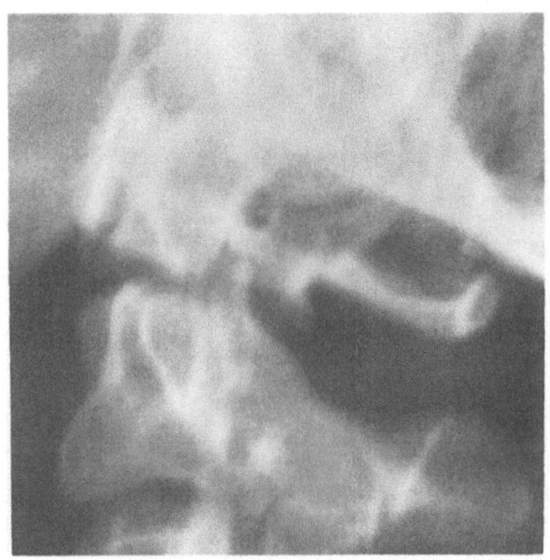

Abb. 5. Densfraktur vom Typ 1. Diese zu Pseudarthrose neigende Frakturform eignet sich für die direkte Verschraubung

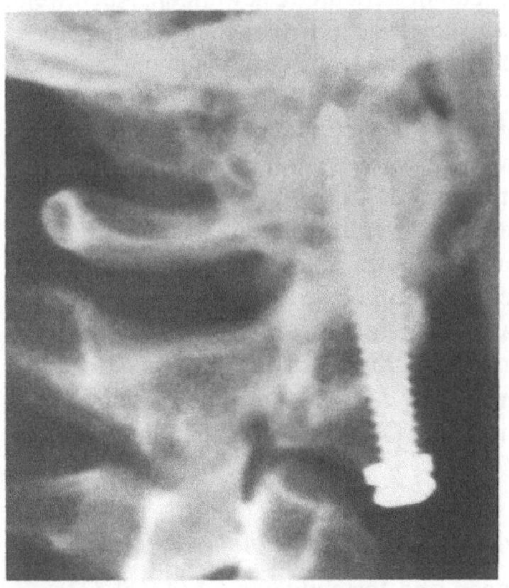

Abb. 6. Verschraubung der Densfraktur (Abb. 5) unter Anwendung von zwei 3,5er AO-Schrauben. Durch Anwendung des Zugschraubenprinzips kann die Fraktur unter Kompression gesetzt werden

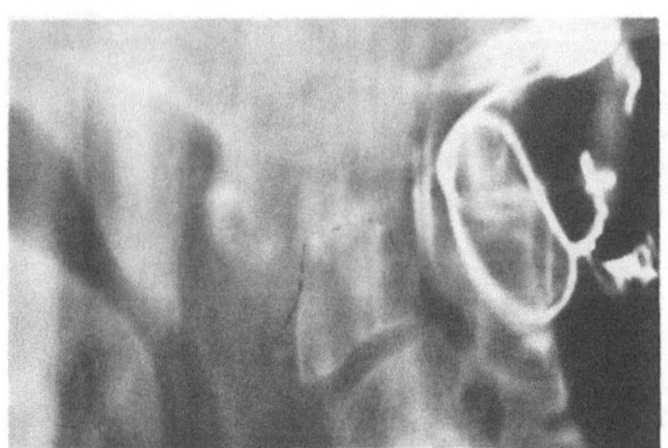

Abb. 7. Status nach transoraler Densresektion bei Polyarthritis

pression durch einen ins Foramen eintretenden Dens verursacht wird bzw. durch entzündliches Weichteilgewebe retrodental, wie es häufig bei Polyarthritikern anzutreffen ist (Abb. 7).

Durch die Resultate und Publikationen von LOUIS (1982) und CROCKARD et al. (1986) haben die ventralen Zugänge, insbesondere der transorale Zugang, erneut an Bedeutung gewonnen. Auch wenn die Indikationen nach wie vor beschränkt bleiben dürften, ist es sinnvoll, Pathologien, die im direkten Zusammenhang mit dem Dens axis bzw. den ihn umgebenden Weichteilen in Zusammenhang stehen, von ventral anzugehen. Entsprechend den Erfahrungen der genannten Autoren bietet der transorale Zugang wenig technische Schwierigkeiten und Risiken. Nebst direkten zusätzlichen Stabilisationsverfahren von ventral werden Kombinationseingriffe mit Dekompression von ventral und Stabilisation von dorsal empfohlen (CROCKARD et al. 1986). Neben den transoralen Zugängen werden auch hohe antero-laterale Zugänge an der Halswirbelsäule angegeben (DE ANDRADE u. MACNAB 1969; HENRY 1959), die jedoch wegen der Komplexität der Anatomie in diesem Gebiet nicht unumstritten sind und vom Operateur große Erfahrungen verlangen.

Stellungskorrekturen an der oberen Halswirbelsäule

Indikationen: Fehlstellungen und Instabilitäten C1/2 (C0–C2)

Diese werden meist im Bereich C1/2 angewendet. Das Hauptproblem besteht dabei, die Bewegung in translatorischer Hinsicht

154

(Densarosion, Insuffizienz des Lig. transversum, Densfraktur)
sowie die Rotationsbewegungen zu neutralisieren. Die transartikuläre Verschraubung ist bis dahin das einzige Verfahren, das sowohl
die Rotationsstabilität wie auch die Instabilität in translatorischer
Hinsicht gewährleistet. Die Verschraubung erfolgt in reponiertem
Zustand, deren Stellung unter Bildwandlerkontrolle intraoperativ
verifiziert werden kann.

Verfahren an der unteren Halswirbelsäule (C2–D1)

Über die Wahl des Zugangsweges, ventral oder dorsal, sollte einerseits der Ort des pathologischen Geschehens, andererseits die erforderliche Stabilität entscheiden. Die dorsalen Verfahren, insbesondere die Laminektomien mit Resektion der Gelenke, erfordern eine
zusätzliche Stabilisierung, damit einer sekundären postoperativen
Kyphosierung vorgebeugt werden kann, dies speziell bei Kindern
und Jugendlichen.

Stabilisierende Verfahren an der unteren Halswirbelsäule

Indikationen:

- Traumatische Instabilitäten
- Tumordestruktion
- Entzündliche Substanzdefekte
- Status nach Entfernung tragender Strukturen (Dekompression)
- Gelenkdestruktion (traumatisch, arthrotisch)

Kompensatorisch bedingte vermehrte Abnützungen in Nachbarseg-
menten einer Fusion sind bekannt (MESTDAGH 1987). Obgleich
diese nur in seltenen Fällen zur Erweiterung einer Spondylodese
zwingen, sollte die Fusionsstrecke so kurz und gezielt wie möglich
erfolgen. Als Ausnahme gilt die Polyarthritis. Da hier die Knochen-
qualität in der Regel mangelhaft ist, droht ein Ausriß der ossären
Verankerung und ein sekundäres Abgleiten. Die Einschränkung
der Segmentzahl hat hier einer suffizienten Verankerung zu weichen.
Da bei dorsalem Vorgehen Drahtfixationen – sublaminär oder am
Processus spinosus – keine zuverlässige Stabilität in axialer Rich-

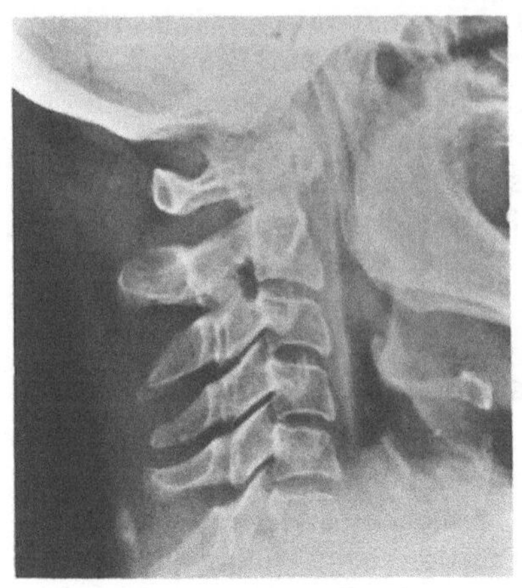

Abb. 8. Ältere traumatische diskoligamentäre Verletzung. Die Verletzung ist erkennbar am vergrößerten interspinösen Abstand C5/6 sowie an der Verkalkung des Ligamentum supraspinosum C5/6. Die 55jährige Patientin leidet an hartnäckigen Zerviko-Brachialgien

tung, bei ventralem Defekt auch nicht in Extensionsrichtung gewährleisten, verwenden wir auch an der unteren Halswirbelsäule nach Möglichkeit die Schraubenfixation (ROY-CAMILLE et al. 1983), (GROB u. MAGERL 1987b) in Kombination mit der eigens für die HWS entwickelten Hakenplatte (Abb. 8) (GROB u. MAGERL 1987b) oder bei längeren Fusionsstrecken Drittelrohrplatten oder 3,5 mm-Rekonstruktionsplatten. Liegt der Grund zur Instabilität ventral, gelangen druckfeste Knochenspäne mit oder ohne Plattenfixation zur Anwendung. Auf ein zusätzliches Metallimplantat kann verzichtet werden, wenn nur ein Segment betroffen ist bzw. wenn die dorsalen Strukturen intakt sind (reine Flexionsverletzungen, rein ventraler Tumor). In Einzelfällen können kombinierte vordere und hintere Stabilisationen erforderlich werden (Tumoren, Frakturen). Bei zusätzlichem ventralem Implantat hat sich die Hohlschraubenplatte nach MORSCHER et al. (1986) (s. u.) bewährt.

Dekompressive Eingriffe der unteren Halswirbelsäule

Bei dekomprimierenden Eingriffen an der unteren HWS wird die entsprechende neurologische Struktur vom raumfordernden, meist degenerativen Gewebe befreit. Wiederum besteht die Schwierigkeit, in einer allgemein degenerativ veränderten Wirbelsäule das „schuldige" Segment zu lokalisieren. Dies mag bei einer lokalisierten Diskushernie oder Foramenstenose relativ einfach sein, kann aber bei generalisierter, fortgeschrittener Abnützung ein delikates Problem darstellen. Die modernen bildgebenden Verfahren sind bei der Segmentlokalisation zwar eine unschätzbare Hilfe, können aber auch durch die Klarheit der Darstellung zur Überbewertung nebensächlicher Befunde verleiten. Es ist daher zu fordern, daß *niemals nur auf Grund eines radiologisch erhobenen Befundes operiert werden soll* – mag er auch eine noch so deutliche Pathologie beweisen –, sondern es muß auf die *klinisch-neurologische Übereinstimmung* geachtet werden.

Dorsale Eingriffe

Indikation zur dorsalen Dekompression:

- Ossifikation des hinteren Längsbandes
- mehrsegmentale, zentrale Stenosen (degenerativ)
- (weiche, laterale Diskushernien)

Die Technik der *Laminoplastik* (Abb. 9) wurde in Japan zur Therapie des dort häufig vorkommenden Syndromes der Verkalkung des dorsalen Längsbandes mit Spinalkanaleinengung entwickelt (HIRABAYASHI et al. 1983). Inzwischen wurden verschiedene Varianten dieses Vorgehens entwickelt. Im wesentlichen besteht die Methode in der Erweiterung des Spinalkanales, indem die Lamina auf mehreren Etagen dorsal aufgeklappt wird und dadurch dem Duralsack in der lordotischen Halswirbelsäule ein Ausweichen nach dorsal gestattet. Falls nicht ohnehin eine weitgehende spondylotische Rigidität besteht, fügen wir auch diesem Eingriff eine zusätzliche Fixation bei. Dieses Verfahren kommt bei mehrsegmentaler, zentraler Stenose in Betracht. Bei lateralen, weichen Diskushernien im Zervikalbereich kann ebenfalls durch eine partielle Hemilaminektomie eine Exzision des Luxates erfolgen. Die engen Verhältnisse dieses Zuganges verbieten jedoch eine ausgedehnte Revision bei zusätzlichen ossären Engnissen und gefährden zudem die Integrität des entsprechenden Facettengelenkes, so daß für Diskushernien eher die ventralen Zugänge geeignet erscheinen.

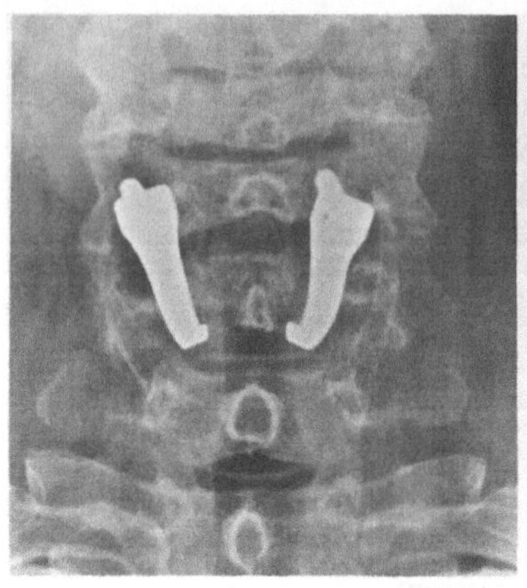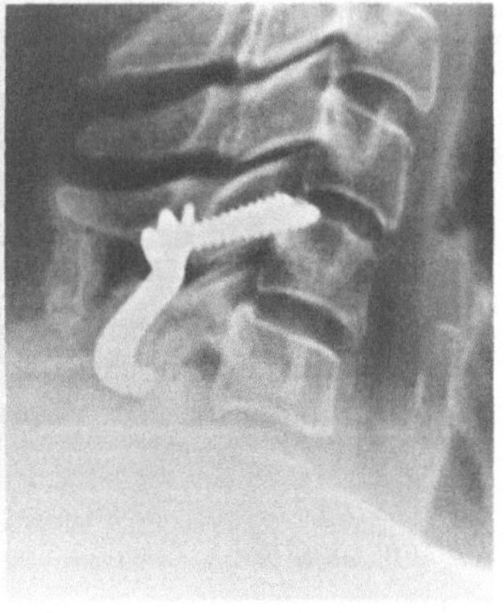

Abb. 9. Status nach dorsaler Stabilisierung mittels Hakenplatte des Segmentes C5/6. Mittels der beiden Hakenplatten sowie dem dorsal eingebrachten Span entsteht eine unmittelbare Sofortstabilität mit erleichterter postoperativer Nachbehandlung

Ventrale Vorgehen

Indikation zur ventralen Dekompression:

- Mono (bi-)segmentale, degenerative Stenosen
- „weiche" und „harte" Diskushernien, Uncarthrosen
- Frakturen mit Einengung des Spinalkanales
- Tumoreinengungen

Monosegmentale und vor allem laterale Stenosen mit Beteiligung des Recessus lateralis und des Foramen transversum werden vorzugsweise von ventral angegangen. Hierzu gehören die eigentlichen Diskushernien mit Ruptur des Anulus fibrosus und Herniation des Nucleus pulposus bzw. dessen Protrusion mit klinischer Stenosesymptomatik (sog. „weiche" Diskushernie), aber auch die degenerativen Veränderungen der Wirbelkörperendplatten mit osteophytären Einengungen und die raumfordernde Uncarthrose mit Einengung des Wurzelkanales und des Foramen transversums (sog. knöcherne oder „harte" Diskushernie) (Abb. 10 und 11).
Es werden dabei von ventral nach Entfernung des Diskusmateriales die Hernie und/oder die Osteophyten sorgfältig entfernt. Die

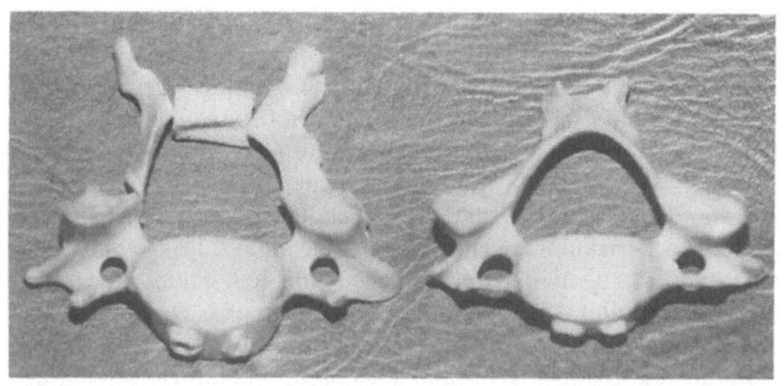

Abb. 10. Laminoplastik. Durch Eröffnen des Wirbelbogens und Spaninterposition kann der Spinalkanalquerschnitt vergrößert werden

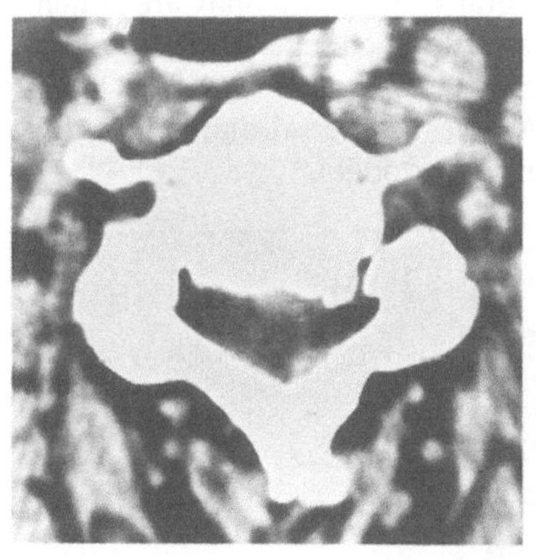

Abb. 11. „Harte" Diskushernie. Deutlich ist im Computertomogramm die Einengung des Recessus lateralis links mit Unkarthrose erkennbar

Frage, ob eine interkorporelle Fusion an einen solchen Eingriff angeschlossen werden soll oder nicht, ist kontrovers. Wir vertreten die Ansicht, daß durch die zusätzliche Aufspreizung durch den in den Intervertebralraum eingebrachten Span sowohl das hintere Längsband gestreckt werden kann als auch die Gelenkflächen in die ursprüngliche Lage gebracht werden, was einerseits den Spinalkanal und andererseits den Recessus erweitert. Eine zusätzliche Plattenfixation ist bei sonst intakten anatomischen Verhältnissen höchstens bei mehrsegmentigen Eingriffen notwendig.

Letzteres gilt selbstverständlich nicht bei *frakturbedingten Dekom-pressionen,* da gewöhnlich komplexe Verletzungen mit erheblicher Instabilität des betroffenen Wirbelsäulenabschnittes vorliegen. Hier hat sich die Hohlschrauben-Titanplatte von MORSCHER et al. (1986) bewährt. Nach der Entfernung des zerstörten Wirbelkörpers sowie der im Spinalkanal protrudierten Fragmente und den angrenzenden Bandscheiben wird ein entsprechender Beckenspan in den entstandenen Leerraum eingepaßt. Abschließend erfolgt die Sicherung der Stabilität mit den Hohlschrauben und der Platte, die in den benachbarten intakten Wirbelkörpern Halt finden. Der Vorteil dieser Fixationsmethode liegt einerseits in der Winkelstabilität, die die Schrauben gegenüber der Platte aufweisen, und andererseits in der Unmöglichkeit des Zurückdrehens und Lockerung der Schrauben durch den speziellen Klemmechanismus.

Die klinische Relevanz der von JUNG u. KEHR (1976) hervorgehobenen Einengung der Arteria vertebralis durch osteophytäre Einengung des Foramen transversum ist vermutlich seltener als ursprünglich angenommen. Von den genannten Autoren wird die Operationstechnik der Befreiung der Arterie von dorsal und von ventral angegeben (Foraminotomie, Transversektomie).

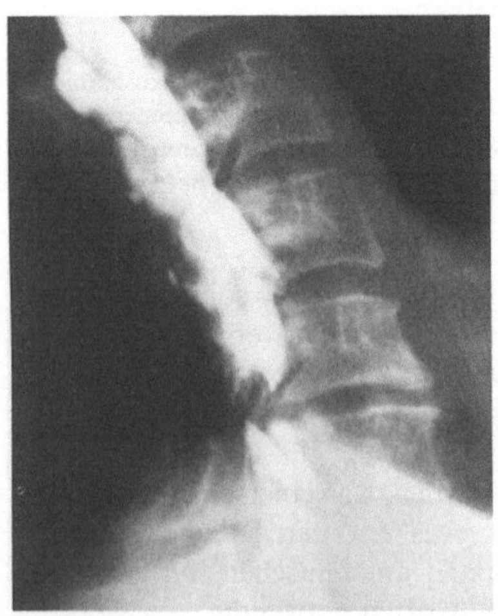

Abb. 12. Im Myelogramm ist deutlich eine Einengung der Kontrastmittelsäule sichtbar. Solche monosegmentalen Stenosen eignen sich zur operativen Dekompression

Indikation zur Stellungskorrektur an der unteren Halswirbelsäule:

- Posttraumatische Fehlstellungen
- Fehlstellungen durch rheumatische Erkrankungen, Tumordestruktion
- iatrogene Fehlstellungen (ausgedehnte Laminektomien)

Entsprechend der Biomechanik Kopf-Hals-Rumpf handelt es sich hier meistens um Korrekturen von kyphotischen Fehlstellungen. Außer bei frischen Verletzungen oder Kyphosen geringen Ausmaßes wird deshalb ein ventrales Vorgehen gewählt, da eine Abstützung bzw. Aufspreizung eine zuverlässigere Korrektur erlaubt als eine alleinige Zuggurtung von dorsal (Abb. 12).

Bei Polyarthritikern und gelegentlich beim Morbus Bechterew werden Stellungskorrekturen notwendig (Abb. 13). Sind bei der ersteren durch osteoligamentäre Insuffizienz ausgedehnte mehrsegmentale Korrekturen notwendig, kann bei der ossär bedingten Kyphosierung beim Morbus Bechterew eine Aufrichteosteotomie im zervikothorakalen Übergang eine genügende Aufrichtung gestatten.

Die gelegentlich bei Tumoren notwendigen ausgedehnten Laminektomien an der Halswirbelsäule können zu erheblichen sekundären,

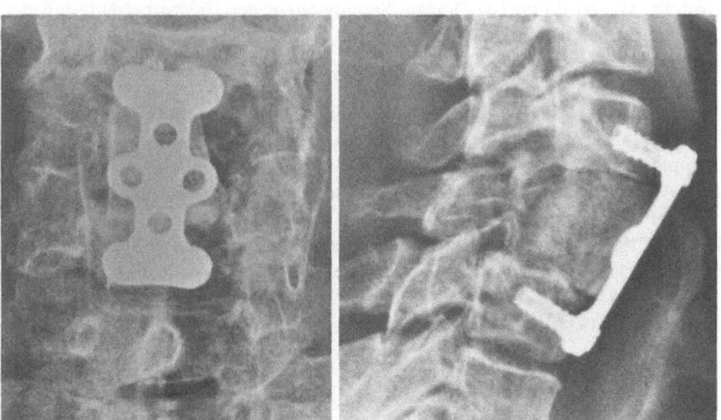

Abb. 13. Status nach Reposition einer veralteten Frakturfehlstellung und Fixation mittels Morscherplatte. Status nach Vertebrektomie. Die Frakturfehlstellung konnte nicht optimal reponiert werden

iatrogenen Deformitäten führen. Diesen Eingriffen sollte deshalb eine Fusion angeschlossen werden; dies ist um so wichtiger, je jünger der Patient ist. Damit können auf einfache und zuverlässige Weise sowohl neurologische Komplikationen als auch kaum redressierbare Fehlstellungen vermieden werden.

Literatur

Andrade JR de, MacNab I (1969) Anterior occipito-cervical fusion using an extrapharyngeal exposure. J Bone Joint Surg 51 (A): 1621-162

Böhler J (1982) Anterior Stabilization for acute Fractures and non-unions of the dens. J Bone Joint Surg 64 (A): 18-26

Brattström H, Granholm L (1973) Atlanto-axial fusion in rheumatoid arthritis. Acta orthop scand 47: 619-628

Brooks A, Jenkins EB (1978) Atlanto-axial arthrodesis by the wedge compression method. J Bone JT Surg 60 (A): 279-284

Crockard HA, Stevens JM, Kendall BE, Pozo JL, Ransford AO, Essigman WK (1986) Transoral Decompression and Posterior Fusion for Rheumatoid Atlanto-axial Subluxation. J Bone Joint Surg 68 (B): 350-356

Gallie WE (1939) Fractures and dislocations of the cervical spine. Am J Surg 46: 495-499

Grob D, Magerl F (1987a) Operative Stabilisierung bei Frakturen von C1 und C2. Orthopäde 16: 46-54

Grob D, Magerl F (1987b) Dorsale Spondylodese der Halswirbelsäule mit der Hakenplatte. Orthopäde 16: 55-61

Gschwend N (1977) Die operative Behandlung der chronischen Polyarthritis. Thieme, Stuttgart

Henry AK (1959) Extensive Exposure. Williams & Wilkins, Baltimore, 53-72

Hirabayashi K, Watnabe K, Wakano K et al. (1983) Expansive open door laminoplasty for cervical spinal stenotic myelopathy. Spine 8: 693-699

Jung A, Kehr P (1976) Das posttraumatische Zervikal-Syndrom. Manuelle Medizin 6: 101

Louis R (1982) Chirurgie du rachis. Springer, Berlin Heidelberg New York

Magerl F (1982) Spondylodesen an der oberen Halswirbelsäule. Acta Chir Austr (Suppl) 43: 69

Mestdagh H (1987) Resultate der ventralen Spondylodese der HWS C2-C7. Der Orthopäde 16: 70-80

Morscher E, Sutter F, Jenny H, Olerud S (1986) Die vordere Verplattung der Halswirbelsäule mit dem Hohlschrauben-Plattensystem aus Titanium. Der Chirurg 57: 702-707

Roy-Camille R, Camus JB, Saillant GD, Conlon Y (1983) Luxation atloido-axoidienne avec impression basilaire et signes medullaires du cours d un rhumatisme inflammatoire chronique. Rev Chir Orthop 69: 81-83

Rehabilitation bei Halsmarkläsionen

K.-H. MAURITZ

Ätiologie und Rehabilitationsziele

Traumen sind die häufigste Ursache einer kompletten oder inkompletten Tetraplegie, die eine Rehabilitationsbehandlung erforderlich macht. Andere Halsmarkläsionen wie Tumoren, Metastasen und zervikale Bandscheibenschäden sind im Vergleich dazu selten. Das Ausmaß der neurologischen Defizite bei traumatischen Querschnittverletzungen wird neben dem unmittelbaren traumatischen Geschehen von zusätzlichen Faktoren bestimmt. Degenerative Veränderungen führen zu einer erhöhten Brüchigkeit der knöchernen Strukturen. Eine Einengung des Spinalkanals kann schon bei kleineren Traumen zu erheblichen neurologischen Ausfällen führen. Ein höheres Alter ist ebenfalls ein zusätzlicher Risikofaktor, so daß sich dabei oftmals schwere Halsmarkläsionen bei relativ geringen traumatischen Einwirkungen finden. Ein Überblick über diese ätiologischen Faktoren findet sich bei HARDY u. ROSSIER (1975). Die segmentale Häufigkeit von Frakturen der Halswirbelsäule ist anhand einer Sammelstatistik von 680 HWS-Verletzten in Abb. 1 dargestellt. Danach sind zwar C2-Verletzungen am häufigsten. Viele dieser Patienten überleben aber nicht, so daß Rehabilitationskliniken vorwiegend mit der Behandlung von C5/C6/C7-Verletzungen zu tun haben.

In der Rehabilitation Halsmarkverletzter werden zwei Hauptziele verfolgt, nämlich Sekundärkomplikationen zu verhindern und zum andern die Wiedereingliederung des Patienten in seine Umwelt zu fördern. Die Maßnahmen, die diesen beiden Zielen dienen, sollen im folgenden dargestellt werden. In Tabelle 1 sind diese prophylaktischen und adaptiven Maßnahmen stichwortartig zusammengestellt.

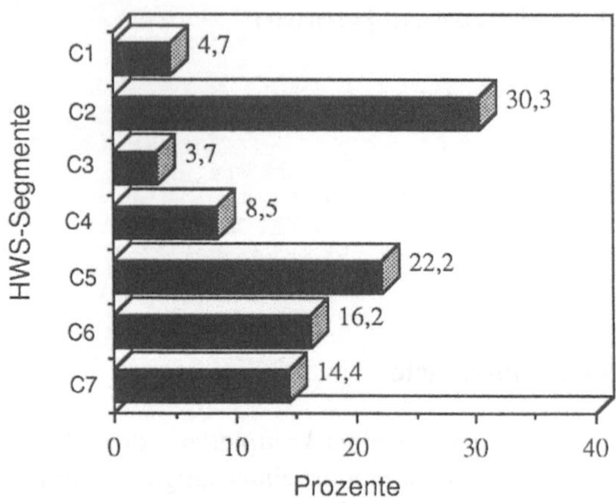

Abb. 1. Häufigkeit von Frakturen der Halswirbelsäule. Sammelstatistik von 680 Fällen. (JONASCH 1972; KATTHAGEN u. REHN 1980; RUSSE 1970)

Vermeidung medizinischer Komplikationen (prophylaktische Rehabilitationsmaßnahmen)

Bis in die 50er Jahre war eine zervikale Querschnittverletzung wegen der sich einstellenden schweren Komplikationen fast ein sicheres Todesurteil. Aufgrund der besseren Pflege und der umfassenden Rehabilitationsbemühungen werden die häufigsten Komplikationen (Tabelle 2) entweder vermieden oder wirksamer angegangen. Dadurch wurde die Lebenserwartung und die Lebensqualität dieser Patienten erheblich gesteigert.

Atmung. Das Ausmaß der Atemstörung hängt von der Höhe der Querschnittverletzung ab. Bei einer HWS-Verletzung unterhalb von C4 ist die Bauchmuskulatur und die Interkostalmuskulatur gelähmt. Nur noch die Zwerchfellmotorik ist erhalten. Dadurch fällt anfangs die Vitalkapazität auf 50–65% der Normalwerte ab (Abb. 2). Durch krankengymnastische Atemtherapie, Giebelrohr, Atemhilfen, Hilfe zum Abhusten, Anfeuchten der Atemluft, Sekretolytika, Wechsellagerung und regelmäßige Stehbehandlung sollen Sekundärkomplikationen wie Sekretstau, Atelektasen, Pneumonien

Tabelle 1. Stichwortartige Zusammenfassung von Rehabilitationsmaßnahmen bei Querschnittverletzungen des Halsmarks. Auf der linken Seite sind die prophylaktischen Maßnahmen zur Vermeidung von Sekundärkomplikationen aufgezählt, auf der rechten Seite die adaptiven Maßnahmen zur Wiedereingliederung.

Prophylaktisch		*Adaptiv*	
Lunge:	Abhusten Atemtraining künstliche Beatmung Phrenicus-Stimulation	*Fahren:*	Rollstuhlanpassung manuell elektrisch Rollstuhltraining
Blase:	Blasentraining Katheterisieren Ansäuern des Urins Sphinkterotomie Blasenschrittmacher	*Greifen:*	Funktionshand Training d. Restfunktionen Hilfsmittel Eßhilfen, Schreibhilfen Schlaufen, Haken Schienen Umweltkontrollgerät
Kreislauf:	Antikoagulantien Kompressionsstrümpfe passive Bewegung		
Knochen:	Krankengymnastik Stehbelastung passive Bewegung	*Alltag:*	Selbsthilfetraining Körperhygiene Übersetzen An/Auskleiden Lagerung im Bett Sitzbalance Haushaltstraining
Haut:	Lagerung Hautpflege, Inspektion		
Spastik:	Antispastika, KG implantierbare Pumpe neurochir. Eingriffe	*Wohnung:*	Wohnungsanpassung Rollstuhlgängigkeit Kippbett Küche, Badezimmer
Darm:	Laxantien, Diät Manuelle Ausräumung	*Sozial:*	Soziale Belange Berufliche Maßnahmen häusliche Pflege Finanzielle Belange
Schmerz:	Analgetika neurochir. Eingriffe Reizelektroden		
		Psyche:	Psychologische Führung Selbstwertgefühl Sexualberatung

Tabelle 2. Die wichtigsten Komplikationen bei Halsmarkverletzungen

Atmung	Pneumonie
	Atelektasen
Harnwege	Infektionen
	Nierensteine
	Entleerungsstörungen
Haut	Dekubitus
Kreislauf	Thrombosen
	Lungenembolien
	Autonome Dysregulation
	Hypo-/Hyperthermie
Knochen/Gelenke	Osteoporose
	heterotope Ossifikation
Spastik	Spasmen
	Kontrakturen
Darm	Obstipation
	Inkontinenz
Schmerzen	Phantomschmerz
	viszerale Schmerzen
Psyche	Isolation
	vermindertes Selbstwertgefühl
	sexuelle Frustration

und Minderbelüftung vermieden werden. Bei Patienten mit Läsionen oberhalb von C4 ist die Spontanatmung mittels der Atemhilfsmuskulatur oft nicht ausreichend. Für diese Patienten steht heute die Methode der Elektrostimulation entweder der Nn. phrenici oder des Diaphragmas zur Verfügung (GERNER u. KLUGER 1985), wodurch eine ständige maschinelle Beatmung umgangen werden kann.

Neurogene Blasenstörung. Die Lebenserwartung eines Querschnittgelähmten wird zu einem großen Teil von urologischen Komplikationen bestimmt. Unmittelbar nach dem Trauma ist die Blase schlaff gelähmt und es besteht ein „spinaler Schock". Durch Überwiegen der Sympathikusaktivität und einen hohen Sphinktertonus ist anfangs die Spontanentleerung nicht möglich. Das Ausdrücken

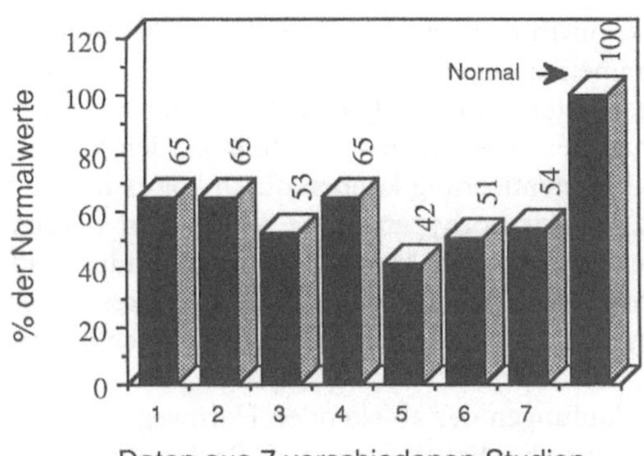

Abb. 2. Lungenvitalkapazität bei Halsmarkläsionen. Sammelstatistik aus sieben Studien. (CAMERON et al. 1955, HEMINGWAY et al. 1958, BEREGOFSKY 1964, STONE u. KELTZ 1963, FUGL-MEYER u. GRIMBY 1971, FORNER 1980, McMICHAN et al. 1980)

der Blase durch den Credeschen Handgriff ist in dieser Phase nicht hilfreich. In der Frühphase erfolgt daher heute die Harnableitung meistens über einen suprapubischen Katheter. Sobald wie möglich geht man jedoch auf einen intermittierenden Katheterismus über, d. h. ein mehrmaliges tägliches Katheterisieren unter sterilen Bedingungen. Dieses Verfahren wurde erstmals 1947 von GUTMANN propagiert (GUTMANN 1973). Seine Vorteile sind darin zu sehen, daß die Blase regelmäßig gefüllt und wieder entleert wird. Wichtiger Bestandteil einer Rehabilitationsbehandlung ist das Blasentraining. Durch Triggerung (Klopfen, Reiben im pubischen Bereich) wird eine regelmäßige Reflexentleerung der Blase mit Restharnwerten unter 100 ml angestrebt. Dieses Triggern ist allerdings nur für Patienten durchführbar, die noch die erforderlichen Restfunktionen im Arm besitzen. Durch ein systematisches Trainingsprogramm ist es bei ca. 70% dieser Patienten möglich, innerhalb von zwei Monaten eine zufriedenstellende Blasenentleerung zu erreichen. Flüssigkeitszufuhr und -ausfuhr sind vom Patienten systematisch zu erfassen, und ausreichende Trinkmengen zur Infektions- und Steinprophylaxe sind angezeigt. Sobald die Blase ihre Reflextätigkeit wieder aufnimmt, kann der intermittierende Katheterismus zunächst weniger häufig durchgeführt und dann abgesetzt werden. Unterstützend werden zur Kontraktionsförderung des Detrusors Cholinergika oder Parasympathomimetika gegeben. Um eine optimale medikamentöse Therapie zu erzielen, sind urodynamische Kontrollen vorzunehmen, die in jährlichen Abständen wiederholt werden sollten, denn Störungen der Blasenentleerung können durch kompensatorische Mechanismen, z. B. Detrusorhypertrophie, verschleiert werden und Sekundärschäden zur Folge haben. Der erhöhte Widerstand der Blasensphinkteren muß medikamentös (Alphablocker) oder chirurgisch (Kerbung, Schlitzung des Schließmuskels) gesenkt werden.

Vorbeugung von Entzündungen der ableitenden Harnwege: Besonderes Augenmerk ist auf die Prophylaxe und Bekämpfung von Harnwegsinfekten zu richten. Die Blasenfüllung sollte nicht 400 ml übersteigen, damit kein Überdehnungsschaden und damit eine spätere Entleerungsstörung auftritt. Das Restharnvolumen sollte möglichst gering sein und darf 100 ml nicht überschreiten. Medikamentöse Unterstützung, häufigeres Blasentraining, Wiedereinführen des intermittierenden Katheterisierens und evtl. operative Maßnahmen sind bei hohen Restharnwerten angezeigt. Ein Ansäuern des Urins (pH 5) hemmt das Wachstum von Bakterien in den Harnwegen und sollte daher vorgenommen werden. Wichtig sind auch hohe Harnvolumina, die eine mechanische Ausschwemmung von Bakterien bewirken.

Kreislauf. Bei Halsmarkgelähmten kommt es in der Akutphase zu Hypotonie und Bradykardie; Absaugen, Intubation, Wechseln der Trachealkanüle können zu einem reflektorischen Herzstillstand führen. Das Pflegepersonal muß über diese Möglichkeit aufgeklärt sein. Hypotone Regulationsstörungen treten auch in der Aufrichtphase auf. Um ein Versacken des Blutes zu vermeiden, werden die Patienten auf einem Kipptisch, dessen Neigung sie selbst bestimmen können, über mehrere Wochen in die Senkrechte gebracht (Abb. 3a). Meistens sind in der Anfangsphase gleichzeitige Antihypotonika, Kompressionsstrümpfe, Leibwickel und vorbereitende Krankengymnastik erforderlich.

Autonome Hyperreflexie. Bei der autonomen Hyperreflexie handelt es sich um akute Blutdrucksteigerungen und Tachykardien, die zu heftigen Kopfschmerzen, Schwitzen und Blässe oder Rötung im

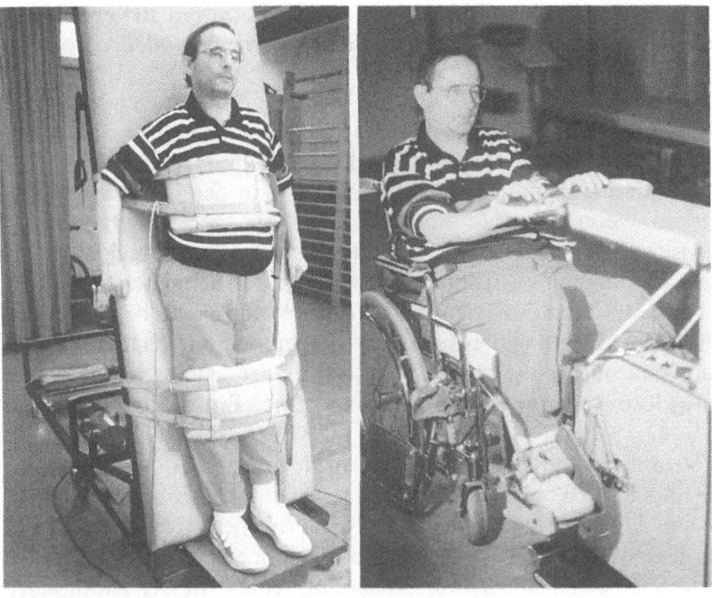

Abb. 3. a Kreislauftraining auf dem Stehbett. Der Patient kann dabei die Steilheit und die Dauer selbst regulieren. **b** Passives Durchbewegen der Beine durch motorgetriebenes Tretgerät. Bei einschießenden Spasmen schaltet der Motor aus. Positive Effekte auf Spastik, Durchblutung und Kontrakturprophylaxe

Gesicht führen. Diese Blutdruckkrisen sind bei Tetraplegikern nicht selten und sind auf Überdehnung von Becken- und Baucheingeweiden (Blase, Darm) zurückzuführen, aber auch durch diagnostische Manipulationen (Proktoskopie, Cystoskopie) ausgelöst. Andere Ursachen sind Infekte, Hautreize, spontane und induzierte Muskelspasmen, elektrische Reizung zur Auslösung einer Ejakulation zur künstlichen Insemination, Wehentätigkeit und chirurgische Eingriffe. Diese Krisen können lebensbedrohlich werden und zu Hirnblutungen führen. Sie treten meist erst mehrere Monate nach dem Trauma auf. Anfälle, Halbseitensymptome mit Aphasie und Subarachnoidalblutungen wurden dabei beschrieben. Die Therapie besteht darin, die auslösende Ursache zu beseitigen, den Patienten aufzusetzen, um eine venöse Blutansammlung in den unteren Partien

schnell zu erreichen und um den kardialen Output zu vermindern.
Gleichzeitig wird eine energische antihypertensive Medikation eingeleitet.

Thromboseprophylaxe. Das Risiko einer thromboembolischen Komplikation ist wegen des Wegfalls der Muskelpumpe und wegen der
Vasomotorenlähmung ziemlich hoch. Die in der Literatur angegebenen Werte über das Auftreten liegen bei Querschnittgelähmten
zwischen 15 und 60%. Eine frühzeitige krankengymnastische
Behandlung mit passivem Durchbewegen der Beine ist sehr wichtig
(PAESLACK u. SCHLÜTER 1980). Andere physikalische Techniken
sind Hochlagerung der Beine, intermittierende pneumatische Kompression oder Elektrostimulation der Waden. Zusätzlich wird eine
low-dose Heparinbehandlung mit 3×5000 i. E. s. c. durchgeführt.

Gastrointestinale Komplikationen. In der Akutphase kommt es bei
Tetraplegikern gelegentlich zum Ileus und zur Magendilatation.
Auch andere akute abdominelle Notsituationen wie das Streßulcus
sind schwer zu diagnostizieren, da die üblichen klinischen Zeichen
wie Schmerzen und Abwehrspannung fehlen. In der chronischen
Phase wird das Abführen im 2-tägigen Rhythmus durch Abführmit-
tel, Suppositorien und evtl. manuelle Dilatation des analen Sphink-
ters angestrebt. Wenn der Patient sitzen kann, dann erfolgt das
Abführen im Toilettenstuhl, bei hoher Tetraplegie im Bett. Schon in
der Klinik sollte der Patient an einen regelmäßigen Rhythmus und
an geeignete faserreiche Nahrung gewöhnt werden, damit Komplikationen wie intermittierende Durchfälle und Obstipation vermieden werden. Bei hartnäckiger Obstipation kann eine manuelle Aus-
räumung des Enddarms erforderlich werden.

Dekubitusprophylaxe. Um die Entstehung von Druckgeschwüren zu
vermeiden, ist anfangs ein regelmäßiges Drehen im Rhythmus von
3 Stunden erforderlich. Es gibt verschiedene Spezialbetten und
Lagerungssysteme, die zur Dekubitusprophylaxe verwendet werden. Im einfachsten Fall wird der Patient auf eine Schaumstoffma-
traze gelegt, damit der Druck auf eine möglichst große Oberfläche
verteilt wird. An den besonders gefährdeten Partien (Sakralbereich,
Os ischii, Trochanteren, Fersen, Kniegelenke, Ellbogen, Fibula-
köpfchen) wird eine weitere Entlastung durch Ausschneiden des

Schaumstoffs erzielt. Bei starker Gefährdung müssen Spezialmatrazen (Roho, Cliniplot) eingesetzt oder ein Clinitron-Bett verwendet werden (MEINECKE 1987). Verschlimmernde Faktoren sind Eiweißmangel, Unterernährung, durch Feuchtigkeit mazerierte Haut (Inkontinenz!), lokale Durchblutungsstörungen, Ödembildung, Anämie und Übergewicht. Später muß der Patient unterwiesen werden, selbst sehr sorgfältig auf Druckstellen zu achten (Selbstkontrolle mit Spiegel), um die ersten Anzeichen zu erkennen: Rötung und Schwellung, Blasenbildung, Epitheldefekt.

Osteoporose. Der Kalziumspiegel im Urin steigt schon nach zwei Tagen kompletter Bettruhe an und nimmt in den folgenden 3 Wochen noch zu. Zahlreiche klinische Untersuchungen und die Erfahrungen von Astronauten haben gezeigt, daß dies auf mangelnde Knochenbelastung zurückzuführen ist (KAVANAGH 1984). Daneben ist Osteoporose auch durch eine Gewebsazidose bedingt. Konsequentes Stehtraining im Stehpult oder im Kipptisch ist daher auch bei Tetraplegikern anzustreben.

Spastik und Kontrakturen. Nach einer anfänglichen schlaffen Phase entwickelt sich eine zunehmende spastische Tonuserhöhung, die in manchen Fällen sehr beeinträchtigend sein kann. In den schwersten Fällen sind dadurch sogar die Lagerung, das An- und Auskleiden, das Katheterisieren und andere pflegerische Maßnahmen behindert. Durch Harnwegsinfekte, Dekubitus, Schmerzreize wird die Spastik erheblich verstärkt. Bei der Therapie ist die Ausschaltung dieser Faktoren daher unerläßlich. In leichteren Fällen erfolgt die medikamentöse Therapie mit Baclofen, Dantrolen, Memantine, Tetrazepam, Tizanidin, je nachdem, ob es sich um eine Eigenreflexspastik oder um eine Fremdreflexspastik handelt. In therapieresistenten Fällen wird seit einiger Zeit eine implantierbare Baclofen-Pumpe verwendet, wodurch Baclofen intrathekal appliziert wird. Die ersten Erfolge damit sind sehr ermutigend. Sehnendurchtrennungen, Alkoholblock, Rhizotomien oder Chordotomien oder Hinterstrangstimulation werden nur in sehr seltenen Fällen angewendet.
Unter einer regelmäßigen krankengymnastischen Übungstherapie mit passivem Durchbewegen der Extremitäten sollten heutzutage Kontrakturen kaum auftreten (Abb. 3b). Häufig sind mangelnde

Einsicht und Motivation sowie Schmerzzustände verantwortlich, wenn sich dennoch Gelenkversteifungen einstellen. Das therapeutische Vorgehen ist bei manifesten Kontrakturen langwierig und schmerzhaft und besteht in passivem Aufdehnen der kontrakten Gelenke unter Eisbehandlung, Applikation von Quengelschienen und operativen Maßnahmen.

Schmerzen. In der Literatur wird beschrieben, daß bis zu 50% der Querschnittgelähmten an Schmerzsyndromen leiden. Glücklicherweise sind Halsmarkgelähmte davon etwas weniger häufig betroffen. Sehr häufig werden Schmerzen im Schulter-Arm-Bereich geklagt, die auf Lagerung, Überanstrengung und Immobilisierung zurückzuführen sind.
Krankengymnastik, Eisbehandlung, andere physikalische Maßnahmen und vorübergehende Analgetika-Unterstützung sind dabei die Mittel der Wahl. Brennende, „viszerale" Schmerzen und Phantomschmerzen, wie sie meist bei thorakalen und lumbalen Querschnitten vorkommen, werden auch von einigen Halsmarkverletzten geklagt. Dabei handelt es sich häufig um äußerst hartnäckige Beschwerden, bei denen manchmal alle Möglichkeiten, die die moderne Schmerzbehandlung bietet, probiert werden müssen. In der Literatur werden vielfältige Therapieansätze, angefangen von leichten Analgetika bis hin zu Neuroleptika, Antidepressiva, Elektrostimulation, neurochirurgischen Eingriffen, Psychotherapie beschrieben. Einigkeit besteht darüber, daß eine langdauernde Behandlung mit Analgetika wegen Suchtgefahr abzulehnen ist.

Temperaturregulation. Durch Halsmarkschädigung werden häufig die Bahnen zwischen dem Hypothalamus und dem sympathischen System durchtrennt, so daß keine zentrale Temperaturregulation mehr stattfindet. Schwitzen bei Erhöhung der Umgebungstemperatur ist aufgehoben. Hyperthermie kann gelegentlich auftreten, da auch weniger Wärme durch die Atmung (vermindertes Atemvolumen) abgegeben wird. Kältezittern ist unterhalb der Läsion ebenfalls aufgehoben.

Heterotope Verkalkungen. Paraartikuläre Ossifikationen finden sich hauptsächlich an den Hüftgelenken (Abb. 4). Eine echte Osteoblastenaktivität, wahrscheinlich aus dem Periost, ist nachzuweisen. Als

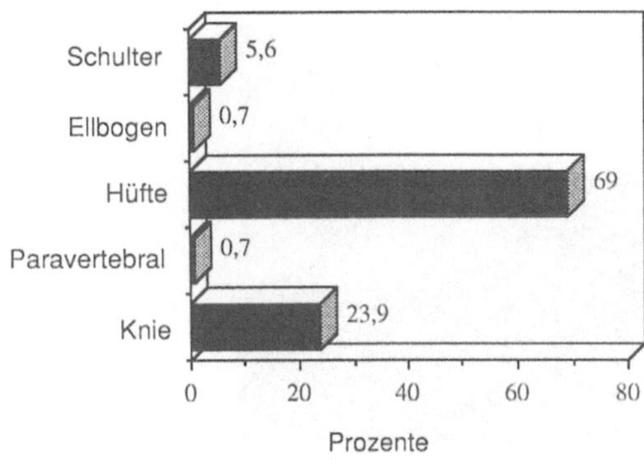

Abb. 4. Lokalisation und relative Häufigkeit von heterotopen Verkalkungen bei 250 Patienten mit Querschnittverletzungen. (Nach STOVER 1986)

auslösende Faktoren kommen lokale Zirkulationsstörungen, Hyperkalziämie, Änderungen der Sympathikusaktivität, lange Immobilisation, Remobilisation, Hormonungleichgewichte (Kalzitonin) in Betracht. Die Literaturangaben zur Immobilisation und zur forcierten Durchbewegung mit Mikrotraumen im Muskel sind widersprüchlich.

Es wurde nachgewiesen, daß Etidronsäure die Entstehung von paraartikulären Ossifikationen verhindern kann. Andere therapeutische Maßnahmen sind Röntgenbestrahlung des aktiven Prozesses und nach der aktiven Ossifikationsphase eine chirurgische Entfernung der pathologischen Verknöcherung.

Adaptive Maßnahmen zur Wiedereingliederung

Rollstuhlversorgung. Ein Rollstuhltraining kann erst nach Stabilisierung der Kreislaufverhältnisse (Training im Kipptisch und Stehbett) begonnen werden. Bei Tetraplegikern ist meist ein Elektrorollstuhl indiziert. Da die Rumpfstabilität im Sitzen nicht gewährleistet ist, wird ein breiter Sicherheitsgurt verwendet. Auf eine korrekte Sitzhaltung ist besonders zu achten, damit nicht Spätkomplikationen der Wirbelsäule in Form von Kyphosen, Skoliosen oder Gibbusbildung auftreten. Wichtig ist die Entlastung des Gesäßes, die alle 15 bis 20 min entweder durch den Patienten oder durch eine Hilfsper-

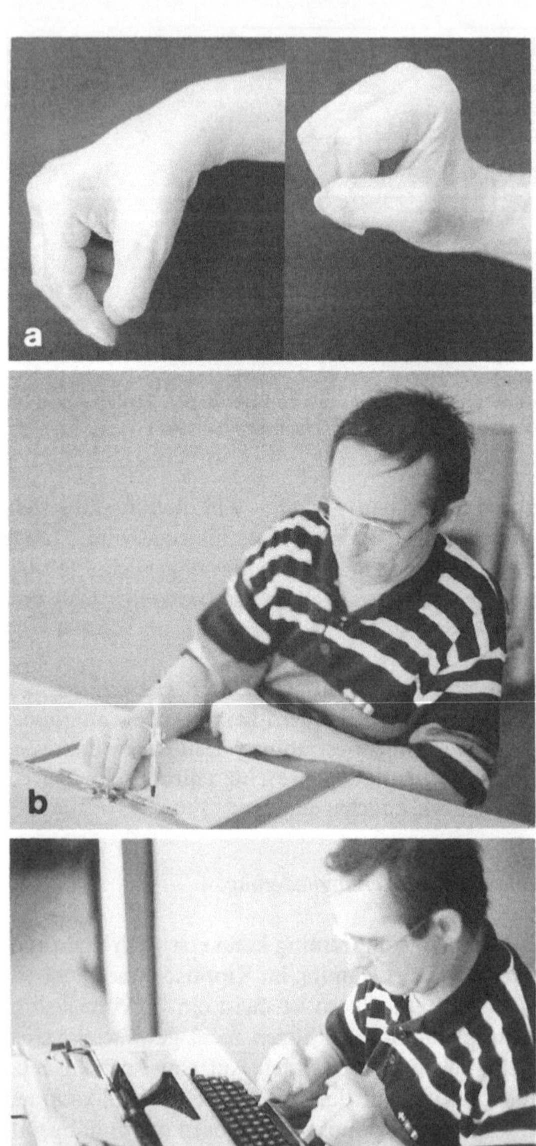

a
b
c

son erfolgen sollte. Es muß die sichere Handhabung des Rollstuhls trainiert werden. Je nach der Läsionshöhe und der Art des Rollstuhls sind dazu unterschiedliche Techniken erforderlich.

Greiffunktionen. Bei Halsmarkgelähmten werden die Hände um eine Verbandsrolle herum gelagert und in dieser Beugestellung fixiert. Durch die Ausbildung der „Funktionshand" in dieser Stellung können später durch Extension im Handgelenk leichte Gegenstände zwischen Daumen und Zeigefinger festgehalten werden (Abb. 5a). Im Rahmen der Ergotherapie muß später die aktive Funktionshand trainiert werden. Da bei den häufigsten C5/C6 Läsionen die Bizepsfunktion noch gegeben ist, kann der Arm im Ellbogen gebeugt werden und damit z. B. an den Mund geführt werden. Besteck und andere Werkzeuge (Schreibstifte, Zahnbürste) können an Handschlaufen befestigt werden (Abb. 5b, c). Bei schweren Paresen der Schultermuskulatur und des Biceps kann durch Aufhängung in einem „Help-arm" die Schwerkraft ausgeschaltet werden. Dadurch sind dann selbst bei diesen Patienten noch Greifbewegungen möglich. Ein wichtiges Ziel der Rehabilitationsbehandlung ist es, die verbliebenen Funktionsreste optimal zu üben.

Eine neue Methode, Greiffunktionen wiederherzustellen, wird seit beinahe 20 Jahren in Cleveland und in Karlsruhe entwickelt (PECKHAM et al. 1980). Es handelt sich dabei um die funktionelle elektrische Stimulation (FES) von Handmuskeln durch Oberflächen- oder implantierte Elektroden. In Abb. 6 ist die Methode schematisch dargestellt (s. auch MAURITZ 1985).

Alltagstraining. Nachdem in der Frühphase eine „Funktionshand" geformt worden ist, kann mit dem Eßtraining begonnen werden. Greifübungen, Rollstuhltraining, Gleichgewichtsschulung, Schreibübungen mit Hilfsmitteln, Waschen, Rasieren, Schminken, Zähneputzen und Kämmen. Versorgung mit Hilfsmitteln wie Greifhaken, Klettverschlüsse an Kleidern, Schlaufen an Hosen, Umblättergerät, Rollstuhlhandschuhe (Abb. 7).

◁ **Abb. 5.** **a** Funktionshand. Bei erhaltender Streckfunktion im Handgelenk *(rechts)* können leichte Gegenstände zwischen Daumen und Zeigefinger festgehalten werden. *Links:* Ruhestellung. **b** Schreibtraining mit Schreibklammer. **c** Schreibtraining mit Tipphämmerchen.

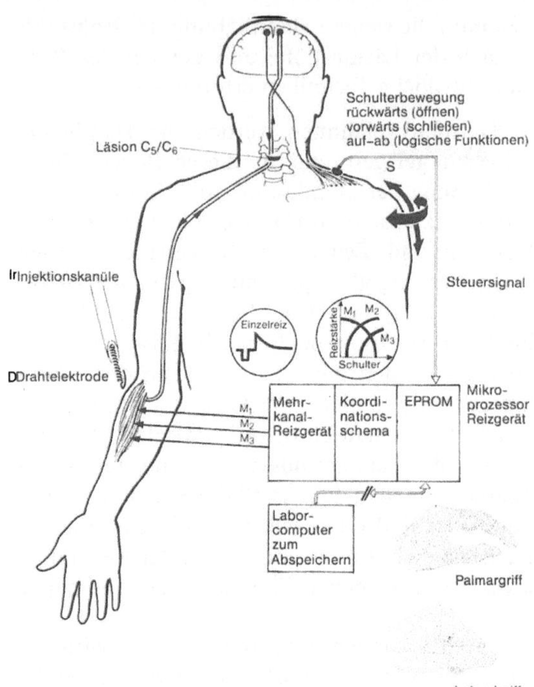

Abb. 6. Funktionelle neuromuskuläre Stimulation wirkt als „elektronischer bypass". Die zentrale Leitungsbahn ist in Höhe von C5/C6 unterbrochen. Ein Steuersignal S (Schulterbewegung), das der Patient noch generieren kann, wird im mikroprozessorgesteuerten Mehrkanalreizgerät so umgeformt, daß die gelähmten Muskeln M1, M2, M3 über chronisch implantierte Drahtelektroden in einer koordinierten Weise erregt werden. Die einzelnen Impulse sind so konfiguriert, daß möglichst keine Elektrodenkorrosionen auftreten. Ein Koordinationsschema, das anfangs über einen Laborcomputer eingespeichert wurde, übernimmt diese Aufgabe. Durch Auf-Ab-Bewegungen der Schulter können logische Funktionen aktiviert werden, z. B. Umschalten vom Palmar- auf den Lateralgriff. (Nach MAURITZ 1985)

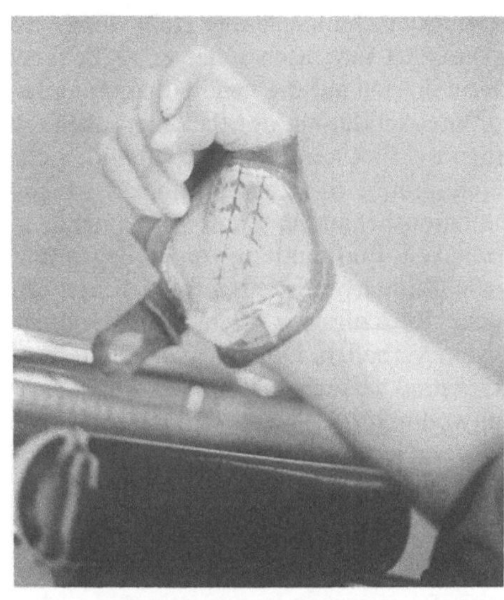

Abb. 7. Rollstuhlhandschuh

Wohnungsanpassung. Ein Hausbesuch zusammen mit einem erfahrenen Rehabilitationsberater ist erforderlich, damit entschieden werden kann, ob der Patient in seine eigene Wohnung zurückkehren kann. Wenn dies der Fall ist, müssen bei Tetraplegikern oft umfangreiche Umbauten erfolgen: Verbreiterung der Türen, Beseitigung kleinerer Barrieren z. B. durch Rampen, Anbringen von Haltegriffen, Umbau von Toiletten, Duschen usw. Die Patienten müssen bei der Finanzierung dieser Wohnungsanpassungen beraten werden.

Soziale Wiedereingliederung. Schon während des Aufenthaltes in der Rehabilitationsklinik müssen die Weichen für die spätere berufliche Tätigkeit gestellt, eventuelle Umschulungsmaßnahmen eingeleitet werden. Die finanziellen Belange müssen häufig neu geordnet werden, und der Patient braucht dabei Hilfestellung durch Sozialarbeiter und Berufshelfer. Die Organisation der häuslichen Pflege muß mit den Familienangehörigen geklärt werden, Freizeitaktivitäten angebahnt werden. Der Kontakt zu Selbsthilfegruppen ist zu empfehlen, und der Patient sollte ermuntert werden, wenn möglich in einer Rollstuhlsportgruppe mitzumachen.

Psychologische Führung. Der Querschnittgelähmte steht durch die plötzlich eingetretene Hilflosigkeit psychisch unter einer Schockwirkung. Erst allmählich lernt er, sich auf die neue Situation einzustellen. Hierzu hilft eine offene Aufklärung des Patienten über seinen Zustand und seine Prognose. Erst wenn er das Unabänderliche seines Zustandes akzeptieren lernt, wird er bereit sein, die Mühen und Strapazen der Rehabilitationsbehandlung auf sich zu nehmen. Das Wegfallen der Berufstätigkeit, Entfremdung von Kollegen und früheren Freunden, sexuelle Minderwertigkeitsgefühle führen zu depressiven Verstimmungen, Rückzugstendenzen, Verleugnungstendenzen und zu aggressivem Verhalten. Durch sachliche Gespräche mit menschlicher Wärme muß versucht werden, ein konstruktives Verhalten zu erreichen, wodurch der Patient schließlich wieder sein Schicksal selbst in die Hand nimmt.

Literatur

Beregofsky EM (1964) Mechanism for respiratory insufficiency after cervical cord injury. Ann Intern Med 61: 435–447

Bloch RF (1986) Autonomic dysfunction. In: Bloch RF, Basbaum M (eds) Management of spinal cord injuries. Williams & Wilkins, Baltimore, pp 149–163

Cameron GS, Scott JW, Jousse AT, Botterell EM (1955) Diaphragmatic respiration in a quadriplegic patient and effect of position on his vital capacity. Ann Surg 141: 451–456

Forner JV (1980) Lung volumes and mechanics of breathing in tetraplegics. Paraplegia 18: 258–266

Fugl-Meyer AR, Grimby G (1971) Ventilatory function in tetraplegic patients. Scand J Rehabil Med 3: 151–160

Gerner HJ, Kluger P (1985) Ateminsuffizienz bei Querschnittlähmungen. In: Schirmer M (Hrsg) Querschnittlähmungen. Springer, Berlin Heidelberg New York Tokyo, S 490–499

Grüninger W, Klassen G (1985) Psychologische Aspekte der Querschnittlähmungen. In: Schirmer M (Hrsg) Querschnittlähmungen. Springer, Berlin Heidelberg New York Tokyo, S 500–507

Gutmann L (1973) Spinal cord injuries. Blackwell Scientific Publications, Oxford

Hardy AG, Rossier AB (1975) Spinal cord injuries. Thieme, Stuttgart

Hemingway A, Bors E, Hubby RP (1958) An investigation of the pulmonary function of paraplegics. J Clin Invest 37: 773–782

Herschorn S, Gerridzen RG (1986) The management of the neurogenic bladder. In: Bloch RF, Basbaum M (eds) Management of spinal cord injuries. Williams & Wilkins, Baltimore, pp 117–133

Hoffmann K, Grüninger W (1985) Physiotherapie bei Querschnittlähmungen. In: Schirmer M (Hrsg) Querschnittlähmungen. Springer Heidelberg New York Tokyo, S 463–474

Jonasch E (1972) Brüche der Wirbelsäule. In: Nigst H (Hrsg) Spezielle Frakturen- und Luxationslehre, Bd 1/2. Thieme, Stuttgart

Katthagen BD, Rehn J (1980) Formveränderungen von Wirbelfrakturen im Röntgenbild unter frühfunktioneller Therapie. Hefte Unfallheilkd 149: 130–146

Kavanagh T (1984) General Deconditioning. In: Basmajian JV, Kirby RL (eds) Medical Rehabilitation. Williams & Wilkins, Baltimore, pp 237–245

Leyendecker K (1985) Wirbelfrakturen. In: Schirmer M (Hrsg) Querschnittlähmungen. Springer, Berlin Heidelberg New York Tokyo, S 169–235

Mauritz KH (1985) Funktionelle neuromuskuläre Stimulation als neue Methode in der Rehabilitation Querschnittgelähmter. In: Schirmer M (Hrsg) Querschnittlähmungen. Springer, Berlin Heidelberg New York Tokyo, S 534–538

McMichan JC, Michel L, Westbrook P (1980) Pulmonary dysfunction following traumatic quadriplegia. J. A. M. A. 243: 528–531

Meinecke FW (1987) Umfassende Rehabilitation Querschnittgelähmter. Nervenheilkunde 6: 99–106

Moberg E (1978) The upper limb in tetraplegia. Thieme, Stuttgart

Morgan MDL, Silver Jr, Williams SJ (1986) The respiratory system of the spinal cord patient. In: Bloch RF, Basbaum M (eds) Management of spinal cord injuries. Williams & Wilkins, Baltimore, pp 78–116

Paeslack V, Schlüter H (1980) Physiotherapie in der Rehabilitation Querschnittgelähmter. Springer, Berlin Heidelberg New York

Peckham PH, Marsolais EB, Mortimer JT (1980) Restauration of key grip and release in the C6 tetraplegic patient through functional electrical stimulation. J Hand Surg 5: 462–469

Russe O (1970) Verletzungen der Wirbelsäule. Chirurg 41: 49–55

Stock D (Hrsg) (1983) Die Rehabilitation traumatisch Querschnittgelähmter. Bibliomed, Melsungen

Stone DJ, Keltz H (1963) The effect of respiratory muscle dysfunction on pulmonary function. Studies in patients with spinal cord injuries. Am Rev Respir Dis 88: 621–629

Stover SL (1986) Heterotopic ossification after spinal cord injury. In: Bloch RF, Basbaum M (eds) Management of spinal cord injuries. Williams & Wilkins, Baltimore, pp 284–301

Zeitler A, Grüninger W (1985) Ergotherapie bei Querschnittlähmungen. In: Schirmer M (Hrsg) Querschnittlähmungen. Springer, Berlin Heidelberg New York Tokyo, S 475–482

Neue Aspekte zur konservativen Therapie bei Zervikalsyndromen

J. KRÄMER und U. OPPEL

Zusammenfassung

Ausgehend von der Beobachtung, daß Patienten mit akutem Zervikalsyndrom ihre Halswirbelsäule gestreckt und den Kopf leicht flektiert halten, wurden klinische und experimentelle Studien an der Orthopädischen Universitätsklinik Bochum durchgeführt, um die optimale Haltung der Halswirbelsäule bei den einzelnen konservativen Maßnahmen zu erarbeiten. Durchflußmessungen an der Arteria vertebralis sowie Weitenmessungen der Foramina intervertebralia am Präparat und im Röntgenbild haben gezeigt, daß optimale therapeutische Voraussetzungen in einer leichten Flexionshaltung von 8–10 Grad gegeben sind. In einer prospektiven, randomisierten Studie erwies sich die Flexionshaltung bei der Halsorthesenversorgung als die beste im Vergleich zu orthograden Halskrawatten. Auch bei den anderen therapeutischen Maßnahmen wie Massage, Elektrotherapie, manuelle Therapie und Traktion ist eine leichte Flexion der Halswirbelsäule als Ausgangsstellung empfehlenswert.

Bei therapieresistenten zervikobrachialen und zervikozephalen Syndromen hat sich die kombinierte Injektionsbehandlung mit zervikalen Wurzelblockaden und Stellatumblockaden bewährt. Die Indikation zum operativen Eingriff kann aufgrund unserer Erfahrungen mit einer konsequent durchgeführten stationär-konservativen Therapie noch enger gestellt werden.

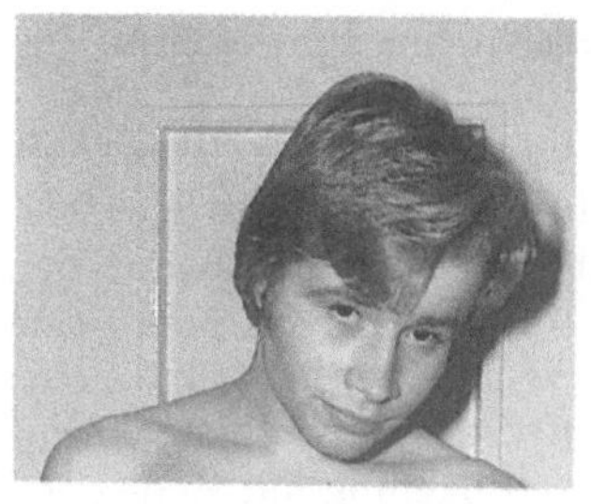

Abb. 1. Patient mit akutem Zervikalsyndrom. Neben der Seitneigung und Rotation besteht eine deutliche Kopfvorneigung mit Flexion der Halswirbelsäule als Entlastungshaltung

Einleitung

⅓ aller degenerativen Wirbelsäulensyndrome gehen von der Halswirbelsäule aus. Wegen der unmittelbaren Nachbarschaft der zervikalen Bewegungssegmente zu Rückenmark, Spinalnerven, vegetativen Nerven und Gefäßen (Arteria vertebralis) entstehen Beschwerden mit einer vielschichtigen Symptomatik. Neben Kopfschmerzen und Schwindelerscheinungen kommt es zu Brachialgien und psychovegetativen Begleiterscheinungen. Das therapeutische Spektrum ist entsprechend breit und richtet sich nach dem im Vordergrund stehenden Symptom. Charakteristisch für die Diagnose und Differentialdiagnose der Zervikalsyndrome ist die Positionsabhängigkeit der Beschwerden. Die Patienten weisen vor allem im Akutstadium typische, sog. Fehlhaltungen auf, wie sie in Abb. 1 zu sehen sind. Neben einer leichten Seitneigung und Rotation findet sich auch immer eine Flexionshaltung mit Kopfvorneigung. Jede Gegenbewegung, vor allem in Richtung Reklination, verstärkt die Beschwerden. Diese Beobachtung war Ausgangspunkt einiger klinischer und experimenteller Studien.

Durchflußmessungen an der Arteria vertebralis, Lumenmessung der Foramina intervertebralia

Lumenmessungen der Foramina intervertebralia sowohl im Röntgenbild (PANTHER 1988) als auch am Präparat (STRUCKHOFF 1988) zeigten eine deutliche Erweiterung schon bei geringen Flexionsgra-

den. Erwartungsgemäß ergab die Extension eine zunehmende Einengung.

Die Durchflußmessungen an der Pars transversalis der Arteria vertebralis ergaben unterschiedliche Werte in den einzelnen Kopfhaltungen. Mit zunehmender Reklination (Extension) verringerte sich
das Durchströmungsvolumen bis zu 10%. Umgekehrt ergab eine
leichte Flexion von 10 Grad (⅓ des Gesamtflexionsumfanges) eine
Durchblutungssteigerung. Weitere Kopfvorneigung mit zunehmender Flexion bedeutet Durchströmungsverringerung mit Endwerten
unter denen der maximalen Extension (Abb. 2). Die positionsab-
hängigen Durchblutungsänderungen sind insbesondere bei grenzseitiger Durchblutung der Arteria vertebralis von Bedeutung. Bei
Gefäßanomalien, degenerativen Osteophyten an den Processus
uncinati und bei Arteriosklerose kann sich eine zusätzliche Fehlhal-

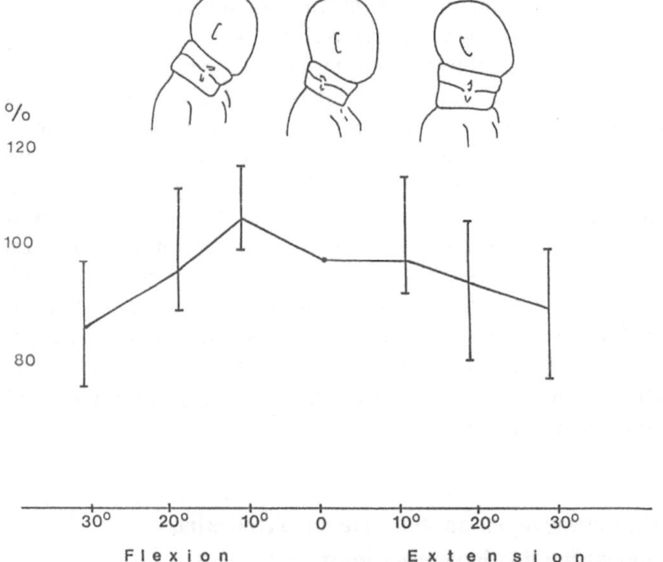

Abb. 2. Summationskurve nach Durchflußmessungen an der Arteria vertebralis
in Flexion und Extension. Extension mit zunehmender Reklination des Kopfes
verringert die Durchblutung in der Arteria vertebralis. Eine optimale Durchblutung findet sich in leichter Flexion von etwa 10 Grad. Weitere Flexion ver-
schlechtert die Durchblutung

tung oder ein Trauma ungünstig auf die Durchblutung in der A. vertebralis auswirken und zur vertebrobasilären Insuffizienz führen. Die Einnahme einer leichten Flexionshaltung sollte man deswegen sowohl bei zervikobrachialen als auch bei zervikozephalen Syndromen therapeutisch nutzen.

Flexionshaltung auch in der Halskrawatte

Die Halskrawatte stellt bei allen Formen des Zervikalsyndroms ein probates Behandlungsmittel dar. Mit einer Halskrawatte werden alle Extrembewegungen der Halswirbelsäule vermieden, die zu wiederholten mechanischen Irritationen der gereizten Nervenwurzel oder anderer sensibler Rezeptoren führen. Da besonders nachts, wenn die Schutzfunktion der Muskel wegfällt, pathogenetisch wirksame Kopfhaltungen auftreten, sollte eine Halskrawatte bei gegebener Indikation möglichst zur Nacht angelegt werden. In leichten Fällen reicht ein Schanzscher Watteverband. Bei den rundum gleichhohen Wickelkrawatten wie auch bei den anderen Halsorthesen ist darauf zu achten, daß kein Reklinationseffekt mit Hyperlordosierung der Halswirbelsäule auftritt. Halskrawatten sollten bei chronischen rezidivierenden Zervikobrachialsyndromen, bei zervikoenzephalen Syndromen und bei posttraumatischen Zervikalsyndromen die Halswirbelsäule in eine leichte Flexionsstellung von 8–10 Grad bringen. Wir haben in einer prospektiv randomisierten Studie feststellen können, daß die Akzeptanz von Halskrawatten mit einer leicht flektierenden Wirkung größer ist als Halskrawatten in orthograder Stellung (DRÜPPEL 1988). Gleichzeitig durchgeführte Röntgenstudien (PANTHER 1988) haben in der erreichten Flexionsstellung von 8–10 Grad (⅓ der Gesamtflexion) eine im Schnitt deutlich meßbare Erweiterung der Foramina intervertebralia ergeben. Die in Abb. 3 angegebene Flexionskrawatte (Zerviflex) ist im Nakkenteil verstellbar und erlaubt eine individuelle Anpassung an die Schulter-Nackenregion mit Einstellung der Flexion. Der dorsale Teil der Flexionskrawatte dient nachts als Liegeschale, um die beschwerdeauslösenden Kopfhaltungen im Tiefschlaf zu vermeiden.

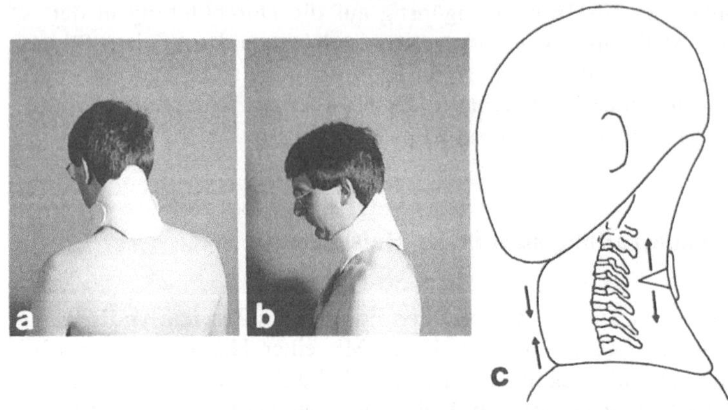

Abb. 3a–c. Flexionskrawatte mit individuell verstellbarem Nackenteil zur Einstellung der optimalen Flexionshaltung. Der Nackenteil kann auch als Nachtliegeschale dienen

Krankengymnastik, manuelle Therapie

Unabdingbare Begleitmaßnahme bei jeder Orthesenversorgung am Bewegungsapparat ist die Krankengymnastik. Wenn die schmerzauslösenden Bewegungen vermieden werden sollen, so führt man die Muskelkräftigungsübungen rein statisch, d. h. isometrisch durch. Ausgangshaltung ist wiederum die leichte Flexion von 10 Grad (Abb. 4). Zunächst unter Anleitung, später allein trainiert der Patient täglich seine halsstabilisierenden Muskeln, die schließlich die Aufgabe der Halskrawatte übernehmen sollen.

Auch bei der manuellen Therapie geht man am besten von der Flexionsgrundstellung aus. Unter Flexion und Traktion kann selbst bei leichter Seitneigung und Rotation kein Schaden angerichtet werden. Bedenklich sind unserer Ansicht nach alle Handgriffe, bei denen neben der Rotation und Seitneigung gleichzeitig eine Reklination stattfindet. Bei grenzseitiger Durchblutung sind hier Störungen möglich.

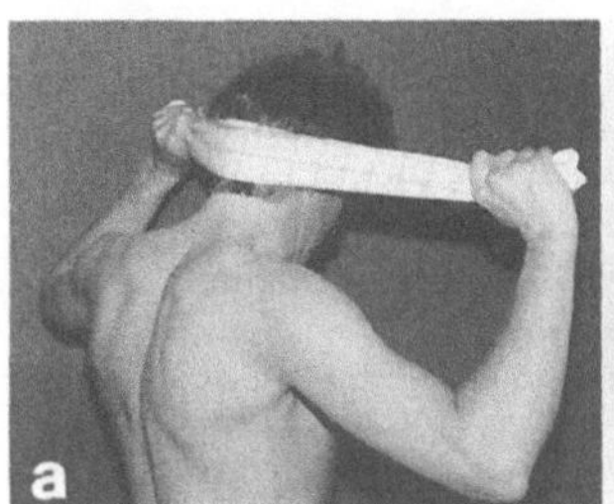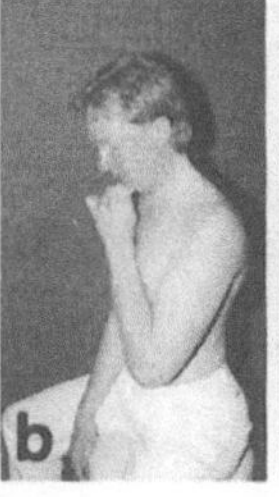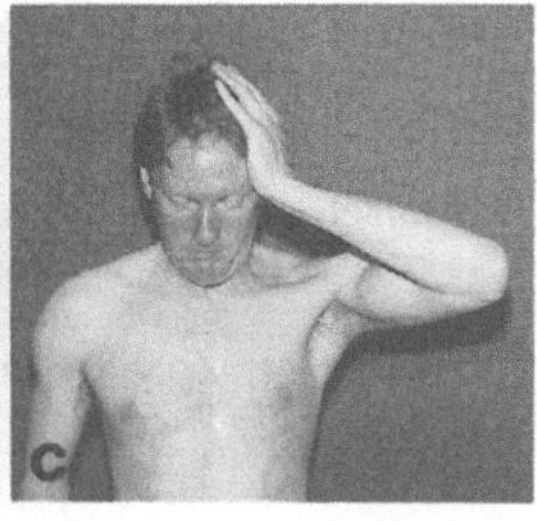

Abb. 4a–c. Isometrische Spannungsübungen zur Kräftigung der Schulter-Nakkenmuskulatur in leichter Flexionshaltung

Wärme (Kälte), Massage, Elektrotherapie

Bei allen Begleitmaßnahmen, die Muskeln lockern und die Durchblutung in der Schulter-Nackenregion fördern, ist darauf zu achten, daß die Kopf-Nackenregion richtig gelagert ist. Die flache Bauchlage mit Hohlkreuz und Kopf-in-Nackenlagerung ist immer beschwerdeauslösend, vor allem, wenn in die Lordose hinein massiert wird. Geeignet sind Therapiebänke, die eine Ausmuldung für das Gesicht haben und somit auch in Bauchlage die Flexionshaltung erlauben. Wenn eine solche Liege nicht vorhanden ist, sollte man die Anwendungen im Sitzen in der sog. Kutscherhaltung anbringen.

Lokale Injektionsbehandlung

Bei chronischen rezidivierenden zervikobrachialen und zervikozephalen Syndromen ist eine lokale Injektionsbehandlung indiziert (Tabelle 1). Durch lokale Applikationen eines Lokalanaesthetikums an den Ort der Nervenirritation kann man den Circulus vitiosus „Schmerz-Muskelverspannung-Schmerz" am Ort der Entstehung unterbrechen. Als Reizquelle kommt in erster Linie die Gegend des Foramen intervertebrale mit den lateralen Anteilen des Processus uncinatus in unmittelbarer Nachbarschaft der Kreuzungsstelle zwischen Spinalnervenwurzel und A. vertebralis mit ihrem vegetativen Geflecht in Frage. Wirbelgelenke und Schulter-Nackenmuskeln

Tabelle 1. Lokale Injektionsbehandlung beim Zervikalsyndrom

Injektion	Prinzip	Indikation	Nachbehandlung
Stellatumblokkade (430) 350	Blockade des Sympathikus im Zervikalbereich nach der Reischauer Technik	Zervikozephale und zervikobrachiale Syndrome (C7, C8)	Glissonkyphose, Traktion, Krankengymnastik aus der Entlastungshaltung, Flexionsorthese, Rückenschule
Paravertebrale Injektion zervikal (451) 540	C5,C6 Blockaden in der Reischauer Technik, Modifikation (KRÄMER 1987)	Zervikobrachialsyndrome (C5, C6), Segmentinstabilitäten C5/C6, C6/C7	Glissonkyphose, Traktion, Krankengymnastik aus der Entlastungshaltung, Flexionsorthese, Rückenschule
Lokale Infiltration (411) 140	Infiltration der Muskel- und Sehnenansätze, Triggerpunkte am Schulterblattrand, Okziput, Schulternackenmuskulatur	Tendopathien, Myelopathien im Schulternackenbereich	Krankengymnastik, Wärme- Kältepackungen, Elektrotherapie, Massage, ggf. manuelle Therapie, Rückenschule
Intrakutane Reiztherapie (266) 60	Reflextherapie über die Haut bei besonderer Symptomatik des Ramus dorsalis des Spinalnerven, Quaddelbehandlung	Lokales Zervikalsyndrom, Symptomatik des Ramus dorsalis	Krankengymnastik, Massage, Elektrotherapie, Rückenschule

sind sekundär betroffen. Ziel der Behandlung ist die Desensibilisierung der gereizten Spinalnervenwurzeln und die vorübergehende Ausschaltung von Teilen des Halssympathikus. Bei der Stellatumblockade in der Reischauer-Technik erreicht man die Zervikalwurzeln C7 und C8 (Abb. 5). In gleicher Weise kann man in die darüberliegenden Etagen mit paravertebralen Nervenwurzelblockaden injizieren. Indikation, Technik, Komplikationen und Ergebnisse sind vielfach beschrieben (KRÄMER 1987).

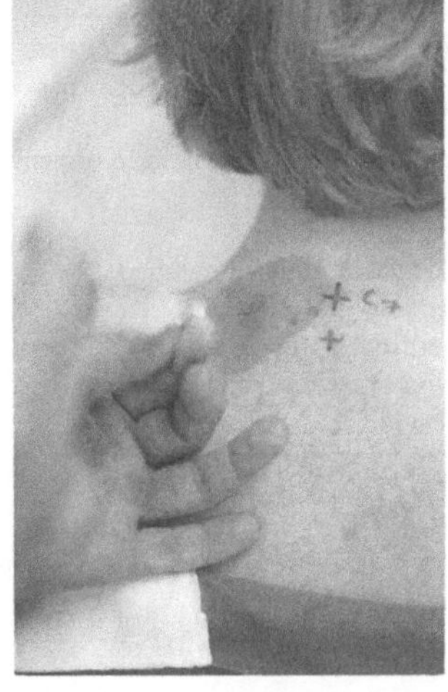

Abb. 5. Stellatumblockade nach der Reischauer-Methode. Der Einstich erfolgt interspinal zwischen C7 und Th1, 4 cm lateral

Entscheidend für den therapeutischen Erfolg ist die Nachbehandlung mit physikalischer Therapie, Krankengymnastik, Traktion und Retention in einer Flexionsorthese.

Werden die Stellatum- und Wurzelblockaden, wie zu empfehlen, im Rahmen einer konservativ-stationären kombinierten Injektionsbehandlung durchgeführt, empfiehlt sich unmittelbar anschließend eine Dauerextension im Glissonzug. Auch hier ist auf die leichte Flexionshaltung der Halswirbelsäule zu achten (Glissonkyphosezug).

Stehen mehr Muskelverspannungen und Myotendinosen beim Zervikalsyndrom im Vordergrund, so kann man sich bei der lokalen Injektionsbehandlung mit den weniger invasiven lokalen Infiltrationen und der intrakutanen Reiztherapie begnügen. Auch im Anschluß daran empfiehlt sich die physikalische Therapie.

Rehabilitation und Prophylaxe, Rückenschule

Am Schluß der Behandlung eines Zervikalsyndroms stellt sich immer wieder die Frage, wie man ein Wiederauftreten der Beschwerden verhindern kann. Wir haben deswegen in unserer

1. Beim Lesen, Handarbeiten, Fernsehen, Autofahren öfter eine Pause machen
2. Keine abrupte Drehbewegung des Kopfes - besser mit dem ganzen Körper drehen
3. Zugluft nicht an den unbedeckten Hals ranlassen - Schals und Kragen tragen
4. Beim Liegen kleines Kopfkissen, keine Bauchlage
5. Beim Laufen Kinn runter, beim Radfahren Lenker hoch
6. Nicht „über Kopf-Höhe" arbeiten - besser Leiter oder Stuhl nehmen
7. Im Theater und Kino nicht in den ersten Reihen - besser hinten sitzen
8. Beim Trinken aus Büchse oder Flasche besser Strohhalm nehmen
9. Haare waschen unter der Dusche und nicht im Waschbecken
10. Tägliche Halsmuskelübungen

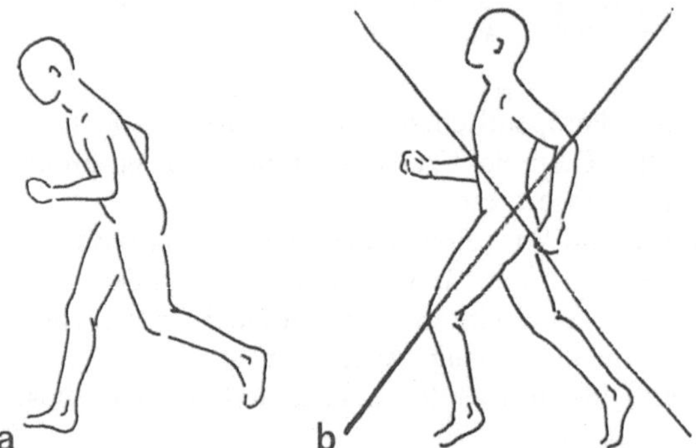

Abb. 6a, b. Flexionshaltung der Halswirbelsäule beim Laufen (Motto: Kinn runter, Blick nach vorn unten und nicht geradeaus oder nach oben, wie in **b**)

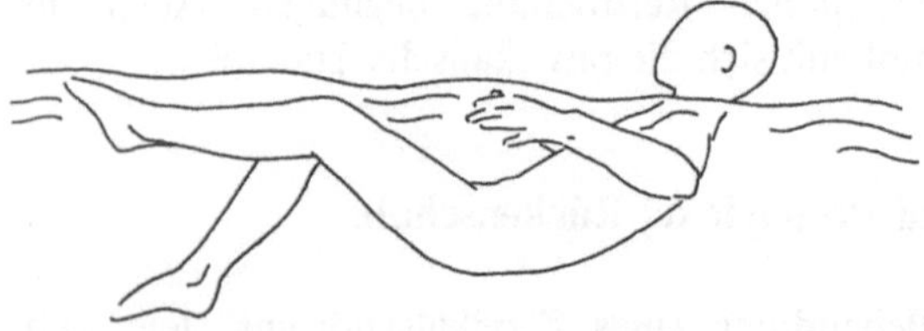

Abb. 7. Rückenschule mit Rückenschwimmen in der Entlastungshaltung. Die Halswirbelsäule findet sich in leichter Flexion

Rückenschule auch Verhaltensrichtlinien für Patienten mit chronisch-rezidivierenden Zervikalsyndromen erarbeitet (Tabelle 2). Zunächst sollten die Patienten die krankengymnastischen Übungen täglich weiterführen, um das Tragen der Halskrawatte überflüssig zu machen. Diese sollte allerdings schon bei Beginn der Beschwerden immer griffbereit sein. Unterkühlungen der Schulter-Nackenregion (Klimaanlage), abrupte Drehbewegungen des Kopfes mit Reklination (rückwärts Einparken) und Haltungskonstanz in ungünstiger Position (beim Fernsehen und Lesen) sind zu vermeiden. Im Kino und Theater sollte man nicht in den vorderen Reihen sitzen, das Arbeiten überkopf an hohen Regalen oder beim Aufhängen von Gardinen und Fensterputzen ist zu vermeiden. Es gibt noch zahlreiche andere Beispiele, die wir den Patienten in der Rückenschule erläutern und praktisch vorführen.

Als geeigneten Sport empfehlen wir Laufen (Kinn runter) (Abb. 6) und Schwimmen in der Rückenlage (Abb. 7). Das in unseren Breiten übliche Brustschwimmen ist wegen der Hyperlordose der LWS und Kopf in Nackenhaltung ungeeignet.

Literatur

Drüppel D (1988) Der Stellenwert von Halsorthesen in der Behandlung des Cervicalsyndroms. Medizinische Dissertation, Bochum

Fritz G (1988) Das positionsabhängige Durchflußverhalten der Arteria vertebralis. Medizinische Dissertation, Bochum

Krämer J (1987a) Bandscheibenbedingte Erkrankungen, 2. Aufl. Thieme, Stuttgart

Krämer J (1987b) Bandscheibenschäden. Vorbeugen durch Rückenschule, 3. Aufl. Heyne, München

Krämer J, Oppel U (1988) Das posttraumatische Cervicalsyndrom. Praktische Orthopädie (im Druck)

Oppel U, Fritz G (1986) Durchflußmessungen an der Arteria vertebralis. Mitteilungsblatt der Dt. Ges. f. Orthopädie und Traumatologie 16: 83

Panther KA (1988) Das Flexionsverhalten verschiedener Halsorthesen im Röntgenbild. Medizinische Dissertation, Bochum

Struckhoff HJ (1988) Das positionsabhängige Öffnungsverhalten der Foramina intervertebralia an der HWS. Medizinische Dissertation, Bochum

Physiotherapie bei Halswirbelsäulenerkrankungen

H.-S. Reichel

Die Krankheitsbilder im Bereich der Halswirbelsäule (HWS) sind außerordentlich vielfältig in ihrer Ursache und ihrer klinischen Erscheinung. Ein Physiotherapeut, der meist eine Verordnung erhält mit der pauschalen Diagnose „HWS-Syndrom", muß sehr differenziert untersuchen können, um die angemessene Therapie auszuwählen. Das Rüstzeug, das der Therapeut schon *vor* der Basisuntersuchung parat haben muß, umfaßt vor allem folgende Punkte:

- Der anatomische Aufbau der HWS mit ihren Besonderheiten. Diese betreffen vor allem die räumliche Nähe der Uncovertebralgelenke und der Wirbelgelenke zur Nervenwurzel, den Verlauf der Arteria vertebralis und die Auswirkungen bei einer Kompression z. B. durch Randzacken.
- Die Mechanik der Wirbelgelenke unterhalb C2. Die typische Einstellung der Gelenkfacetten, mit ihrer Neigung nach hinten um ca. 45° bedingt eine zwangsläufige Bewegungskombination (Abb. 1). Bei Rotation des Kopfes zu einer Seite erfolgen zugleich eine Retroflexion und eine Seitneigung. Gleiten die Gelenkfacetten voneinander, wie dies bei Flexion der Fall ist, spricht man von einer Divergenzbewegung. Gleiten sie ineinander (bei Retroflexion), erfolgt eine Konvergenzbewegung. Bei entsprechenden Schmerzangaben des Patienten muß geprüft werden, ob die Konvergenz oder die Divergenzbewegung gestört ist und, wenn ja, welche Seite betroffen ist. Zu denken ist auch an die sensible Innervation der Gelenkkapseln von Ästen des Ramus dorsalis und ventralis des Spinalnerven und die mögliche Schmerzausbreitung bei Irritation.
- Die Mechanik der Kopfgelenke, die einer besonderen Betrachtung zu unterziehen sind. Für die Verbindung Okziput-Atlas ist die

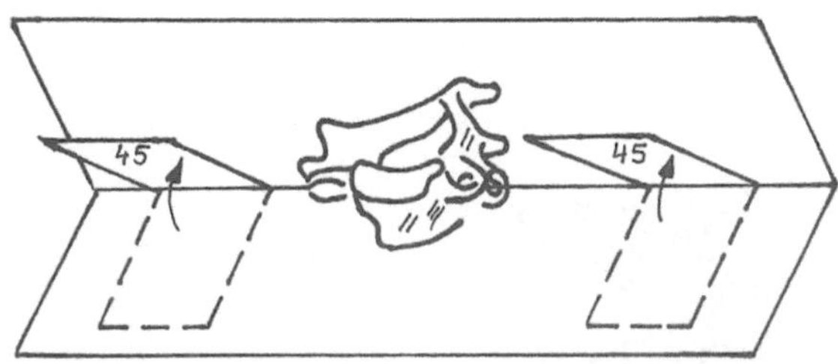

Abb. 1. Stellung der Gelenkfacetten der Halswirbelsäule. (Nach WHITE u. PAN-JABI 1978)

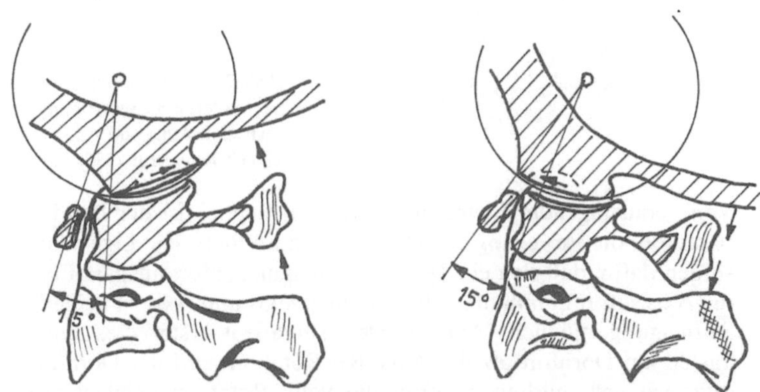

Abb. 2. Anteflexion und Retroversion von Okziput im Verhältnis zu Atlas und Axis. (Nach KAPANDJI)

Nickbewegung nach vorne und hinten die typische Funktion. Da das Okziput konvex geformt ist und auf den Atlasring hin- und herschaukelt, muß sich der Untersucher darüber im klaren sein, daß beim Vornicken das Kinn zwar Richtung Sternum geht, die Okziputkondylen aber nach dorsal weggleiten müssen. Bei der Retroflexion entfernt sich das Kinn vom Sternum, die Okziputkondylen gleiten nach ventral (Abb. 2). Diesem Faktum ist bei der Behandlung einer entsprechenden Bewegungseinschränkung unbedingt Rechnung zu tragen.

Zwischen Atlas und Axis erfolgt die Rotation mit ca. 40° nach jeder Seite.

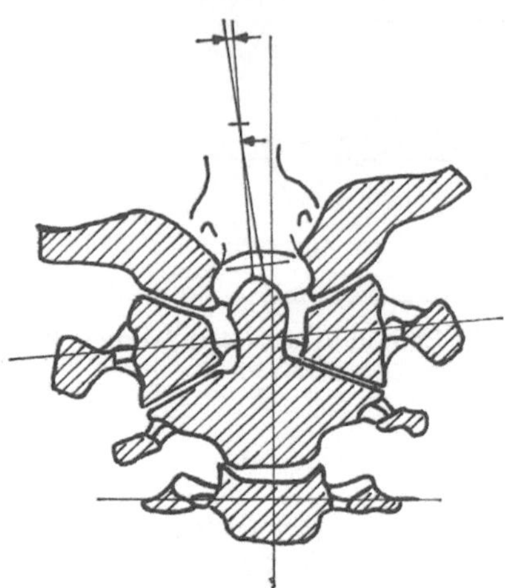

Abb. 3. Die Bänderspannung verhindert eine Seitneigung zwischen Atlas und Axis. (Nach KAPANDJI 1985)

Von herausragender Bedeutung in diesem Bereich ist der Bandapparat, der die Bewegung des Dens axis kontrolliert. Die Ligg. alaria sorgen dafür, daß sich ein Teil bei Seitneigung sofort anspannt und die Axis sofort mitnimmt, d. h. zwischen Atlas und Axis ist keinerlei Seitneigung möglich (Abb. 3). Der Therapeut testet dies durch Tasten am Dornfortsatz des Axis. Bei Rotation wird der Dornfortsatz sich erst mitdrehen, wenn die volle Rotationsfähigkeit zwischen Atlas und Axis ausgenützt ist, während bei Seitneigung sich der Axisdornfortsatz *sofort* mitbewegt. Ist dies nicht der Fall, muß an eine Lockerung des Bandapparates gedacht werden.

Beim Vorneigen des Kopfes gerät der Dens axis ebenfalls sofort gegen das Lig. transversum. Dies ist tastbar dadurch, daß sich der Dornfortsatz etwas nach dorsal und kaudal bewegt.

- Der Aufbau der Zwischenwirbelscheiben mit ihren typischen Querspalten und ihre Lagebeziehung zum Wirbelkanal bzw. Rückenmark und den Nervenwurzeln.

- Der enge Zusammenhang zwischen dem Kopfgelenksbereich und dem Vestibulartrakt bzw. dem N. acusticus.

- Die räumliche Nähe von Medulla oblongata und Dens axis.

- Der komplexe Aufbau des Plexus cervicalis und brachialis.

- Die Anordnung der Dermatome und motorische Versorgung der Arm- und Halsmuskulatur.

- Der Therapeut muß die Kennmuskeln kennen, um eintretende motorische Ausfälle sofort erkennen und dem Arzt melden zu können.
- Die sensible und vegetative Innervation von Gelenkkapseln und vor allem der Dura mater als übergeordneter Struktur und die sog. extrasegmentale Schmerzbereitung, bedingt durch die vielfältig vermischte Innervation der Dura mater aus mehreren Segmenten.
- Der Schwerpunkt des Kopfes liegt etwas vor dem Körperlot. Dies bedeutet für die kurzen Nackenmuskeln eine ständige Aktivität, um den Kopf vor dem Vornübersinken zu bewahren.
- Der gesamte Bereich der Kopfgelenke und der zugeordneten Muskeln ist zuständig für die Orientierung des Kopfes im Raum. Der Kopf ist immer bestrebt, sich vertikal einzustellen. Daraus resultiert die gegenläufige Bewegung des Kopfes im Verhältnis zur Bewegung der übrigen HWS-Gelenke.

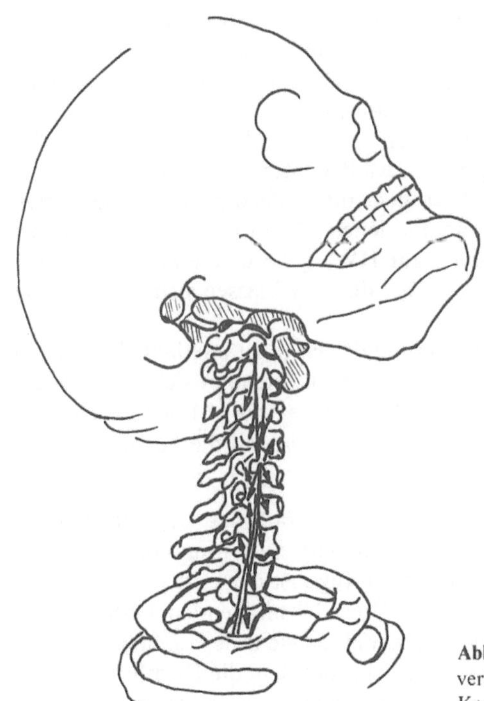

Abb. 4. Verlauf der tiefen prävertebralen Muskeln. (Nach KAPANDJI 1985)

- Die überaus intensive sensible Innervation dieses gesamten Bereiches und die reiche Ausstattung mit Propriozeptoren ist bei der Behandlung unbedingt zu berücksichtigen.
- Die muskuläre Versorgung des HWS- und Kopfbereiches. Von besonderer Bedeutung sind die kurzen Nackenmuskeln und die tiefen prävertebralen Halsbeuger, die meist abgeschwächt sind (Abb. 4).
- Der Einfluß der Haltung auf die Einstellung von HWS und Kopf.

Eine nicht in ihre physiologischen Schwingungen eingestellte Wirbelsäule macht eine gute Kopfhaltung und angemessene Benutzung der nur durch Muskelschlingen am Thorax und Hals bzw. kopfaufgehängten oberen Extremitäten unmöglich. Deshalb muß eine gezielte Behandlung des Zervikalsyndroms die Beurteilung und ggf. Korrektur der Statik mit berücksichtigen. Gerade dieser Punkt ist für den Physiotherapeuten von überragender Bedeutung.
Aus alldem resultiert, daß der Behandler alle Gelenke auf ihre Funktion testen, die Arteria vertebralis prüfen und ggf. Koordinations- und Gleichgewichtsprüfungen durchführen muß. Er muß Bandscheibenbeteiligung interpretieren und neurologisch prüfen können und Schmerzangaben des Patienten deuten können.
In jedem Fall soll der Therapeut die Untersuchung der gesamten Schultergürtelgelenke miteinbeziehen. Hinzu kommt, daß die obere Brustwirbelsäule *funktionell* zur HWS gehört. Alle maximal durchgeführten Bewegungsausschläge der HWS lassen sich bis Th4 oder Th5 tasten.
Die topographische Orientierung der HWS ist unerläßlich vor einer gezielten Untersuchung. Der Therapeut orientiert sich zunächst am Okziput mit den wichtigsten Muskelansätzen: M. sternocleidomastoideus, M. trapezius, M. splenius capitis und die kurzen Nackenmuskeln.

- Der Querfortsatz des Atlas ist in Höhe des Ohrläppchens zu tasten zwischen Processus mastoideus und Mandibula. Da der Atlas über keinen Dornfortsatz verfügt, ist der erste tastbare Dornfortsatz der Axis zuzuordnen. Die nächstfolgenden Dornfortsätze von C3–C5 sind nicht gut palpabel, da sie zwiegespalten sind und von kräftigen Bandmassen bedeckt sind. Um die Dornfortsätze von C6 und C7 voneinander zu differenzieren, werden je ein Finger auf ihre Spitze gelegt und der Kopf des Patienten retroflektiert. Derjenige Dornfortsatz, der nach anterior weggleitet, gehört zu C6. Der C7 - Dornfortsatz bleibt stehen, da er durch die Verbindung zum obersten thorakalen Wirbel fixiert ist. Daraus resultiert die Problematik des zervikothorakalen Übergangs: die Etagen C5/C6 sind meist hypermobil, C7/Th1 meist hypomobil. Zu tasten und zu beurteilen ist auch die Verbindung der ersten Rippe zum obersten Brustwirbel. An der Halsvorderseite orientiert sich der Therapeut zunächst am Zungenbein. Es liegt auf der Höhe von C3. Der Schildknorpel liegt auf der Höhe von C4/C5, während der oberste Ringknorpel schon bei C6 zu suchen ist. Neben der Trachea kann der Therapeut das Tuberculum caroticum tasten. In der hinteren Skalenuslücke kann man den Armplexus erreichen, etwas lateral und kranial der Clavikula kann man den Puls der Arteria subclavia fühlen. An der Clavikula und am Sternum sind die beiden Insertionen des M. sternocleidomastoideus gut erreichbar.

Basisuntersuchung

Sie wird in folgende Abschnitte aufgegliedert:

- Anamnese
- Inspektion
- Aktive und passive Bewegungsprüfung
- Detailpalpation der Weichteilstrukturen
- Segmentale Palpation der Kopf- und HWS-Gelenke
- Widerstandsteste
- Neurologische Teste
- Teste auf Muskelverkürzung

Anamnese

Hier sind vor allem Fragen nach Alter, Beruf, Vorgeschichte von Bedeutung. Die Art der Beschwerden, z. B. ob sie bewegungsabhängig sind oder in Ruhe vorhanden, ob ausstrahlend, wo der Patient sie lokalisieren kann, wie der Schmerzcharakter beschrieben wird,

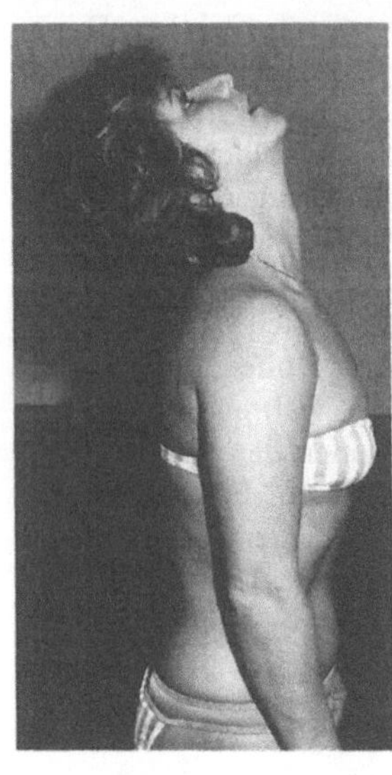

Abb. 5. Aktive Retroflexion mit geöffnetem Mund

seit wann sie bestehen u. a. m. Nach der Anamnese erfolgt die *Inspektion,* die vor allem auf Haltung, Schonhaltung, ungleichen Schulterstand, Atrophien, Hautfärbung und ggf. den Gesichtsausdruck der Patienten achtet. Die *aktive Funktionsprüfung* beinhaltet:

- Flexion – Extension (Abb. 5)
- Seitneigung nach re/li
- Rotation nach re/li

Der Therapeut beobachtet das Bewegungsausmaß, achtet auf mögliche Geräusche und Schmerzangaben des Patienten. Diese Bewegungen werden *passiv* nachgeprüft. Geachtet wird auf Bewegungsausmaß, Schmerz, Geräusche.

Zunächst beurteilt der Therapeut, ob es einen Unterschied zwischen aktivem und passivem Bewegungsausmaß gibt. Dieser sollte physiologischerweise immer vorhanden sein = quantitativer Test.

Im Anschluß daran wird das Endgefühl geprüft = qualitativer Test. Der Therapeut stellt nun fest, *wie* ganz am Ende des passiven Bewegungsausmaßes die Bewegung stoppt. Er vergleicht dies mit dem normalerweise, d. h. physiologischen zu erwartenden Endgefühl, in diesem Falle fest-elastisch, und achtet auf die Schmerzangaben des Patienten. Jede Endgefühlprüfung kann nur einmal erfolgen. Bei Schmerzen würde der Patient bei einer evtl. zweiten Nachprüfung sofort mit einer Défense musculaire antworten.

Die Ventralflexion des Kopfes wird nur passiv geprüft ohne Endgefühltest, da immer an die Möglichkeit eines Vorfalles nach dorsal gedacht werden muß.

Die Retroflexion erfolgt aktiv und passiv bei leicht geöffnetem Mund. Damit wird verhindert, daß die oberflächlichen prävertrebralen Halsbeuger die Bewegung vorzeitig abbremsen.

Die *Widerstandstests* umfassen zunächst in Nullstellung die Prüfung auf Kraft und/oder Schmerz. Getestet werden gegen maximalen Widerstand: Flexion – Extension, Rotation und Seitneigung nach beiden Seiten.

Die *neurologischen Tests* erfolgen gemäß folgender Tabelle:
C1: Kopfrotation
C2–C4: M. trapezius (oberer Anteil N. XI)
C5: M. deltoideus und M. infraspinatus
C6: M. biceps br., Handgelenksextensoren
C7: M. triceps br., Handgelenksflexoren
C8: Kleinfingerabduktion

Zusätzliche Tests

Axiale Traktion als Entlastung (Abb. 6) und Kompression als Provokation bei Verdacht auf Bandscheibenbeteiligung. Der Test wird auch durchgeführt in verriegelter Stellung der Säule der kleinen Wirbelgelenke. Dazu wird der Kopf in Retroflexion mit Seitneigung und Rotation zur gleichen Seite gebracht, dies bedeutet eine Konvergenzstellung auf einer Seite. Dann wird axialer Druck von oben gegeben (Abb. 7): Gibt der Patient hierbei einen ausstrahlenden Schmerz in den Arm an, besteht der Verdacht auf knöcherne Bedrängung der Nervenwurzel im Foramen intervertebrale, z. B. durch arthrotische Randzacken.

Die Arteria vertebralis wird in erster Linie mit der De Kleijnschen Hängeprobe auf Durchlässigkeit geprüft. Dabei wird der Kopf des Patienten aus der Rückenlage in den Überhang gebracht d. h. in

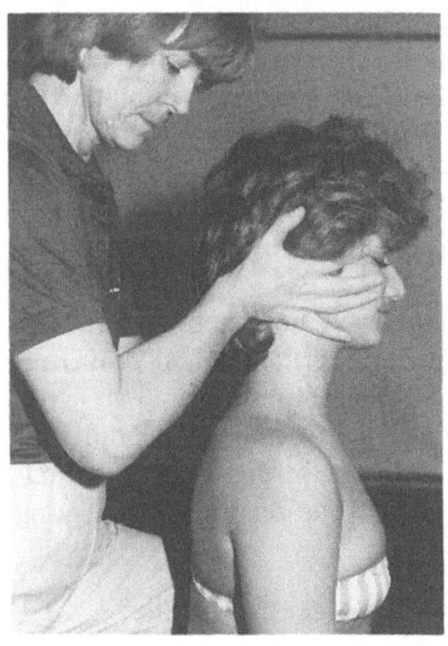 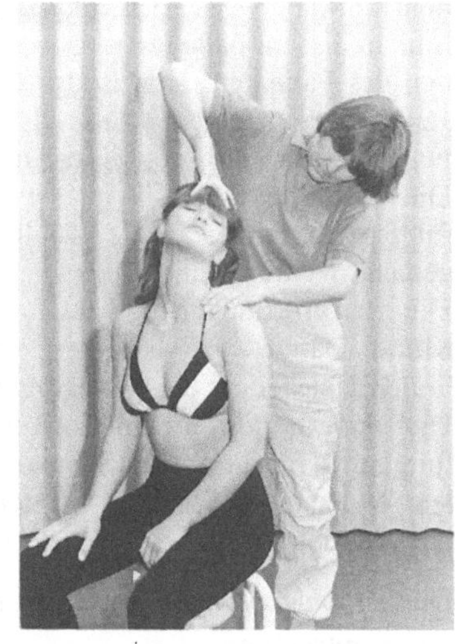

Abb. 6. Axiale Traktion zur Entlastung   **Abb. 7.** Kompression in Konvergenzstellung der Gelenkfacetten

Retroflexion, Rotation und Seitneigung zur gleichen Seite (Abb. 8). Der Therapeut achtet auf möglichen Schwindel und Nystagmus. Der Test wird nach beiden Seiten durchgeführt.

Ist im Laufe der aktiven und passiven Bewegungsprüfung der Verdacht aufgetaucht, daß verkürzte Muskeln die Bewegungen vorzeitig abbremsen, müssen diese spezifisch überprüft werden. So kann z. B. bei der passiven Seitneigung die Bewegung behindert werden durch eine Verkürzung des M. trapezius oder der Mm. scaleni.

Spezifische Prüfung auf Verkürzung des Trapezius. Patient sitzt, der Therapeut bringt zunächst ohne Fixation des Akromion den Kopf in die Dehnposition, d. h. in Ventralflexion, Seitneigung weg und Rotation hin zur getesteten Seite. Damit prüft er die passive Beweglichkeit der HWS in bezug auf diese Kombinationsbewegung. Der Test wird wiederholt mit fixiertem Akromion. Ein Unterschied im Bewegungsausmaß beweist die Verkürzung des M. trapezius. Um den M. levator scapulae zu prüfen, wird der Kopf in Ventralflexion mit Rotation und Seitneigung zur gleichen Seite gebracht. Der Arm

198

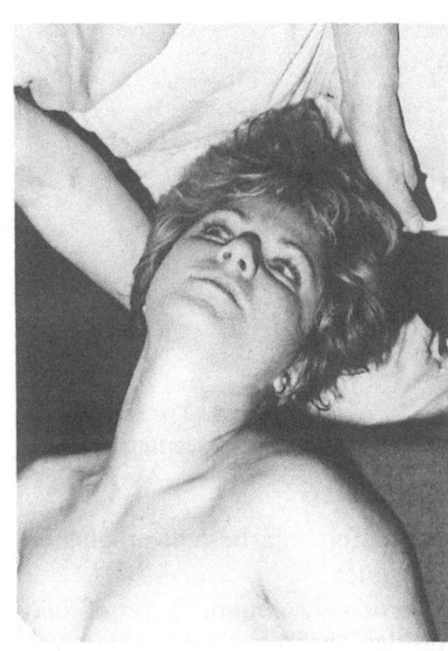

Abb. 8. De Kleijnsche Hängeprobe

wird maximal eleviert, wodurch die Scapula außenrotiert wird, der Ansatz des Muskel geht nach kaudal.

Ein Unterschied im Bewegungsausmaß des Armes bei normaler und gedehnter Kopfstellung gibt den Hinweis auf eine Verkürzung.

Spezifische Prüfung der einzelnen Gelenke. Im Atlantookzipitalgelenk überprüft der Therapeut isoliert die Nickbewegung nach anterior und posterior und ggf. die Kombination von Retroflexion mit Seitneigung zur einen und einer kleinen Gegenrotation zur anderen Seite. Die HWS selbst soll bei dieser Bewegung unbeteiligt bleiben. Die Orientierung erfolgt durch die Relation von Okziput und Atlas-Querfortsätzen (Abb. 9). Zwischen Atlas und Axis wird die Rotation geprüft. Man kann davon ausgehen, daß nach jeder Seite ca. 40° Rotation möglich sind, bevor der Dornfortsatz des Axis mitgedreht wird, individuelle Unterschiede sind vorhanden.

Die Seitneigung wird geprüft bei Verdacht auf eine Gefügelockerung. Normalerweise soll sich bei Seitneigung der Dornfortsatz des Axis sofort mitbewegen auf Grund der Spannung der Ligg. alaria.

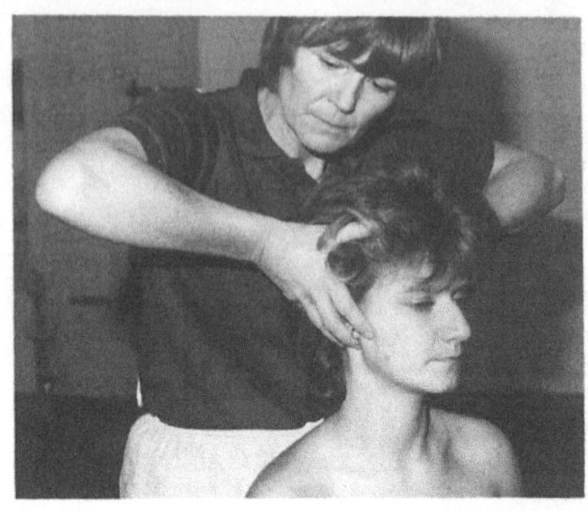

Abb. 9. Tasten der Atlas-Querfortsätze

Bewegt sich der Dornfortsatz nicht sofort mit, besteht möglicherweise eine Lockerung des Bandapparates.

Die Wirbelgelenke unterhalb C2 werden einzeln und getrennt links und rechts untersucht. Dabei muß der Therapeut sich an den Verlauf der Gelenkfacetten halten, die um 45° nach dorsal geneigt sind. Der Therapeut untersucht jedes Gelenk auf die Konvergenz- und Divergenzbewegung (Abb. 10). Dabei ist vor allem darauf zu achten, wo eine Hypomobilität und wo eine Hypermobilität vorliegt (oft bei C6) und was für die Beschwerden verantwortlich gemacht werden kann. Häufig ist eine Kombination von beiden Komponenten in benachbarten Segmenten vorhanden. Diese gestaltet eine Interpretation der Befunde oft schwierig.

Bei entsprechendem Vorbefund müssen die Schultergürtelgelenke und vor allem der zervikothorakale Übergang einzeln getestet werden.

Das Ergebnis dieser Befunderhebung muß das Behandlungsprogramm zur Folge haben.

Dabei lassen sich 4 große Gruppen voneinander abtrennen: Behandlung von

1. akuten Schmerzzuständen, z. B. Torticollis
2. akuter Bandscheibensymptomatik
3. Beschwerden resultierend aus mangelnder Beweglichkeit bzw. akuter „Blockierung", d. h. reversibler Funktionsstörung oder Verkürzung von Weichteilstrukturen

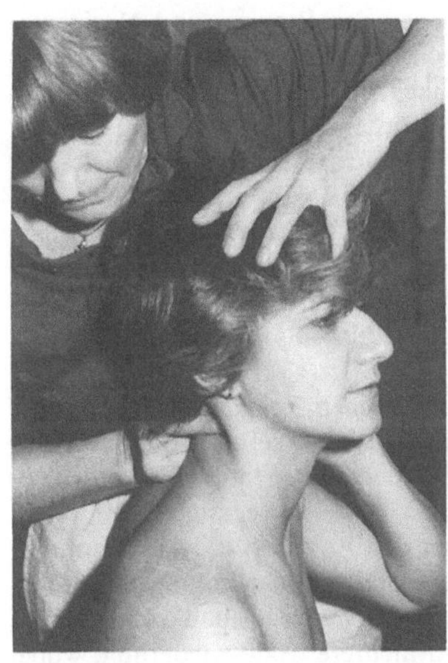

Abb. 10. Palpieren der Gelenkfortsätze

4. Beschwerden aufgrund zu großer Beweglichkeit und mangelnder Stabilität

Die Behandlungskonzepte unterscheiden sich entsprechend wesentlich.

Hier soll in erster Linie die Behandlung von Hypo- und Hypermobilität im Bereich der HWS beschrieben werden.

Behandlung von Hypomobilität

Die Einschränkung der Beweglichkeit ist als Ursache für die Beschwerden des Patienten anzusehen. Der Therapeut verfügt über ein breites Repertoire therapeutischer Möglichkeiten: Weichteiltechniken (einschl. Massage), reine Gelenktechniken und die Kombination von beiden bzw. die Mobilisierung mit aktiver Beteiligung des Patienten. Weichteiltechniken werden vorzugsweise dann angewandt, wenn das Endgefühl eher weichelastisch und nicht hart ist. Da es aber inzwischen bekannt ist, daß es enge neurophysiologische Zusammenhänge gibt zwischen den Proprio- und Nozizeptoren der Gelenkkapsel und zugeordneter Muskulatur, hat der Physiotherapeut immer die Möglichkeit, mit Hilfe von Muskeltechniken eine Gelenkbeweglichkeit zu fördern. Dieser Vorgang wird als neuromuskuläre Technik (NMT) bezeichnet (nach SCHNEIDER et al. 1986). *NMT 1* bedeutet, daß der Patient aktiv an die Bewegungsgrenze herangeht und bei Fixierung bzw. Verrieglung der übrigen Gelenke vorsichtig aktiv versucht, selbst in Richtung der Bewegungseinschränkung zu bewegen. Diese Technik eignet sich besonders gut für die Automobilisierung, also als Heimübung für den Patienten.

NMT 2 arbeitet mit der postisometrischen Relaxation. Der Patient wird passiv an die Bewegungsgrenze herangeführt, dann wird er unter guter Fixation seitens des Therapeuten aufgefordert, *in die Gegenrichtung* anzuspannen, wobei keine Bewegung erfolgt, dabei soll der Patient einatmen, ggf. mit den Augen in die Anspannungsrichtung schauen. In der anschließenden Entspannungsphase versucht der Therapeut, passiv das Bewegungsausmaß vorsichtig zu vergrößern. Dieser Vorgang wird mehrere Male wiederholt, wobei jedes Mal das Bewegungsausmaß etwas größer werden soll. Zum Schluß sollen die Antagonisten stimuliert werden, um das Bewegungsausmaß zu festigen.

NMT 3: Neurophysiologisch gesehen wird mit der Technik der reziproken Hemmung gearbeitet, d. h. man läßt eine Muskelgruppe bewußt arbeiten, um ihre Gegenspieler zu hemmen und damit zu detonisieren. Diese Technik erfordert gerade im Bereich der HWS viel Einfühlungsvermögen und wenig Widerstand, damit die Muskelhemmung gelingt. Der Patient bewegt mit dem Therapeuten zusammen den Kopf in die behinderte Bewegungsrichtung bis an die Grenze, wobei darüber und darunterliegende Bereiche gut fixiert werden. Dort soll der Patient, ohne daß eine Bewegung stattfindet und Schmerzen entstehen, in die behinderte Richtung anspannen. Auf diese Weise soll eine Entspannung der Muskeln der Gegenseite erreicht werden. In der Entspannungsphase kann der Therapeut passiv oder der Patient aktiv versuchen, weiter in die eingeschränkte Bewegungsrichtung zu bewegen.

Alle drei Techniken können in der Behandlung der HWS Anwendung finden.

Behandlungsbeispiele für die Behandlung einer Hypomobilität: Bei starker Verspannung der Muskulatur ist es sinnvoll, mit Hilfe gezielter Massagegriffe den Tonus zu senken. Die Massage muß jedenfalls den gesamten Rücken, den Schulter- und Armbereich mitumfassen und kann keinesfalls nur lokal erfolgen. Die Muskulatur des Nackens sollte mit viel Einfühlungsvermögen, aber wenig Kraft mit Friktionen und Knetungen behandelt werden. Vom Patienten selbst als angenehm und entspannend empfunden werden extendierende Griffe.

Weichteilmobilisation

Der Patient ist in SL gelagert, der Therapeut steht vor ihm und umfaßt mit dem oberen Arm den Kopf des Patienten, wobei er zwischen Hand und Oberarm diesen gut fixiert und somit eine exakte Führung ermöglicht. Die von unten kommende Hand umgreift das Paket der Nackenmuskeln und hält es fest, während der Therapeut den Kopf des Patienten entweder nach vorne in die Flexion oder nach hinten in die Retroversion bewegt. Diese mobilisierende Technik erfolgt unter Beachtung der Gelenkmechanik der HWS, obwohl sie sich in erster Linie an die Weichteile richtet und als mobilisierende Massage betrachtet werden sollte.

Behandlung einer Hypomobilität in die Flexion (hier z. B. zwischen C5/6 re) mit NMT 2

Der Patient sitzt, der Therapeut steht auf der abgewandten Seite und umgreift von vorne Kopf und HWS des Patienten, besonders C5, mit seiner linken Hand. Die untere Hand fixiert die HWS unterhalb C6. Beide Hände des Therapeuten berühren sich auf Höhe des zu mobilisierenden Segmentes, wobei jeweils Zeigefinger und Kleinfingerkante in den Verlauf der Gelenkfacetten, d. h. um 45° nach dorsal abgesenkt, eingeordnet sind. Der Therapeut bewegt nun den Kopf und die obere HWS zu sich her im Sinne einer Divergenz rechts (Abb. 11). An der Bewegungsgrenze wird der Patient aufgefordert, in die Konvergenzbewegung zurück isometrisch anzuspannen. In der anschließenden Relaxationsphase versucht der Therapeut das Bewegungsausmaß zu vergrößern. Zum Schluß

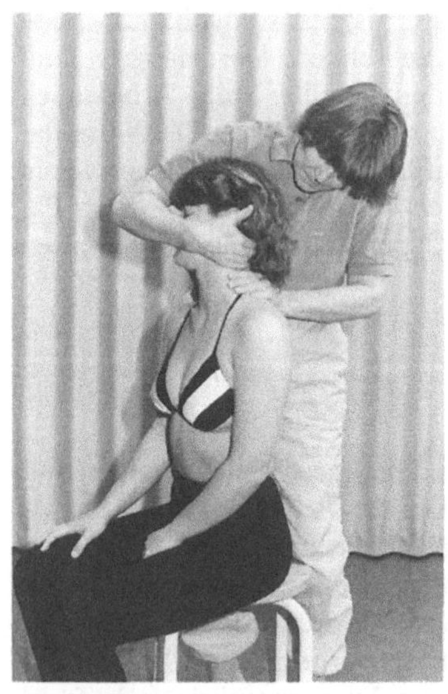 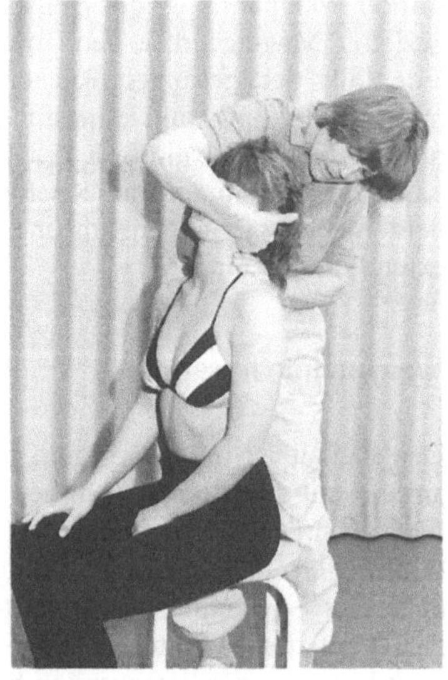

Abb. 11. Mobilisation in die Flexion, Seitneigung und Rotation, d. h. Divergenz links

Abb. 12. Mobilisation in die Konvergenzbewegung links

wird in die Bewegungsrichtung stimuliert. Bei einer Einschränkung in die Retroflexion, Rotation und Seitneigung, d. h. in die Konvergenzbewegung, wird der Patient an der Bewegungsgrenze aufgefordert, in die Divergenzrichtung isometrisch anzuspannen (Abb. 12). In der Entspannungsphase wird in die Richtung der Bewegungseinschränkung mobilisiert. Zum Schluß erfolgt wieder die Stimulation. Die Anspannungsphase sollte mit der Einatmung verbunden werden. Die Blickrichtung der Augen kann als Verstärkung miteingesetzt werden.

Gezielte Dehnung. Im Bereich der HWS gezeigt am Beispiel des M. trapezius (rechts). Zunächst muß die exakte Dehnposition eingenommen werden. Dies bedeutet für den Kopf: Ventralflexion, Seitneigung weg von der zu dehnenden und Rotation hin zu der zu dehnenden Seite. Der Kopf wird in dieser Position vom Therapeuten am eigenen Körper gut fixiert und von da ab nicht mehr bewegt. Das Akromion wird nach kaudal geschoben (Abb. 13). An

204

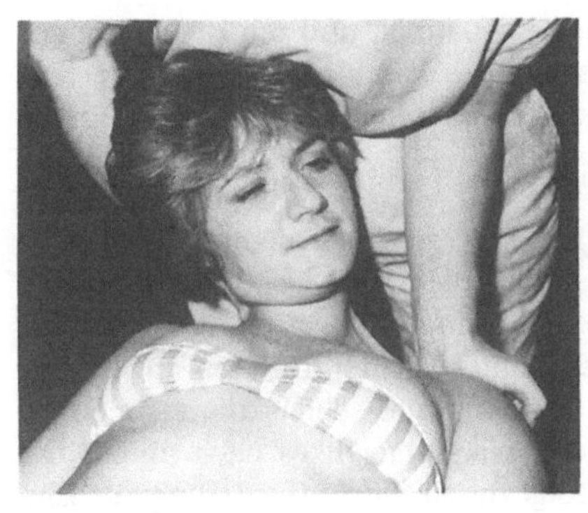

Abb. 13. Dehnung des
M. trapezius links

der Bewegungsgrenze wird der Patient aufgefordert, das Akromion nach kranial in die Hand des Therapeuten zu spannen. In der Dehnphase schiebt der Therapeut das Akromion nach distal. Zum Schluß erfolgt durch Anspannen der Scapula nach kaudal die Stimulation der Antagonisten. Voraussetzung für eine gezielte Dehnung ist die entsprechend freie Gelenksbeweglichkeit.

Dehnung des M. levator scapulae (rechts). Der Kopf des Patienten wird in ventraler Flexion mit Rotation und Seitneigung nach links gebracht und am Körper des Therapeuten fixiert, der Arm wird, wenn es das Schultergelenk erlaubt, in maximale Elevation gebracht. Der Therapeut fixiert den Ellbogen des Patienten an seinem Bauch, umfaßt mit seiner rechten Hand die Scapula (Abb. 14).

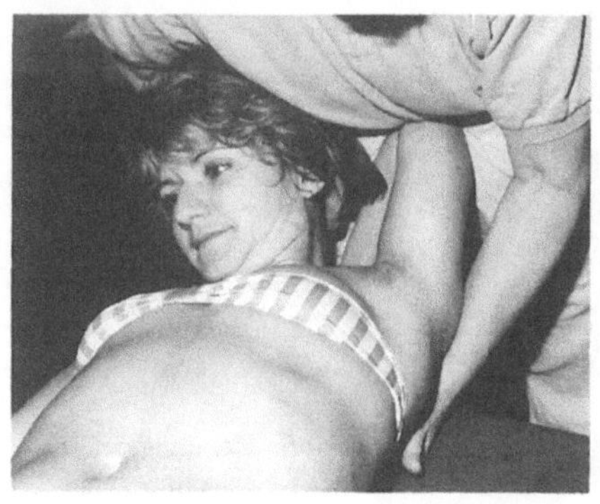

Abb. 14. Dehnung des
M. levator scapulae links

Der Patient wird aufgefordert, einzuatmen und mit dem Ellbogen gegen den Therapeuten zu schieben. Anschließend wird die Scapula nach kaudal geschoben. Dies wird mehrfach wiederholt, zum Schluß wird stimuliert.

Dehnung der Scaleni (rechts). Der Kopf des Patienten wird nach links geneigt, nach rechts gedreht, die HWS insgesamt gestreckt, der Kopf wird abgesenkt, so daß er in Verlängerung der WS steht. Der Kopf wird mit einer Hand unter leichter Traktion am Körper des Therapeuten fixiert. Die andere Hand schiebt die erste Rippe unmittelbar kaudal des Sternoklavikulargelenkes nach unten. Die isometrische Anspannung erfolgt durch die Aufforderung zur Einatmung. In der Ausatmungsphase wird die Rippe noch mehr nach kaudal geschoben, ggf. der Kopf noch mehr rotiert.
Eine Dehnung kann auch nötig für die oberflächlichen prävertebralen Halsbeuger nötig sein.
Von besonderer Bedeutung ist die Dehnung der kurzen Nackenmuskeln. Hierzu wird aus der Rückenlage zunächst der Dornfortsatz von C2 fixiert, entweder durch einen Sandsack oder die auf die ulnare Kante aufgestellte Hand des Therapeuten. Der andere Arm umfaßt mit der Hand von dorsal das Okziput. Der Therapeut zieht das Okziput so weit wie möglich in die Nickbewegung, bis die maximal mögliche Dehnposition erreicht ist (Abb. 15). Dann wird der Patient aufgefordert, mit den Augen zu seinen eigenen Augenbrauen zu blicken. Schon dadurch erfolgt eine Stimulation. Dann

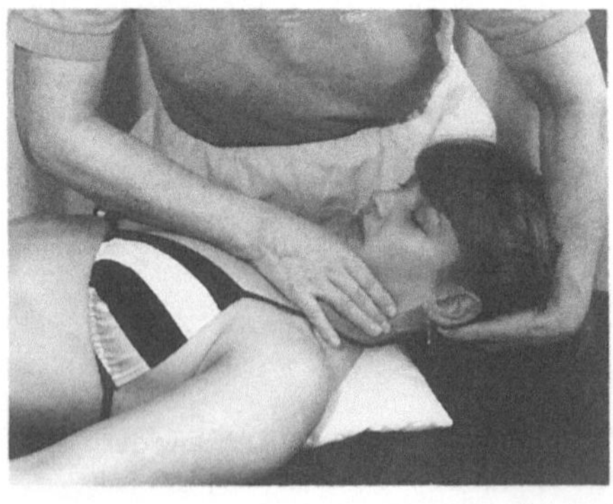

Abb. 15. Dehnung der kurzen Nackenmuskeln

206

soll er einatmen und mit dem Kinn etwas in Richtung Decke drükken. In der Dehnphase atmet der Patient aus, die Augen blicken wieder nach unten und der Therapeut zieht das Okziput in mehr Ventralflexion, d. h. nach dorsal-kranial. Dieser Vorgang wird mehrmals hintereinander wiederholt. Zum Schluß erfolgt durch Heranziehen des Kinnes die Stimulation der Antagonisten.

Bei Abschwächung der Muskelkraft und mangelnder Stabilität muß der Akzent auf der Kräftigung und Stabilisation liegen. Die tiefen prävertebralen Halsmuskeln sind bei den meisten Menschen abgeschwächt, bedingt durch eine konstante Überdehnung, und somit insuffizient. Ihre Aufgabe ist es, die HWS geradezurichten und in dieser Position zu stabilisieren. Nur so kann das Gewicht der Arme abgefangen werden. Eine stabilisierte Halswirbelsäule ist z. B. auch für die Arbeit der Scaleni nötig als Heber der ersten Rippe und somit als Starter bei der Einatmung. Die Funktion, d. h. die Streckung der HWS, gilt es dem Patienten wieder bewußt zu machen und zu schulen. Um die Bewegung ohne große Krafteinwirkung wieder einzuspielen, wird der Patient in stabiler Seitenlage gelagert. Für die Flexion und Extension steht dann die Umdrehungsachse vertikal. Damit wird es für den Patienten möglich, hubfrei zu üben. Der Therapeut gibt leichten Führungskontakt an den Dornfortsätzen nach dorsal (Abb. 16), das Kinn geht in Richtung Sternum. Auf diese Weise wird die HWS gestreckt. Wenn die Funktion wieder erarbeitet ist, kann die Endposition durch verschiedene Widerstände stabilisiert werden. Erschwerung dieser Übung erfolgt in

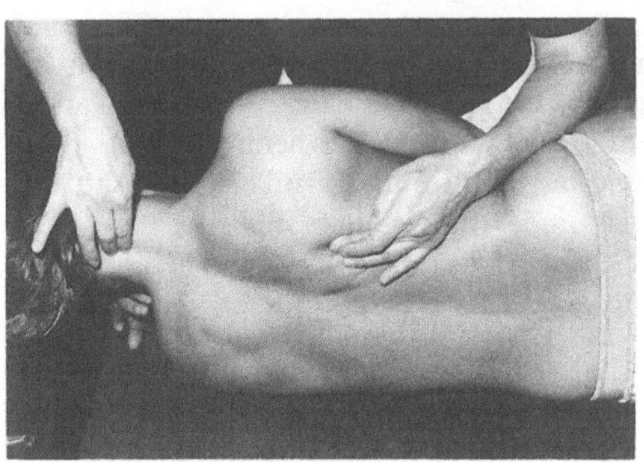

Abb. 16. Aktivierung der prävertebralen Muskeln, Streckung der BWS

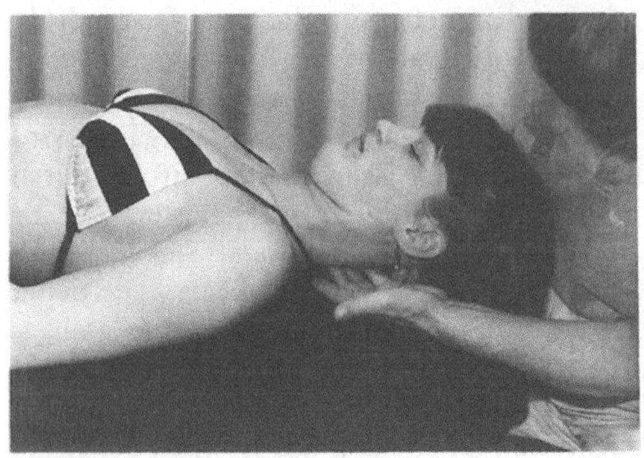

Abb. 17. Kräftigung in Rückenlage

Rückenlage. Zunächst liegt der Hinterkopf in der Hand des Therapeuten. Während er wieder Führungskontakt gibt an den Dornfortsätzen, darf in der Hand des Therapeuten der Druck vom Okziput nicht zunehmen (Abb. 17). Letzte Steigerung ist es, wenn der Kopf knapp über der Unterlage schwebt bei gestreckter HWS. Dies ist allerdings für manche Patienten zu schwer, sie würden sich nur in ihren Sternocleidomastoideus hängen, und deshalb ist dies auch als Übung nicht ratsam.

Kräftigung mit dynamischer Komponente erfolgt am besten über die diagonalen Kopfmuster des PNF. Die Trennlinie ist dabei die mittlere Sagittalebene, auch als Symmetrieebene bezeichnet. Der Kopf soll während der Bewegung von einer Seite dieser Ebene auf die andere Seite gelangen. Begonnen wird aus der Retroflexion mit Rotation und Seitneigung, beispielsweise nach rechts. Der Patient wird nun aufgefordert, zunächst das Kinn heranzuziehen, dann nach links zu drehen und mit dem Kopf hochzukommen (Abb. 18). Blickrichtung ist letzten Endes in die linke Ellbeuge. Da diese Bewegung gegen die Schwerkraft erfolgt, darf der Therapeut nur sehr dosiert Widerstand geben und Traktion als Erleichterung für den Patienten. Für den Rückweg wird Widerstand von oben gegen das Kinn des Patienten gegeben, das dieser zunächst gegen die Decke bewegen soll, dann geht der Kopf in die Ausgangsstellung zurück (Abb. 19). Der Widerstand kann für diese Bewegung kräftiger sein, der Patient arbeitet nun mit der Schwere.

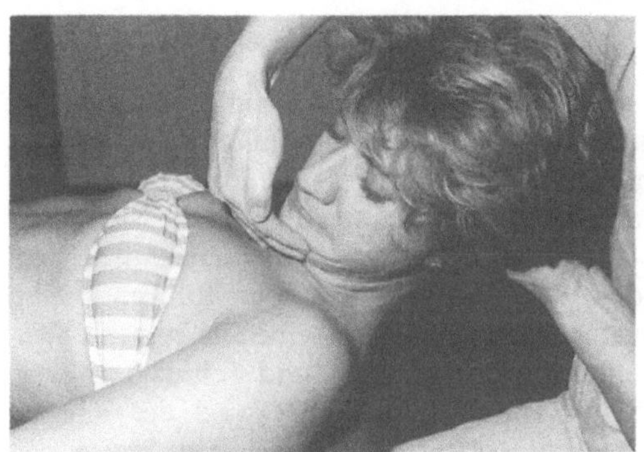

Abb. 18. Kopfmuster in die Flexion

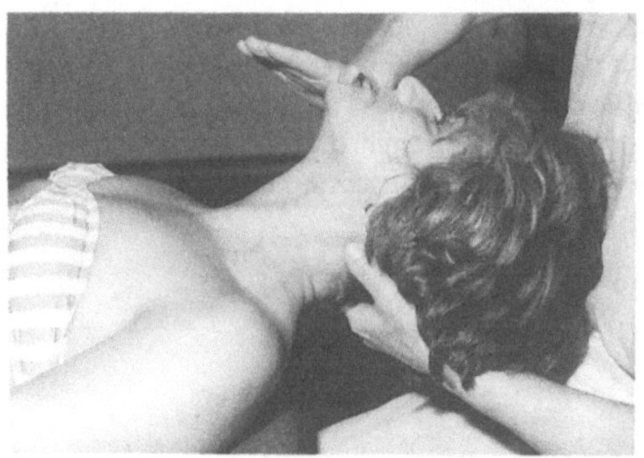

Abb. 19. Kopfmuster in die Extension

Die Kopfmuster werden nach beiden Seiten geübt. Um die Einwirkung der Schwerkraft zu ändern, kann man z. B. auch aus dem Unterarmstütz üben oder auch aus der Seitenlage heraus.

Heimübungen für den Patienten. Es ist selbstverständlich, daß der Patient Hinweise bekommt, wie er zu Hause selbst üben soll. Jede Behandlung ist letzten Endes nur dann sinnvoll, wenn der Patient sie selbst aktiv unterstützt. Je nach Befund wird mehr Gewicht gelegt auf Mobilisation oder Stabilisation bzw. auf beides. Auch Eigendehnungen sind in das Programm mit einzubeziehen.

Beispiele

Eigendehnung des M. trapezius. Der Patient sitzt auf einem Hocker, Rücken stabil. Mit einer Hand wird die Dehnstellung des Kopfes fixiert: Ventralflexion mit Seitneigung weg und Rotation hin zur gedehnten Seite. Die andere Hand umfaßt von unten die Sitzfläche des Hockers. Der Patient versucht sich nun schräg nach vorne weg von der zu dehnenden Seite wegzulehnen, der Rücken bleibt gerade. Für den M. levator scapulae wird derselbe Sitz gewählt. Der Kopf wird nun in Ventralflexion, Rotation und Seitneigung weg von der gedehnten Seite gebracht. Auch hier wird der Körper schräg nach vorne gelehnt, der Arm faßt ziemlich weit hinten am Sitz. Mobilisation im Atlantookzipitalgelenk erfolgt in verriegelter Position für alle anderen Gelenke der HWS. Dazu wird der Kopf maximal zu einer Seite gedreht und dann das Kinn auf und ab bewegt im Sinne einer Ante- und Retroversion (Abb. 20 und 21). Für die Mobilisation der Rotation im Gelenk zwischen Atlas und Axis wird zur Feststellung der unteren HWS der Kopf weit nach vorne gebeugt. Dann erfolgen Rotationen des Kopfes so weit wie möglich nach jeder Seite. Liegt die Einschränkung unterhalb C2,

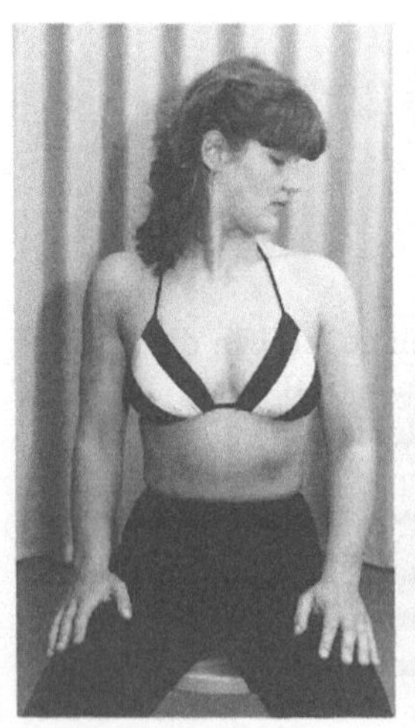
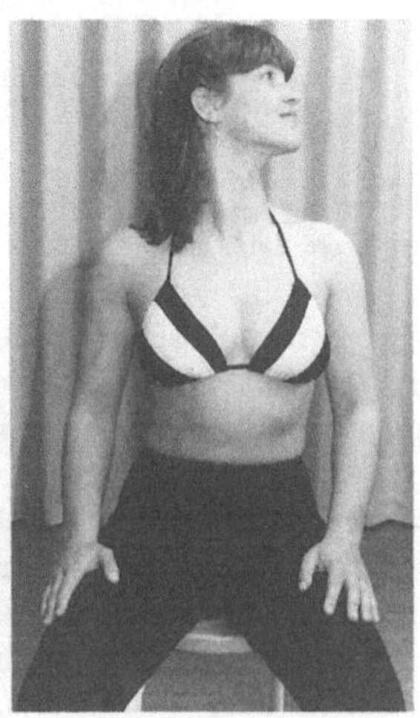

Abb. 20, 21. Automobilisation für die Kopfgelenke

210

ist wieder an die Stellung der Gelenkfacetten zu denken. Der Patient soll mit einer Hand um seine HWS fassen, wobei die Kleinfingerkanten im Verlauf des Gelenkspaltes gelegt werden, die Hand fixiert die HWS unterhalb. Mit Hilfe der Technik NMT 1 bewegt der Patient die HWS aktiv an die Bewegungsgrenze und versucht dort selbst, allmählich entweder im Sinne der Konvergenz oder in dem der Divergenz vorsichtig das Bewegungsausmaß zu vergrößern.

Die Stabilisation erfolgt ähnlich. Um eine Abscherwirkung in hypermobilen Bereichen zu vermeiden, wird die HWS mit einer Hand fixiert. Mit der anderen Hand wird aus verschiedenen Richtungen Widerstände gegeben (Abb. 22). Die HWS darf dabei ihre Position nicht verändern.

Es ist selbstverständlich, daß in das Gesamtkonzept der Behandlung auch eine Haltungsschulung des Patienten gehört, wobei insbesondere das Sitzen von Bedeutung ist. Nur über eine korrekte Beckeneinstellung ist auch eine richtige Einstellung der WS möglich und damit eine zu große Belastung mit Abscher-, Zug- und Dehnkräften auf die HWS zu vermeiden (Abb. 23). Die Patienten müssen lernen, das Gewicht der Arme von der Muskulatur des

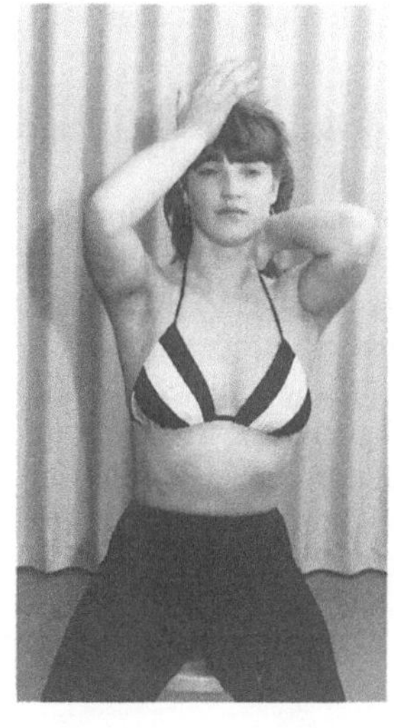

Abb. 22. Autostabilisation

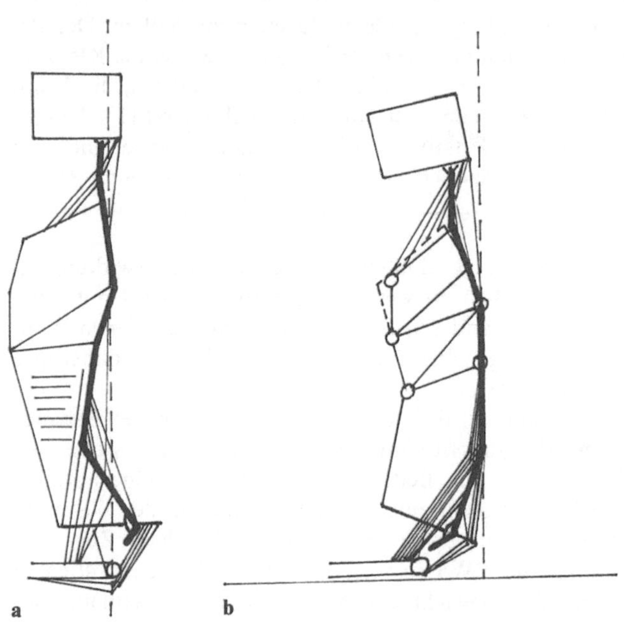

Abb. 23. a Korrekte Sitzhaltung mit gekipptem Becken und aufgerichtetem Thorax. b Schlechte Sitzhaltung: Becken nach hinten gekippt, Thorax kann nicht aufgerichtet werden, Scherkräfte auf die Halswirbelsäule. (Nach BRÜGGER 1980)

Thorax abzufangen und nicht am zervikothorakalen Übergang einwirken zu lassen (Abb. 24).
Um auf die übrigen Aspekte der physikalischen Therapie einzugehen, so stehen sicherlich Behandlungsverfahren aus dem Bereich der Thermo- und Elektrotherapie zur Verfügung. Der Zustand und auch die subjektive Empfindung des Patienten wird darüber entscheiden, ob Kälte oder Wärme zur Unterstützung indiziert ist. Die Elektrotherapie bietet zahlreiche Möglichkeiten zur Reduzierung vom Schmerzen, Hypertonus in der Muskulatur oder ggf. auch zur Aktivierung hypotoner Bereiche. Der Therapeut wählt unter den ihm zur Verfügung stehenden Möglichkeiten die adäquate Anwendung aus.

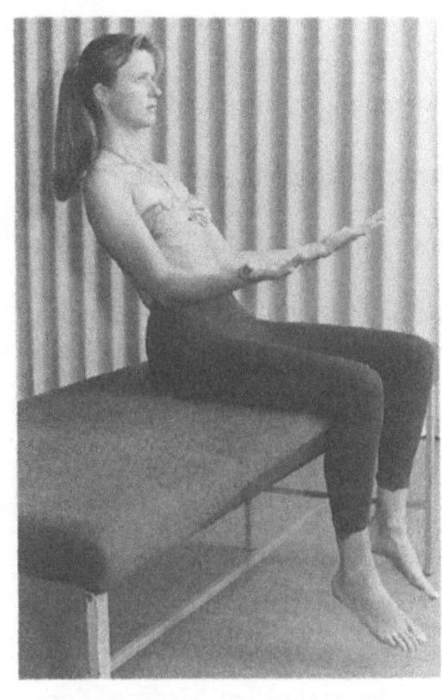

Abb. 24. Verlagern der stabilisierten Körperlängsachse durch Beckenkippen und -aufrichten

Zusammenfassung

Der Therapeut muß, um Befunde interpretieren zu können, Kenntnis besitzen über die pathomechanischen Abläufe an der HWS. Die exakte Befunderhebung gibt ihm die Möglichkeit, gezielt zu behandeln. Je nach Beschwerdebild steht die Schmerzlinderung, die Traktion z. B. bei akuten Bandscheibenerkrankungen, Mobilisation bei Bewegungseinschränkung und Stabilisation bei zu großer Beweglichkeit im Vordergrund.
Ziel muß es immer sein, die akuten Beschwerden zu lindern, insgesamt aber dem Patienten ein Behandlungsschema mitzugeben, das ihn auch auf Dauer von seinen Beschwerden befreit, also auch prophylaktisch arbeitet und den Patienten eigenverantwortlich zur Verhinderung von Rezidiven miteinbezieht.

Literatur

Brügger A (1980) Die Erkrankungen des Bewegungsapparates und seines Nervensystems. Fischer, Stuttgart New York

Dvořák J, Dvořák V (1988) Manuelle Medizin, Diagnostik. 3. Aufl. Thieme, Stuttgart New York

Kaltenborn FM (1985) Manuelle Mobilisation der Extremitätengelenke. Olaf Norlis Bokhandel, Norwegen

Kapandji JA (1985) Funktionelle Anatomie der Gelenke, Bd. 3. Enke, Stuttgart

Klein-Vogelbach S (1984) Funktionelle Bewegungslehre. Springer, Berlin Heidelberg New York Tokyo

Krämer J (1986) Bandscheibenbedingte Erkrankungen, 2. Aufl. Thieme, Stuttgart New York

Schneider W, Dvořák J, Dvořák V, Tritschler T (1986) Manuelle Medizin, Therapie. Thieme, Stuttgart New York

Voss DE, Ionta MK, Myers BJ (1988) Propriozeptive Neuromuskuläre Fazilitation. Bewegungsmuster und Techniken. Fischer, Stuttgart New York

White A, Panjabi M (1978) Clinical Biomechanics of The Spine. Lippincott, Philadelphia Toronto

Wolff HD (1983) Neurophysiologische Aspekte der manuellen Medizin. Springer, Berlin Heidelberg New York Tokyo

Medikamentöse Behandlung
bei Halswirbelsäulenerkrankungen

T. GROBE

Die medikamentöse Behandlung bei HWS-Erkrankungen stützt sich überwiegend auf Erfahrungen, die in der Praxis gewonnen wurden, weniger auf wissenschaftlich erarbeitete Erkenntnisse.

Da bei den meisten Patienten mit HWS-Beschwerden Ätiologie und Pathogenese letztlich nicht zufriedenstellend aufgedeckt werden können, ist die medikamentöse Behandlung in aller Regel symptomatisch. Auf seltene Ausnahmen wie beispielsweise die Chemotherapie bei neoplastischen Prozessen, die antibiotische Behandlung bei spinalen Abszessen oder auch die gezielte Behandlung einer Osteoporose soll hier nur hingewiesen werden.

Da im folgenden zur medikamentösen Behandlung bei HWS-Erkrankungen aus der Sicht eines niedergelassenen Nervenarztes Stellung genommen werden soll, wird auch auf die gezielte medikamentöse Behandlung bei rheumatischen Erkrankungen im engen Sinn, beispielsweise beim M. Bechterew oder bei der chronischen Polyarthritis, nicht eingegangen. Diese Behandlung obliegt orthopädischer oder rheumatologischer Kompetenz.

Symptomatische medikamentöse Behandlung

Das Hauptsymptom bei Wirbelsäulenbeschwerden ist der Schmerz. Zweckmäßig ist in jedem Fall eine kurze Schmerzanalyse. Neben dem lokalen Schmerz ist der projizierte Schmerz und vor allem der übertragene Schmerz zu berücksichtigen (WOLFF 1983). Von einem projizierten Schmerz ist dann zu sprechen, wenn durch Reizung oder Schädigung eines Nervs oder einer Nervenwurzel der Schmerz in das entsprechende Versorgungsgebiet projiziert wird. Beispielsweise wird bei Wurzelschädigung C8 der Schmerz in den Kleinfinger und die ulnare Handkante projiziert als typischer radikulärer Schmerz. Dieser neurogene Schmerz wird zu oft diagnostiziert. Weit häufiger sind demgegenüber übertragene Schmerzen. Hier werden Schmerzen vom Entstehungsort weg auf entfernter liegende Gebiete übertragen („referred pain") im Sinne eines Reflexgeschehens (WOLFF 1983). Der überwiegende Teil der in die Arme ausstrahlenden Schmerzen und Mißempfindungen bei HWS-Beschwerden ist – wohl im Sinne übertragener Schmerzen – pseudoradikulär.

Allerdings ist auch auf die Möglichkeit hinzuweisen, daß Schmerzen durch Reizung der die Gefäße begleitenden sympathischen Nervenfasern entstehen – die Sympathalgien (GROSS 1979).

Auch wenn bei den einzelnen Patienten die Schmerzanalyse nicht immer zufriedenstellend gelingt, sollte sie den therapeutischen Bemühungen vorausgehen.

Ziel der medikamentösen Behandlung bei HWS-Erkrankungen sind weiter die Beschwerden, die in älterer Terminologie als „vegetative Beschwerden" bezeichnet wurden. Hierzu sind druckartige Kopf- und Gesichtsschmerzen, auch Benommenheit und Schwindelerscheinungen, Verschwommensehen und Augenflimmern sowie Kopfrauschen und teilweise auch das Ohrensausen zu zählen. Ein Teil dieser Beschwerden läßt sich unschwer als Reflexgeschehen interpretieren, ähnlich der Schmerzübertragung (TILSCHER 1978, WESSELY u. TILSCHER 1984).

Einer medikamentösen Behandlung zugänglich sind weiterhin diejenigen Beschwerden, die begleitend oder sogar mitursächlich bei HWS-Beschwerden bestehen, so nicht nur die Migräne oder generalisierte Myotendinopathien (MÜLLER 1987, TRINKL 1987), sondern vor allem auch die Überforderungs- und Erschöpfungszustände sowie die depressiven Verstimmungszustände.

Zu denken ist vor allem auch an die Depressionen im Involutionsalter; diese sind oft so stark somatisiert, daß fast ausschließlich Körperbeschwerden geklagt werden und der depressive Untergrund verdeckt wird.

Die medikamentöse Behandlung kann in aller Regel die gezielten Behandlungsmaßnahmen, die in den vorangegangenen Beiträgen behandelt wurden, nicht ersetzen. Vielmehr ist die medikamentöse Behandlung begleitend und unterstützend zu den verschiedenen

Behandlungsmaßnahmen durchzuführen (EDER u. TILSCHER 1988, HOHMANN et al. 1983, ZECHEL 1983).
Die zur medikamentösen Behandlung von HWS-Beschwerden geeigneten Medikamente lassen sich anhand der Roten Liste (1988) einteilen in:

- Analgetika/Antirheumatika
- Antiphlogistika
- Kortikoide
- durchblutungsfördernde Medikamente
- Lokalanästhetika
- Muskelrelaxantien
- Neuraltherapeutika
- Psychopharmaka
- Vitamine

Bewußt nicht aufgeführt sind die Antiepileptika, die bei der Behandlung von Neuralgien hilfreich sind. Bei den Erkrankungen im Bereich der Halswirbelsäule handelt es sich aber fast nie um echte Neuralgien, d. h. um attackenartig einsetzende rezidivierende neurogene Schmerzen von hellem Schmerzcharakter. Insofern haben die Antiepileptika hier kaum ein Anwendungsgebiet, zumal der Begriff „Okzipitalisneuralgie" überholt ist.
Auch mögen vielleicht die Betablocker vermißt werden. Diese haben einen festen Platz in der Behandlung der Migräne. Studien über die Wirksamkeit bei HWS-Beschwerden liegen nach eigener Kenntnis aber noch nicht vor.

Analgetika/Antirheumatika

Nicht nur alphabetisch an erster Stelle stehen die Analgetika und die Antirheumatika bei der Behandlung von HWS-Beschwerden. Bei akuten starken Schmerzen werden Analgetika unumgänglich sein.
Zu fordern ist aber eine enge Indikationsstellung und die möglichst kurzfristige Gabe von Schmerzmitteln. Das Wissen um das Analgetikasyndrom ist weder bei Patienten noch bei Ärzten zufriedenstellend verbreitet (HACKENTHAL u. WÖRZ 1985). Die regelmäßige Einnahme von Schmerzmitteln fördert chronische Schmerzen. Dies gilt als gesichertes Wissen in der Nervenheilkunde zumindest für Kopf-

schmerzen (DICHGANS et al. 1984, SOYKA 1988, WÖRZ 1984). Gleiches gilt nach eigener Überzeugung auch für Beschwerden des Bewegungsapparates, auch wenn dies aus der Literatur nach eigener Kenntnis nicht belegt werden kann. Von der regelmäßigen langdauernden Gabe von Analgetika muß daher abgeraten werden.

Auch kann die langdauernde Gabe von Antirheumatika bei chronischen HWS-Beschwerden nicht empfohlen werden. Bei akuten Beschwerden sind nichtsteroidale Antirheumatika zweifelsohne hilfreich, sofern die Kontraindikationen beachtet werden. Zu nennen sind insbesondere Magen-Darm-Geschwüre, hämorrhagische Diathesen, Asthma bronchiale, auch die Gravidität (BRUNE 1985, KLINGLER u. BERGER 1984).

Auch dürfte die orale Gabe ausreichen, da die Antirheumatika in der Regel vollständig und ausreichend rasch resorbiert werden (BRUNE 1985). Insbesondere bei parenteraler Gabe, aber auch bei oraler Verordnung, sollte der Hinweis nicht vergessen werden, daß die Fahrtauglichkeit auch bei Schmerz- und „Rheuma"-Mitteln eingeschränkt sein kann (SPANN 1987). Auch seien bei der medikamentösen Behandlung mit Antirheumatika die Externa erwähnt, die bei mäßigen Beschwerden von vielen Patienten als hilfreich und beschwerdelindernd empfunden werden (KREBS 1980).

Antiphlogistika

Die Antiphlogistika seien der Vollständigkeit halber erwähnt, da auch sie teilweise zur unterstützenden Behandlung bei HWS-Beschwerden, meist im Akutstadium, empfohlen werden (EDER u. TILSCHER 1988).

Kortikoide

Kortikoide haben bei HWS-Beschwerden wegen der systemischen Wirkung keinen belangvollen therapeutischen Stellenwert, allenfalls bei lokaler Injektion durch erfahrene Therapeuten (EDER u. TILSCHER 1988, KLINGLER u. BERGER 1984).

Lokalanästhetika und Neuraltherapeutika

Sehr weit verbreitet ist die Behandlung anhaltender HWS-Beschwerden mit Lokalanästhetika und auch mit Neuraltherapeutika.

Die Verfahren reichen von der segmentalen paravertebralen Hautquaddelung mit Homöopathika über die gezielte therapeutische Lokalanästhesie von Schmerztriggerpunkten bis hin zu paravertebralen Nervenblockaden (GROSS 1984, HOHMEISTER 1981, EDER u. TILSCHER 1988).

Die sicherlich bestehenden therapeutischen Erfolge bei der segmentalen paravertebralen Hautquaddelung werden meist im Sinne einer Reflextherapie erklärt. In der eigenen Praxis wurde die vom Vater bereits vor Jahrzehnten eingeführte Therapie mit paravertebraler Hautquaddelung mit einem Homöopathikum übernommen – und zwar auf Drängen der Patienten, die diese Behandlung als schmerzlindernd und wirksam empfinden.

Auch wenn sich diese Behandlung wissenschaftlich derzeit wohl nicht begründen läßt, so hat sie zumindest einen hohen suggestiven Stellenwert. Nach eigener Überzeugung ist auch das Ausschöpfen suggestiver Effekte ein Teil der ärztlichen Kunst. Wenn die Kosten niedrig sind – und dies gilt sicher für die lokale Behandlung mit Neuraltherapeutika – ist die Anwendung von Suggestivmaßnahmen zweifelsohne gerechtfertigt.

Muskelrelaxantien

Die Muskelrelaxantien sind unentbehrlich für die Behandlung von HWS-Beschwerden geworden. Anwendung finden vor allem Chlormezanon und insbesondere Tetrazepam. Eine Applikation von Tetrazepam zur Nacht hat sich bewährt, wobei ein schlaffördernder Zusatzeffekt zum Therapieerfolg mit beiträgt. Zu beachten ist aber die zeitliche Begrenzung von Tetrazepam für die Dauer von wenigen Wochen. Tetrazepam ist ein Benzodiazepin-Abkömmling und soll daher nur unter den für diese Gruppe geltenden Beschränkungen eingesetzt werden.

Wenn diese Regeln berücksichtigt werden, kann Tetrazepam als hilfreich und wertvoll eingestuft werden.

Seit Jahrzehnten haben sich in der Praxis auch die sogenannten durchblutungsfördernden Medikamente bewährt, wobei der durchblutungsfördernde Effekt selbst wohl kaum Bedeutung hat, eher der früher als sympatikolytisch herausgestellte Effekt. Zu denken ist vor allem an die hydrierten Ergotaminderivate, das Dihydroergotoxin oder synonym Co-Dergocrin. Die Wirksamkeit von Dihydroergotoxin bei HWS-Beschwerden wurde bereits 1952 von BENTE u. SCHMID mitgeteilt. Auch eine ausführliche Arbeit von PIA und TÖNNIS aus dem Jahr 1953 berichtet von einer Besserung von vegetativen Begleitbeschwerden bei HWS-Erkrankungen. Auch wenn mitunter Zweifel an der Wirksamkeit geäußert werden (KRÄMER 1983), kann nach eigener Überzeugung besonders beim oberen HWS-Syndrom, dem zervikokranialen oder zervikoenzephalen Syndrom, ein Behandlungsversuch sinnvoll sein, vor allem bei hypertonen Patienten, aber auch bei normotonen Patienten. Nach eigener Erfahrung hat sich bei Patienten mit Hypotonie auch Dihydroergotamin bewährt. Nur ein sehr kleiner Teil der Patienten reagiert mit Übelkeit oder verstärkten Kopfschmerzen, so daß Dihydroergotamin abzusetzen ist. Allerdings ist auch hier die Behandlung zeitlich zu begrenzen, selbst wenn ein Ergotismus als Rarität gelten kann und die Kopfschmerzinduzierung durch Langzeiteinnahme von Dihydroergotamin nicht hinreichend belegt ist, im Gegensatz zu Ergotamin (DICHGANS et al. 1984, WÖRZ 1984, ZIEGLER 1987).
Vor allem bei Patienten mit begleitenden Erschöpfungszuständen oder migräneartigen Kopfschmerzen im Sinne einer zervikalen Migräne ist eine mehrwöchige Behandlung mit Dihydroergotamin hilfreich.
Bei Therapieresistenz können auch andere migräne-wirksame Medikamente, vor allem das Flunarizin (Sibelium), eingesetzt werden, ohne daß nach eigener Kenntnis aber eine verläßliche Studie über die Wirksamkeit bei dieser Indikation vorliegt. Immer muß die Behandlung mit den sogenannten durchblutungsfördernden Medikamenten über mehrere Wochen regelmäßig und ausreichend dosiert erfolgen, da Effekte erst nach regelmäßiger Einnahme von über einer Woche zu erwarten sind.

Vitamine

Die Behandlung mit Vitamin-B-Komplex ist in der Praxis auch bei HWS-Beschwerden sehr weit verbreitet. Gerade hier fällt aber die Diskrepanz zwischen der wissenschaftlichen Begründbarkeit und der Beliebtheit auf. Auch wenn kaum Studien zur Wirksamkeit von Vitamin-B-Komplex bei HWS-Beschwerden vorliegen, dürfte bei starken, anhaltenden Schmerzen doch ein Versuch mit Vitamin-B-Komplex vertretbar sein (DENNERT et al. 1976). Allerdings müssen Zweifel an der oralen Gabe geäußert werden. Nach eigener Erfahrung kann nur eine hochdosierte Injektionsserie empfohlen werden. Es gilt hier nicht, einen Vitaminmangel zu beheben, sondern durch eine hochdosierte Überschußbehandlung einen Effekt zu erreichen.
Eine Indikation für begleitende Vitamin-B-Injektionen besteht auch bei Patienten mit Überforderungs- und Erschöpfungszuständen und daraus folgend HWS-Beschwerden. Hier scheint die Wirksamkeit über Suggestiveffekte hinauszugehen, dafür spricht allein schon die regelhaft zu beobachtende Gewichtszunahme.

Psychopharmaka

Ein wichtiger Gesichtspunkt bei der Behandlung von HWS-Beschwerden wurde anfangs bereits schon angesprochen: Anhaltende und therapieresistente Wirbelsäulenbeschwerden sind nur selten isolierte Beschwerden. Die gezielte Frage nach weiteren Beschwerden deckt sehr oft ein umfangreicheres Krankheitsbild auf. Gerade hier ergibt sich ein Ansatz für die medikamentöse Behandlung insbesondere mit Psychopharmaka.
Zum Nervenarzt kommen in der Regel diejenigen Patienten, die durch die übliche Behandlung mit Analgetika und Antirheumatika, mit physikalischer Behandlung, mit Heilgymnastik und mit manualtherapeutischen Maßnahmen nicht beschwerdefrei wurden. Immer sollte bei diesen Patienten mit hartnäckigen Beschwerden Zeit sein, nach begleitenden Umständen, nach auslösenden Ursachen und nach Belastungen zu fragen.
Bereits die ausführliche Anamnese weist häufig den Weg zur richtigen Diagnose. Zu denken ist nicht nur an die endogenen Verstimmungszustände. Weit häufiger bestehen anhaltende HWS-

Beschwerden doch im Rahmen funktioneller Körperbeschwerden, als Teil eines psychosomatischen Leidens im Sinne eines „psycho-vertebralen Beschwerdebildes" (EDER u. TILSCHER 1988). Auch erscheint kein geringer Teil der von orthopädischer Seite als verte-bragen eingestuften Beschwerdebilder aus nervenärztlicher Sicht zumindest psychisch mitbedingt.

Unumgänglich sind in diesen Fällen psychotherapeutisch orientierte Maßnahmen, wobei neben gezielten Gesprächen auch das Erlernen von Selbstentspannungstechniken wie das Autogene Training oder die progressive Muskelrelaxation hilfreich sind.

Auch wenn hierbei das Thema der medikamentösen Behandlung überschritten wird, muß auf die Wichtigkeit dieser Maßnahmen hingewiesen werden, da sonst eine Besprechung der Psychopharmaka nicht gerechtfertigt wäre.

Diese haben sich aber zweifelsohne bei der Behandlung von Halswirbelsäulenbeschwerden bewährt (STRAUBE 1978, KOCHER 1980, EDER u. TILSCHER 1988). Zu unterscheiden sind bei den Psychopharmaka die Tranquilizer, die Thymoleptika (Antidepressiva) und die Neuroleptika.

Auf Tranquilizer kann bei der Behandlung von HWS-Erkrankungen verzichtet werden. Sinnvoll ist das Tetrazepam als Muskelrelaxans, das als Benzodiazepinabkömmling auch eine psychisch entspannende Wirkung hat. Auf die Notwendigkeit der zeitlichen Begrenzung für mehrere Wochen wurde bereits hingewiesen.

Auf Tranquilizer kann aber auch im Hinblick auf die gute Wirksamkeit der Thymoleptika verzichtet werden. Diese sind nicht nur antidepressiv wirksam, sondern haben auch einen schmerzdistanzierenden Effekt, selbst wenn eine Depression nicht zugrunde liegt. Insofern ist bei hartnäckigen Beschwerden der Versuch gerechtfertigt, Antidepressiva einzusetzen, z. B. Amitriptylin. Auch hier ist eine niedrige Anfangsdosierung, zunächst 10 mg abends, zu empfehlen mit allmählicher Dosissteigerung nach Verträglichkeit. Die Behandlung mit Antidepressiva ist einerseits über mehrere Wochen regelmäßig durchzuführen, sollte andererseits aber auf zwei bis drei Monate begrenzt bleiben. Die erforderliche Dosierung ist individuell außerordentlich verschieden.

Längerdauernde Behandlungen oder auch höhere Dosierungen sollten dem psychiatrisch Erfahrenen vorbehalten bleiben.

Bei völlig unbeeinflußbaren Schmerzen im HWS-Bereich kann auch eine Kombination mit Antidepressiva und Neuroleptika durchgeführt werden. Empfohlen werden sowohl niedrigpotente als auch hochpotente Neuroleptika (KOCHER 1980). Allerdings sind die hochpotenten Neuroleptika nach eigener Ansicht doch problematisch, so auch das häufig gegebene Fluspirilen (Imap). Auch bei niedriger Dosierung können pharmakogene Dyskynesien mit Verspannungen der Schulter- und Halsmuskulatur auftreten, so daß die Symptomatik sogar verstärkt wird. Eher scheinen die niedrig potenten Neuroleptika geeignet, zumeist in Behandlung mit Antidepressiva.
Diese gezielte thymoleptisch-neuroleptische Schmerzbehandlung sollte aber psychiatrisch abgesichert sein.

Zusammenfassung

Die medikamentöse Behandlung ist eine sinnvolle und hilfreiche Ergänzung zu den je nach Einfall indizierten Behandlungsverfahren.
Bei akuten Schmerzen sind Analgetika und Antirheumatika oft unumgänglich; eine zeitliche Begrenzung ist anzustreben. Hilfreich ist die vorübergehende Gabe von Muskelrelaxantien. Unterstützend können sogenannte durchblutungsfördernde Medikamente wie Dihydroergotoxin empfohlen werden. Bei begleitenden ausgeprägten Erschöpfungszuständen ist nach eigener Überzeugung eine Serie von Vitamin-B-Komplex-Injektionen, hochdosiert, sinnvoll. Zumindest als Suggestivbehandlung kann die segmentale Quaddelbehandlung mit Homöopathika neben der gezielten Behandlung mit Lokalanästhetika bei akuten Schmerzen durchgeführt werden.
Falls die genannten Behandlungsmaßnahmen nach mehrwöchigem Versuch nicht erfolgreich sind, kann ein Antidepressivum, z. B. Amitriptylin, in niedriger Anfangsdosierung und allmählicher Dosissteigerung hilfreich sein. Nur in den seltensten Fällen ist eine Kombination von Antidepressiva und Neuroleptika erforderlich.

Literatur

Bente D, Schmid EE (1952) Zur Klinik und Therapie der Krankheitsbilder bei Osteochondrose der Halswirbelsäule. Medizinische 24: 818–822

Brune K (1985) Toxikologische und pharmakologische Probleme bei der medikamentösen Behandlung der Bandscheibenerkrankung. In: Kügelgen B, Hillemacher A (Hrsg) Die lumbale Bandscheibenerkrankung in der ärztlichen Sprechstunde. Springer, Berlin Heidelberg New York Tokyo, S 98–115

Dennert R, Münzenberg KJ, Haase W (1976) Zur Therapie der Zerviko-Brachialgie. Fortschr Med 94: 595–598

Dichgans J, Diener HC, Gerber WS, Verspohl EJ, Kukiolka H, Kluck M (1984) Analgetika-induzierter Dauerkopfschmerz. Dtsch med Wschr 109: 369–373

Eder M, Tilscher H (1988) Schmerzsyndrome der Wirbelsäule. Hippokrates, Stuttgart

Gross D (1979) Sympathalgien des Nacken-Schulter-Arm-Bereiches. Münch med Wschr 121: 1167–1172

Gross D (1984) Therapeutische Lokalanästhesie bei schmerzhaften Funktionsstörungen des Bewegungsapparates. In: Berger M, Gerstenbrand F, Lewit K (Hrsg) Schmerz bei Funktionsstörungen des Bewegungssystems. Fischer, Stuttgart New York, S 257–259

Hackenthal E, Wörz R (1985) Analgetika: Irrationale Anwendung, Mißbrauch und Abhängigkeit. In: Hackenthal E, Wörz R (Hrsg) Medikamentöse Schmerzbehandlung in der Praxis. Fischer, Stuttgart S 325–373

Hohmann D, Kügelgen B, Liebig K, Schirmer M (1983) Neuroorthopädie. 1: Halswirbelsäulenerkrankungen mit Beteiligung des Nervensystems. Springer, Berlin Heidelberg New York Tokyo

Hohmeister R (1981) Degenerative Erkrankungen der Wirbelsäule: Medikamentöse Behandlung. Ther Umsch 38: 639–641

Klingler D, Berger M (1984) Medikamentöse Therapie bei Schmerzen aus dem Bewegungssystem. In: Berger M, Gerstenbrand F, Lewit K (Hrsg) Schmerz bei Funktionsstörungen des Bewegungssystems, S 314–320

Kocher R (1980) Die Behandlung von Nacken-Schulter-Arm-Schmerzen mit Psychopharmaka. In: Kocher R, Gross D, Kaeser HE (Hrsg) Nacken-Schulter-Arm-Syndrom. Fischer, Stuttgart New York, S 174–179

Krämer G (1983) Therapie neurologischer Störungen nach Schleudertrauma der Halswirbelsäule. Dtsch Med Wschr 108: 589–590

Krebs R (1980) Therapie des Nacken-Schulter-Arm-Syndroms: Medikamentöse Therapie. In: Kocher R, Gross D, Kaeser HE (Hrsg) Nacken-Schulter-Arm-Syndrom. Fischer, Stuttgart New York, S 145–150

Larget-Piet B (1986) Myolastan et anti-inflammatoire non-stéroidien en pathologie rachidienne dégénérative. Quotidien Med 16: 45–52

Müller W (1987) Muskelschmerzen bei lokalisierten und generalisierten Tendomyopathien. Internist 28: 659–667

Pia HW, Tönnis W (1953) Diagnose und Therapie zervikaler Bandscheibenschäden. Med Wschr 78: 1089–1103

Rote Liste (1988) Hrsg.: Bundesverband der Pharmazeutischen Industrie. Editio Cantor, Aulendorf
Soyka D (1988) Therapie des Migräneanfalles Dtsch Ärztebl 85: 1266–1273
Spann W (1987) Auf eine mögliche Fahruntauglichkeit muß der behandelnde Arzt hinweisen. Dtsch Ärztebl 84: 1143–1144
Straube W (1978) Die dysphorisch-depressive Depression bei degenerativen Wirbelsäulenveränderungen. Akt. Rheumatol. 3: 157–159
Tilscher H (1978) Gesichtsschmerz und Halswirbelsäule. Münch med Wschr 120: 661–664
Trinkl W (1987) Das primäre Fibromyalgie-Syndrom. Dtsch. Ärztebl. 84: 3369–3372
Wessely P, Tilscher H (1984) Atypische Gesichtsschmerzen bei Funktionsstörungen des cervicoocciptialen Überganges. In: Berger M, Gerstenbrand F, Lewit K (Hrsg) Schmerz bei Funktionsstörungen des Bewegungsapparates. Fischer, Stuttgart New York, S 153–161
Wörz R (1984) Kopfschmerzchronifizierung durch Präparate zur Migränekupierung. Therapiewoche 34: 5624–5630
Wolff HD (1983) Neurophysiologische Aspekte der manuellen Medizin. Springer, Berlin Heidelberg New York Tokyo
Zechel HG (1983) Vertebragene zervikale Syndrome – Ein Konzept zur Diagnostik und konservativen Therapie aus orthopädischer Sicht. Akt Neurol 10: 52–58
Ziegler A (1987) Migränemittel. Med Mo Pharm 10: 139–152

Begutachtungsprobleme
bei Halswirbelsäulenerkrankungen

F. Schröter

Die Platzierung meines Beitrages am Ende dieses Bandes markiert geradezu symbolisch den Platz des Sachverständigen:

Er wird fast ausnahmslos mit dem Patienten – und auch häufig mit sehr viel beschriebenem Papier – konfrontiert, wenn der diagnostische und therapeutische Reigen zumindest einen vorläufigen Abschluß gefunden hat und nun die versicherungsrechtlichen Konsequenzen geregelt werden sollen.

Halswirbelsäulenerkrankungen, insbesondere Traumafolgen, neigen häufig zur Chronifizierung der Beschwerdebilder, nicht selten begünstigt durch eine multiforme Versicherungsproblematik (Rompe u. Frauenhoffer 1989):

Der verständliche Wunsch nach Optimierung der in Aussicht stehenden Entschädigung, die Aussicht, eventuell vorzeitig die beschwerliche berufliche Alltagsbelastung mit dem Rentnerdasein zu tauschen, vermehren das subjektive Erleben der Erkrankung (Schröter 1989a), damit auch die ärztliche Diagnostik und Therapie, was wiederum als Zeugnis für das Ausmaß des regulierungsrelevanten Schadens vorgebracht wird.

Der Sachverständige wird ausnahmslos konfrontiert nicht nur mit dem somatischen Substrat der Erkrankung, sondern auch mit der erlebnisreaktiven Krankheitsverarbeitung mit all ihren irrationalen Emotionen, die allzu häufig durch die ärztliche Verkennung der psychosomatischen Komponenten eine iatrogene Förderung erfahren (Welter 1987).

Der Sachverständige steht im Spannungsfeld zwischen dem berechtigten Entschädigungsanspruch des Betroffenen und dem Schutz der Solidargemeinschaft vor ungerechtfertigten Leistungen mit der Aufgabe, den somatischen Kern des Krankheitsbildes zu definieren, um eine logisch begründete Regulierungsempfehlung zu erarbeiten.

Diese Feststellung berührt eine grundsätzliche Problematik, die die Sachverständigentätigkeit von der üblichen Alltagsarbeit des Arztes (LUDOLPH u. BESIG 1987) unterscheidet:

Der behandelnde Arzt wird seine diagnostischen Überlegungen und das therapeutische Vorgehen unter Umständen auf eine Verdachtsdiagnose abstellen, um nichts unversucht zu lassen, was dem Patienten helfen könnte.

Ganz anders der Sachverständige: Ihm obliegt die Pflicht, die Diagnose bis an die Grenze der Beweisführung zu belegen, da erst dies die Grundlage der Regulierungsempfehlung darstellen kann.

Sofern der Sachverständige nach einem Unfall zusätzlich eine Kausalitätsbeurteilung abgeben muß, wird ihm bei diesem zweiten Beurteilungsschritt gewissermaßen eine Beweislasterleichterung zuteil:

Er muß den Kausalzusammenhang nur wahrscheinlich machen, aber nicht beweiskräftig belegen. Die einfache Möglichkeit reicht jedoch grundsätzlich nicht aus.

Der Dissens zum behandelnden Arzt in seiner Funktion als Anwalt seines Patienten ist somit fast unausweichlich, wenn psychogene Komponenten eine überragende Rolle spielen, gelegentlich sogar einer Diagnosefindung im Wege stehen. Ich denke dabei an die gelegentlich nicht mögliche Funktionsdiagnostik der Halswirbelsäule beim psychosomatisch hochgradig überlagerten Patienten mit unerfüllbaren Wunschvorstellungen.

Der Sachverständige darf in solchen Fällen nicht „pro aegroto" entscheiden, wie dies dem Richter „in dubio pro reo" erlaubt ist. Die gesetzlich geregelte Mitwirkungspflicht wird sich in solchen Fällen zum Nachteil des Patienten auswirken müssen.

Die Verpflichtung des Sachverständigen, die Diagnose annähernd beweiskräftig zu belegen, stellt an ihn geradezu übermenschliche Anforderungen, da wohl kaum ein Einzelner heute noch in der Lage ist, sich sämtliche Kenntnisse der Anatomie, Biomechanik und Traumatologie, Neurologie und Neurophysiologie, der Gefäßdiagnostik, der Radiologie, der Psychosomatik oder gar noch der Psychiatrie zu eigen zu machen.

Der Sachverständige ist daher unverzichtbar auf die komplette Vorlage aller ärztlichen Befundberichte und Ergebnisse apparativ-diagnostischer Maßnahmen angewiesen. Er macht sich auf diesem Wege den Sachverstand des Spezialisten zu eigen, so daß es in vielen Fällen einer aufwendigen eigenen Diagnostik nicht mehr bedarf, sondern eines scharfen analytischen Verstandes, die vorliegenden Informationen wie Mosaiksteine zu einem Bild zusammenzufügen.

Der Stellenwert der anamnestischen Exploration des Untersuchten kann dabei gar nicht hoch genug eingeschätzt werden (SCHRÖTER 1987).

Besonders beim traumatischen Halswirbelsäulenschaden spielt die Beibringung aller nur denkbaren anamnestischen Daten eine entscheidende Rolle. Häufigkeit und Begründung früherer Krankschreibungen gewähren einen Einblick in die subjektive Wertung krankhafter Störungen. Die Schilderung des Patienten zur Beschwerdeentwicklung ergibt nicht nur wertvolle Hinweise auf den somatischen Krankheitskern, sondern auch auf das Erleben der Krankheit, nicht zuletzt auch Hinweise auf das ärztliche Management, das im Zeitalter der Apparatemedizin nur allzu häufig den versteckten psychosozialen Hilferuf verkennt und sich freudig dem vermeindlichen Substrat der Beschwerden, z. B. der spondylotischen Zacke widmet (WEINTRAUB 1987).

Eine geschickte anamnestische Exploration ergibt häufig schon ein so klares Bild, daß man fast auf eine Untersuchung verzichten kann.

Das myostatische Befindlichkeitssyndrom mit den diffusen, ziehenden, gelegentlich brennenden, multilokulären Beschwerden im Nacken-Schulter-Armbereich läßt sich anamnestisch gut abgrenzen von stechenden, nur bei bestimmten Bewegungen und evtl. stauchenden Belastungen auftretenden Beschwerden durch eine segmentale Gefügelockerung.

Der einschießende, gut lokalisierbare Schmerz bis in die Finger gibt Hinweise auf die Irritation der Nervenwurzel.

Auch der intellektuell einfach strukturierte Patient kann in aller Regel solche typischen, somatisch induzierten Beschwerden beschreiben. Die anamnestische Exploration ermöglicht selbst dann noch eine Abgrenzung des organischen Kernes, wenn der psycho-neurotisch überlagerte Patient einer standardisierten Untersuchung kaum noch zugänglich ist.

Die versicherungsrechtlichen Konsequenzen einer HWS-Erkran-

Tabelle 1. Versicherungs- und versorgungsrechtliche Konsequenzen

- Arbeits(-un-)fähigkeit
- Schwerbehindertenrecht (GdB)
- Berufs-/Erwerbsunfähigkeit
- Dienstfähigkeit (Beamte)
- Gesetzl. UV: MdE (abstrakt)
- Private UV: MdA (konkret)
- Haftpflicht: Schmerzensgeld
  u. konkreter Vermögensschaden

kung oder einer Traumafolge können vielfältigster Natur sein (ROMPE u. FRAUNHOFFER 1989). Besonders nach HWS-Traumen beobachtet man nicht selten ein reziprokes Verhältnis zwischen Unfallfolgen und der Vielfalt der Regulierungsansprüche (Tabelle 1).

Der Orthopäde und insbesondere der Radiologe sollten sich hüten, den röntgenanatomischen Befund auch bei schwerwiegenden und langstreckigen degenerativen Veränderungen dramatisierend zu werten (SCHLEGEL 1989). Der Röntgenbefund sollte niemals isoliert ohne den klinisch-funktionellen und neurologischen Befund gesehen werden (FRAUNHOFFER u. ROMPE 1987).

Fehlt es am funktionellen und neurogenen Defizit, so bewirken degenerative Halswirbelsäulenveränderungen im Schwerbehindertenverfahren allenfalls eine GdB von 10, mit relevantem Funktionsdefizit eine GdB von 20, mit zusätzlichem neurogenen Defizit von 30, in seltenen Fällen auch mehr (Anhaltspunkte für die ärztliche Gutachtertätigkeit im sozialen Entschädigungsrecht 1983). Der Zusatz „Prozent" ist bekanntlich seit 1986 bei der Bestimmung des „Grades der Behinderung" entfallen.

Fragt die Rentenversicherung nach dem noch bestehenden Leistungsvermögen, so stellen die degenerativen Halswirbelsäulenveränderungen auch mit neurogenem Defizit vordergründig eine Herausforderung an den Therapeuten dar bis hin zur operativen Dekompression einer Nervenwurzel. Chronische, nicht behebbare Nervenwurzelreizungen, zervikale Stenosen und/oder Durchblutungsstörungen sind dagegen Gründe zur vorzeitigen Berentung.

Die nur eingeschränkte Halswirbelsäulenfunktion infolge degenerativer Veränderungen begründet lediglich Eingrenzungen in qualitativer Hinsicht. Die Arbeitsplatzmerkmale sind den gesundheitlichen Erfordernissen anzupassen. Der Einsatz als Kraftfahrer, insbesondere mit Ladetätigkeiten und groben Zugbelastungen an den Armen, auch Arbeiten in Schulter- oder gar Überkopfhöhe, kommen nicht mehr in Betracht.

Manche Berufe können nicht mehr wettbewerbsmäßig ausgeübt werden, was eventuell zur Anerkennung der Berufsunfähigkeit führt.

Bei älteren Arbeitnehmern am Ende der 6. Lebensdekade mit schwacher beruflicher Qualifikation, begrenztem Intellekt und somit fehlender Umsetzungsmöglichkeit auf einen leichteren Arbeitsplatz, der stets gewisse intellektuelle Mindestanforderungen stellt, wird man im Einzelfall über eine solche Beurteilung hinausgehen können (SCHRÖTER 1988).

Das myostatische Befindlichkeitssyndrom der psycholabilen Frau im Klimakterium ist dagegen kein Berentungsgrund. Die Halswirbelsäule scheint geradezu ein bevorzugtes Organ der Beschwerdemanifestation beim psychovegetativ und psychosomatisch auffälligen Patienten zu sein. Aus neurologischem Munde (OPPENHEIM 1908) stammt die Feststellung, daß jede Hysterie mit einem subjektiv erlebten Zervikalsyndrom einhergehe.

Die berufliche Forderung kann hier unter Umständen sogar das ideale Therapeutikum darstellen (SCHRÖTER 1989 a). Gleiches gilt für manualmedizinische Auffälligkeiten, wie z. B. Blockierungen einzelner HWS-Segmente, aber auch für die hypermobile Halswirbelsäule des Asthenikers mit unbefriedigender muskulärer Fixierung.

Diese Probleme fordern den Therapeuten und gleichermaßen die Eigeninitiative des Patienten, durch ein Mehr an Bewegung und Belastung eine Harmonisierung des Bewegungsflusses und über eine Muskelkräftigung eine bessere autogene Fixierung zu erreichen.

Die Problematik der Begutachtung eines Halswirbelsäulentraumas könnte thematisch ein ganzes Symposion füllen, obwohl im Grunde auch hier ganz einfache Regeln zu beachten sind, die den erfahrenen Sachverständigen vor einer Fehlbeurteilung bewahren:

Primär gilt es zu klären, ob der Unfall eine strukturelle oder funktionelle Schädigung bewirkt hat.

Ist eine strukturelle Schädigung zu verneinen, so kann eine solche Halswirbelsäulentraumatisierung keinen Dauerschaden hinterlassen (ROMPE u. FRAUNHOFFER 1989).

Die Beurteilungsschwierigkeiten stehen stets im reziproken Verhältnis zum Schweregrad der Primärverletzung, insbesondere dann, wenn die Diagnose „Schleudertrauma" vom Rechtsanwalt gestellt wird (SCHRÖTER 1987).

Der Sachverständige sollte stets eine nüchterne Aufarbeitung des Unfallgeschehens mit einer Impulsanalyse zur Basis all seiner Überlegungen machen. Aufschlußreich ist auch das Verhalten des Verletzten am Unfallort (HINZ 1987).

Der Entwicklung des Beschwerdebildes kommt für die Beurteilung des Schweregrades der Verletzung eine wesentliche Bedeutung zu (ERDMANN 1983).

Eine unfallbedingte HWS-Schädigung funktioneller Art, sei es auch nur im Sinne einer Weichteilzerrung der Nackenmuskulatur, wird gänzlich zweifelhaft, wenn nicht spätestens nach der ersten Nacht typische Beschwerdebilder bestanden haben (BISCHOFF et al. 1987).

Diese schulmedizinische Erkenntnis wird zwischenzeitlich auch von manualmedizinischer Seite, z. B. von WOLFF, aufgrund eigener Beobachtungen mit getragen.

Dieser nicht unerhebliche Aufwand erlaubt in aller Regel bereits die Einordnung des Schweregrades der erlittenen „Beschleunigungsverletzung" und damit auch der Frage nach der strukturellen oder nur funktionellen Halswirbelsäulenverletzung (Tabelle 2).

Die entschädigungsrelevanten Unfallfolgen lassen sich anhand dieser Einordnung des Unfallgeschehens und der Schwere der Primärverletzung bereits eingrenzen (SCHRÖTER 1989b).

Die Dauer der unfallbedingten Arbeitsunfähigkeit und die Staffelung der Arbeitsbehinderungsgrade für die private Unfallversicherung müssen individuell unter gebührender Berücksichtigung einer eventuell vermehrten Reaktionsbereitschaft einer degenerativ vorgeschädigten Halswirbelsäule beurteilt werden (ROMPE u. FRAUNHOFFER 1989).

Distorsionen und strukturelle Verletzungen im mikroskopischen Bereich, also Faserrupturen an den ligamentären und kapsulären

Tabelle 2. Beschleunigungsverletzungen

BV-Schweregrad*	funkt.	strukt.	beschwer-defreies Intervall	Arbeits-un-fähigkeit	MdE/MdA	Dauerschaden
leicht	ja	0	max. 24 Std.	3–4 Wo.	10% max. 3 Mo., dann 0%	nein
mittel schwer	ja	0	wenige Stunden	bis 6 Wo.	20% max. 3 Mo. + 10% 3 Mo., dann 0%	nein
schwer	ja – bis	→mikro	max. 1 Std.	bis 12 Wo.	20% max. bis Ende 1. U-Jahr, + vorüberg. 10%, dann meist 0%	selten
sehr schwer		makro	0	bis 6 Mo.	30% max. bis Ende 1. U-Jahr, dann 20%, mögl.-weise auf Dauer	häufig

Lux-fraktur mit schwerem neurogenen Defizit 40% bis 100% (Querschnitt)

* In Anlehnung an ROMPE u. FRAUNHOFFER (1989)

Strukturen, pflegen folgenlos auszuheilen, können aber über das fokale Ödem unter Umständen passager eine erhebliche neurogene Symptomatik verursachen (MAGERL 1980).

FRAUNHOFFER u. ROMPE (1987) haben festgestellt, daß sogar kapsuläre Zerreißungen an den Wirbelgelenken bis hin zu Abbrüchen der Gelenkfacettenspitzen keineswegs regelmäßig Dauerfolgen hinterlassen, sondern überwiegend folgenlos zur Ausheilung gelangen.

Lediglich der grobe Strukturschaden, resultierend aus der „sehr schweren Beschleunigungsverletzung", beansprucht mehrere Monate bis zur Defektheilung und hinterläßt in aller Regel einen Dauerschaden.

Die Wiederaufnahme der beruflichen Tätigkeit ist dennoch selten gefährdet. Die anfangs höher gestaffelte MdE wird auch dann auf

Dauer selten 20% übersteigen, dies wiederum abhängig von den individuellen Gegebenheiten und dem funktionellen und neurologischen Ausheilungsergebnis.

Lassen Sie mich meine Ausführungen beenden mit der Bitte, den Begriff „Schleudertrauma" aus dem Sprachschatz zu streichen, da dieser Begriff neurotische Tendenzen zu fördern geeignet ist und fachfremde Personen, leider aber auch ärztliche Kollegen mit diesem Begriff in den letzten Jahren in gröblichster Weise Mißbrauch getrieben haben (MISSLIWETZ u. MORTINGER 1987). Empfohlen wird von den Traumatologen wie auch dem Berufsverband der Ärzte für Orthopädie der Begriff „Beschleunigungsverletzung", die in ihrer leichten und mittelschweren Ausprägung zu einer reversiblen Distorsionsschädigung der Halswirbelsäule führt, in der schweren Ausprägung mikrostrukturelle Verletzungen mit sehr guten Ausheilungschancen verursacht und nur in ihrer sehr schweren Ausprägung grobe strukturelle Verletzungen mit Dauerschäden bewirkt.

Literatur

Anhaltspunkte für die ärztliche Gutachtertätigkeit im sozialen Entschädigungsrecht und nach dem Schwerbehindertengesetz (1983) Hrsg: Bundesminister für Arbeit und Sozialordnung. Köllen, Alfter-Oedekoven

Bischoff HP, Fraunhoffer M, Hinz P, Schröter F, Wolff HD (1987) Das Schleudertrauma der Halswirbelsäule in der Behandlung und Begutachtung, Symposion im Rahmen der 37. Jahrestagung der Vereinigung Nordwestdeutscher Orthopäden in Göttingen 18. 6. 87 (Aussage nicht mitgetragen von Gutmann G)

Erdmann H (1983) Versicherungsrechtliche Bewertungen des Schleudertraumas. In: Hohmann D, Kügelgen B et al. (Hrsg) Neuroorthopädie I. Halswirbelsäulenerkrankungen mit Beteiligung des Nervensystems. Springer, Berlin Heidelberg New York, S 304–315

Fraunhoffer M, Rompe G (1987) Die derzeitigen Grenzen der Objektivierbarkeit der Schleuderverletzungsfolgen. Vortrag 37. Jahrestagung der Vereinigung Nordwestdeutscher Orthopäden, Göttingen 18. 6. 87 (Symposion „HWS-Schleudertrauma")

Hinz P (1987) Die Begutachtung des Schleudertraumas. Vortrag 37. Jahrestagung der Vereinigung Nordwestdeutscher Orthopäden, Göttingen, 18. 6. 87 (Symposion „HWS-Schleudertrauma")

Krämer J (1986) Bandscheibenbedingte Erkrankungen 2. Aufl. Thieme, Stuttgart New York, S 307–309

Ludolph E, Besig K (1987) Das sogenannte HWS-Schleudertrauma in der Begutachtung für die gesetzliche Unfallversicherung. Die Berufsgenossenschaft (Dezember 1987), S 755–758

Magerl F (1980) Die posttraumatische Cervico-Cephalgie und Cervico-Brachialgie. Orthopäde 9: 24–33

Missliwetz J, Mortinger H (1987) Kenntnisse über das sogenannte Schleudertrauma der Halswirbelsäule und mögliche Simulation. Der medizinische Sachverständige 83: (5): 128–130

Oppenheim H (1908) „Hysterie" im Lehrbuch der Nervenkrankheiten, Bd II, 5. Aufl. Karger, Berlin, S 1119–1264

Rompe G, Fraunhoffer M (1989) Kritische Stellungnahme zum aktuellen Stand der Beschleunigungsverletzungen der HWS und ihre Begutachtung. Vortrag 28. Fortbildungstagung des Berufsverbandes der Ärzte für Orthopädie am 16. 11. 87 in Baunatal (im Druck)

Schlegel KF (1989) Die Alterung der HWS, Grenzen des Normalen – Anfänge des Pathologischen. Vortrag 28. Fortbildungstagung des Berufsverbandes der Ärzte für Orthopädie am 15. 11. 87 in Baunatal (im Druck)

Schröter F (1988) Die qualitative und quantitative Leistungsbeurteilung im Rentengutachten. Vortrag 36. Jahrestagung der Vereinigung Süddeutscher Orthopäden am 29. 4. 88 in Baden-Baden

Schröter F (1989a) Konsequenzen psychosomatischer Komponenten auf die orthopädische Beurteilung im Rentenverfahren. Vortrag 37. Jahrestagung der Vereinigung Nordwestdeutscher Orthopäden am 17. 6. 87 in Göttingen (im Druck)

Schröter F (1989b) Ausheilungsergebnisse nach posttraumatischem Cervikalsyndrom. Vortrag 28. Fortbildungstagung des Berufsverbandes für Orthopädie am 15. 11. 87 in Baunatal (im Druck)

Schröter F (1987) Besonderheiten des Schleudertraumas in der Versicherungsmedizin. Vortrag 37. Jahrestagung der Vereinigung Nordwestdeutscher Orthopäden in Göttingen am 18. 6. 87 (Seminar „HWS-Schleudertrauma")

Weintraub A (1987) Die Integration der Psychosomatik in die tägliche Praxis des Orthopäden. Vortrag 37. Jahrestagung der Vereinigung Nordwestdeutscher Orthopäden in Göttingen am 17. 6. 87

Welter FL (1987) Der Kreuzschmerz aus psychiatrischer Sicht. Vortrag 10. Brakeler Fortbildungstagung für Orthopädie und ihre Grenzgebiete am 16. 5. 87 (im Druck)

Sachverzeichnis

236